KB259782

내 키는 왜 크지 않을까?

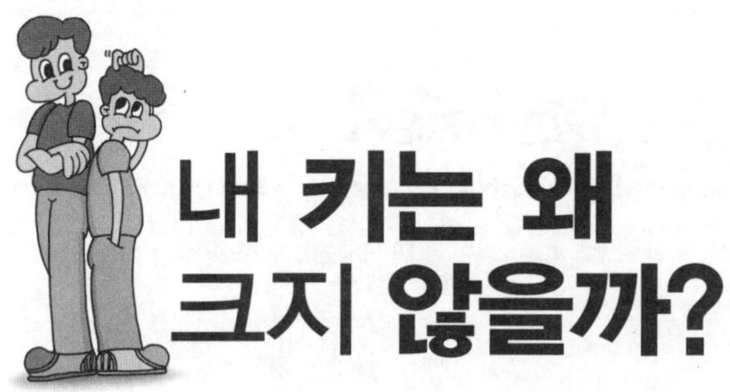

내 키는 왜 크지 않을까?

| **엄익희**(청명한의원 원장) 지음 |

중앙생활사

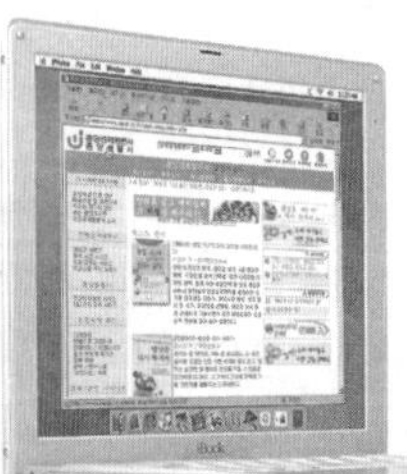

중 앙 생 활 사
중앙경제평론사

Joongang Life Publishing Co./Joongang Economy Publishing Co.

중앙생활사는 건강한 생활, 행복한 삶이라는 신념 아래 설립된 건강서 전문 출판사로서
스트레스와 공해에 찌들어 가는 현대인에게 건강과 지혜를 주는 책을 발간하고 있습니다.

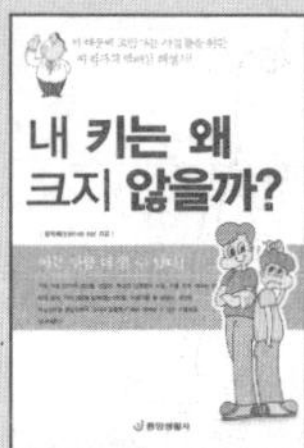

내 키는 왜 크지 않을까?

초판 1쇄 발행 | 2003년 8월 20일
초판 2쇄 발행 | 2004년 1월 15일

지은이 | 엄익희
펴낸이 | 최점옥
펴낸곳 | 중앙생활사

대 표 | 김용주
편 집 | 한옥수 · 최진호
디자인 | 신중호 · 김정희
마케팅 | 최승렬 · 임교택
인터넷 | 김회승

잘못된 책은 바꾸어 드립니다.
가격은 표지 뒷면에 있습니다.

ISBN 89-89634-52-0(04510)
ISBN 89-89634-50-4(세트)

등록 | 1999년 1월 16일 제2-2730호 주소 | ㉾100-430 서울시 중구 흥인동 3-4 우일타운 707 · 708호
전화 | (02)2253-4463(代) 팩스 | (02)2253-7988
홈페이지 | www.japub.co.kr 이메일 | japub@unitel.co.kr
♣ 중앙생활사는 중앙경제평론사와 자매회사입니다.

▶홈페이지에서 구입하시면 많은 혜택이 있습니다.

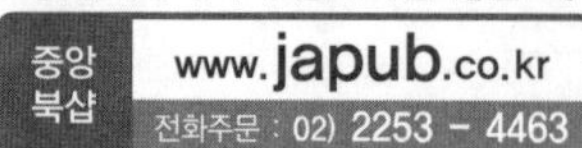

※ 이 도서의 국립중앙도서관 출판시도서목록(CIP)은 e-CIP 홈페이지(www.nl.go.kr/cip.php)에서
  이용하실 수 있습니다.(CIP제어번호: CIP2003000729)

여는 글

"우리 아이 키가 더 클 수 있나요?"

중·고등학생을 둔 부모님이 진료실에서 필자가 말을 꺼내기도 전에 늘 하시는 말씀이다. 성장판이 닫히지 않아 키가 더 클 수 있는 아이라면 모르지만 이미 성장판이 닫혀 성장이 끝난 아이에게 더 이상 키가 클 수 없다고 말해줘야 할 때는 정말 난감하다. 아마도 당사자는 마치 말기 암 선고가 내린 것처럼 정신적으로 큰 충격을 받게 될 것이다.

간혹 다리를 다친 어린이의 경우, 방사선과나 정형외과에서 엑스레이 촬영을 한 후 의사가 무심코 "성장판이 닫혔네요. 더 이상 키가 안 크겠네요"라고 말할 때가 있다. 이러한 설명은 자칫 '위험한 친절'이 되기 십상이다. 숙련된 의사라면 요즘 아이들이 키 문제에 얼마나 민감한지를 잘 알고 있다. 그래서 아이 앞에서 그런 이야기를 직접 하지 않는다.

성장판이란 단어는 불과 몇 년 전만 해도 일반인에게 매우 생소한 단어였다. 하지만 요즘 청소년들은 '성장판이 닫혔다'는 것이 무슨 의미인지를 잘 안다. 이 말을 들었을 때 낙담하여 눈물을 뚝뚝 흘리는데, 부모님은 영문을 몰라 왜 우느냐고 채근하는 경우를 종종 보게 된다.

'난 키가 작아서 대학에 가도 미팅을 못할 거야.' '키가 작은데 공부는 해서 뭐해?' 부모님들은 미처 이해 못할 이런 생각을 하는 청소년들이 실제로 많다. 필자는 병원 방사선과에서 스치듯이 전해들은 말 한 마디 때문에 청소년이 가출한 경우를 본 적이 있다. 키로 인한 고민 때문에 공부에 집중하지 못해 성적이 뚝뚝 떨어지는 아이들도 많다.

"우리 아이는 너무나 더디게 자라요. 우유를 하루 4잔씩 마시는데도요."

"저는 다리에 털이 너무 많아서 키가 안 자랄까 봐 걱정이에요."

"저는 발바닥이 작은데, 그러면 정말 키가 크지 않나요?"

진료실에 있다 보면 이렇듯 정확한 지식을 알지 못해 혼자 고민하다가 키를 키워보겠다며 엉뚱한 곳에 막대한 자금과 시간을 쏟아 붓는 사례를 많이 접하게 된다. 언제부터인가 신문지상에는 다이어트와 성장에 대한 특효약이나 개발된 것처럼 요란한 광고들이 넘쳐 나고 있다. 그렇지만 실제로 그 제품을 가져가 실험해 본 필자로서는 쓴 웃음을 지을 수밖에 없다.

인터넷이나 기존에 나온 책들이 제시하는 정보 또한 자세한 원리나 객관적인 근거보다는 막연하게 무조건 키가 커질 수 있다는 선전성 정보들이 많아서 오히려 혼란을 일으키곤 한다. 책을 집필하여 정확한 사실을 알려드려야겠다는 책임감이 든 것도 이 때문이다.

필자가 여러 언론 매체를 통해 성장판이 무엇인지, 어떻게 하면 키가 클지를 설명하고 다니다 보면 유독 우리나라에서는 특정 식품에 대한 붐이 자주 일어난다는 것을 느낀다. 한번은 TV에 출연, "사골이 키 크는 데 도움이 된다"는 말을 한 적이 있다. 그런데 다음 날 동네마다 정육점에 사골이 동났다는 이야기를 들었다. 필자의 앞뒤 말은 딱 끊어서 잊고 귀에 솔깃한 내용, 특히 한 가지 음식

위주로 건강을 실천하겠다는 것은 오히려 키가 크는 데 방해가 될 수도 있다. 필자가 진찰한 한 환자에서 그 실례를 보았다. 그 아이는 부모의 성화로 사골만 석 달을 먹었다가 성인 복부비만처럼 배만 볼록하게 나왔는데 이렇게 되면 오히려 성장에 방해가 된다.

키가 크는 데는 몇 가지 요인이 큰 비중을 차지한다. 물론 우리가 아침에 일어나서 잠드는 순간까지 그 어떤 것도 키 성장에 영향을 미치지 않는 것이 없다. 예를 들면 키가 크는 데 매우 중요한 요소의 하나가 바른 생활 습관인데, 생활 습관은 말 그대로 한두 가지 음식으로 해결되는 것이 아니다.

결론적으로 말하면 바른 생활 습관을 지님으로써 그 사람이 유전적으로 물려받은 키보다 8cm까지도 더 커질 수 있다. 반면 잘못된 습관으로 인해 제대로 큰 키보다 8cm 더 작은 키에 머물 수도 있다. 이 책은 이렇게 8+8cm, 즉 16cm만큼이나 자신의 키가 바뀔 수 있는 원리를 안내한다. 그래서 막연히 이렇게 하면 키가 클 것이라고 명령하는 대신 스스로 건강한 삶을 찾아갈 수 있도록 돕는 지표를 제공할 것이다.

우리의 최종적인 키는 성장기에 얼마나 자신의 몸을 사랑하고 잘 가꿨는가 하는 것을 나타내는 간접적인 지표이다. 한 마디로 건강한 몸을 가꾸는 모든 방법이 결국 키를 키우는 비법 아닌 비법이다.

개인적인 바람이 있다면 이 책을 통해 부모님들의 의식이 물리적인 몸의 키를 중요시하기보다는 아무리 키가 작아도 심성은 거인 같이 넉넉한 자녀로 키운다는 쪽으로 전환되었으면 하는 것이다. 우리는 직립인간(호모 이렉투스)인 동시에, 생각하는 인간(호모 사피엔스)이기 때문이다.

엄익희

차례

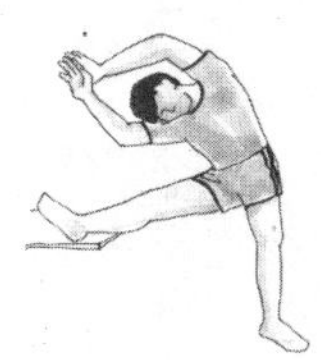

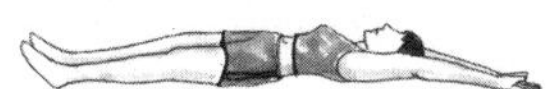

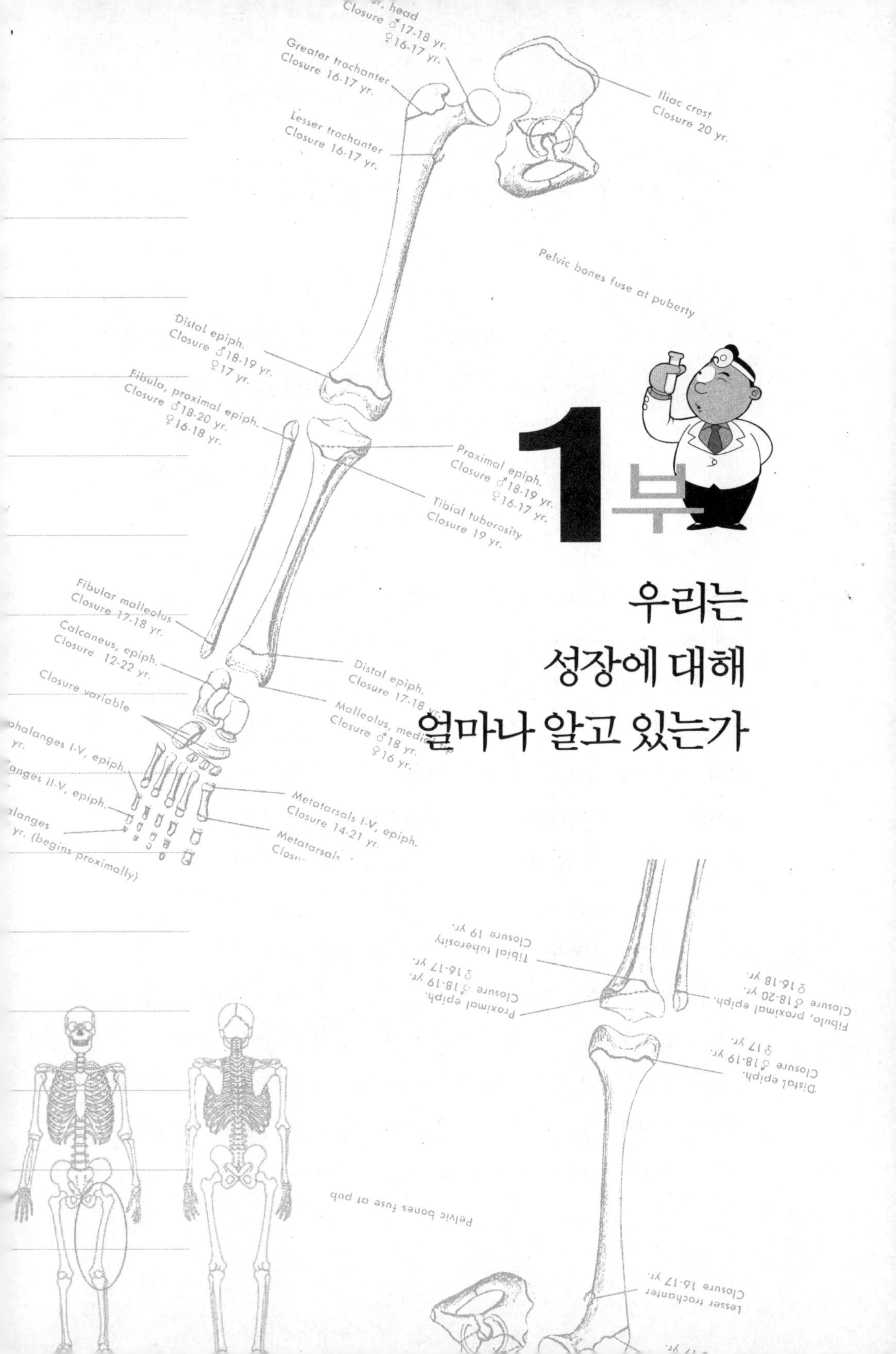

1부

우리는 성장에 대해 얼마나 알고 있는가

언제부터 키에 대한 관심이 커진 걸까

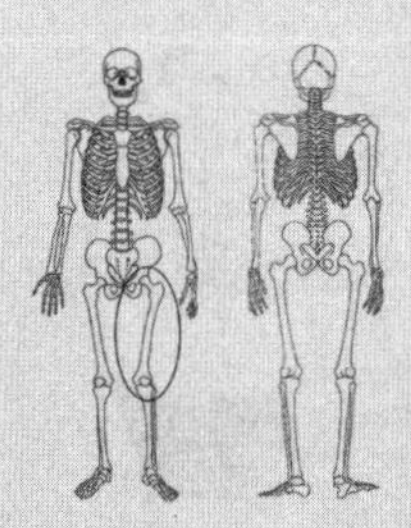

우리나라에서 사회·문화적 현상으로 키에 대한 관심이 높아지기 시작한 것은 1990년대 중반 모 유명 연예인이 TV에서 '롱다리'와 '숏다리'라는 유행어를 히트시키면서 불기 시작했다. 이전에는 방송에서 외모에 대한 직설적인 표현들이 금기시되었다. 그러나 이 유행어가 퍼지면서 외모를 소재로 한 표현이 하나의 문화처럼 자리잡기 시작하였다. 요즘 청소년들의 중요한 콤플렉스가 외모에 집중된 것도 이같은 맥락에서다.

필자도 전형적인 몽골리안의 체형으로, 허리가 길고 다리가 짧은 숏다리다. 우리나라 사람들 대부분이 이런 전형적인 체형인 데 비해, 청소년들의 시선을 사로잡는 대중매체의 연예인 가운데는 8등신의 서구적인 체형을 가진 사람들이 훨씬 많다. 키가 작다는 것 하나만으로도 연예인 생활에 어려움을 겪는 경우도 있다.

하이티즘(Hightism)이라는 말이 있다. 아이들이 막연히 키가 크고 싶어하는 욕망을 뜻한다. 예쁘고 날씬하고 키가 큰 외모를 갖고 싶어하는 것은 인간의 본능이다. 고대 원시사회 시대에는 가장 키가 크고, 가장 근육이 많으며 힘 좋은 사람이 부족의 장을 맡고, 많은 여성들을 거느리는 특권을 누리곤 했다. 비단 인간뿐 아니라 동물의 세계에서도 신체적으로 우수한 개체가 유전적으로 뛰어나다는 것을 대부분 반증한다. 때문에 모든 개체들은 본능적으로 건장한 개체를 선호하게 마련이다. 어쩌면 아이들이 남들보다 키가 크고 싶지만 그렇지 않아 콤플렉스에 빠지는 현상은 당연한 일인지도 모른다.

인간의 이 기본적인 욕망은 매스미디어가 발전하고, 연예 산업이 비약적으로 발전하면서 청소년들에게 더욱 깊은 영향을 끼치게 되었다. 키 크고 날씬하며 잘 생긴 연예인들이 청소년들의 우상이 되면서 그들의 일거수 일투족을 동경하는 청소년들 사이에는 외모지상주의가 자연스레 스며들었다. 특히 모 방송에서 여자 탤런트 L과 아역 탤런트 K의 키를 키우는 프로그램이 방영된 후 키 크기에 대한 관심은 더욱 높아졌다. 키를 키우는 것을 내용으로 하는 방송 프로그램에 많이 출연한 필자로서는 먹는 제품부터 기구까지 키 키우기에 대한 붐을 지켜보면서 나름대로 책임감을 느끼게 된다.

미스코리아 선발대회, 슈퍼 모델 선발대회, 탤런트 선발 대회 등의 평균 키는 점점 서구적인 기준에 맞춰지고 있다. 심지어 직장에서 취업면접을 볼 때도 키가 작으면 감점을 받는 시대다. 이는 일본과 한국을 제외하고 다른 어느 나라에도 없는 독특한 외모지상주의(Lookism : 겉으로 보이는 것을 매우 중요시 하는 경향) 문화이다. 물론 외국에서도 외모를 중요시 하지만 키에 대해서는 일반적으로 큰 고민을 하지 않는다. 태어난 그대로를 받아들이는 분위기인 데 반해 우리나라와 일본은 그렇지 않다. 일본에서는 30cm가 넘는 하이힐도 등장하는 등 키에 관한 관심에서 빚어진 다양한 문화들을 엿볼 수 있다.

미팅이나 소개팅에서도 키는 파트너 선택의 1순위 항목에 해당한다. 키가 작은 학생들이 느끼는 콤플렉스는 결코 가볍게 넘길 수 없다. 장기간 키 콤플렉스가 누적되면서 사람을 점점 기피하고, 자신감을 잃고, 결국 사회에 적응하지 못하는 심각한 결과로 치닫기도 한다. 문제는 이같은 심각성을 부모들이 잘 인식하지 못하고 있으며, 정작 학생 자신도 고민만 할 뿐, 담배를 끊고 적절한 운동을 하거나 균형 잡힌 식단을 선택하는 등의 바른 생활 습관을 실천할 의지는 없다는 데 있다.

일리자로프 수술이라는 것이 있다. 사지의 뼈를 자른 다음 일정한 쇠로 고정하여 아주 약간씩 매일 나사를 풀어 뼈를 연장하는 수술을 가리킨다. 옛 소련에서 처음 개발한 사람의 이름을 딴 이 수술법은 선천적으로 사지의 기형이 있거나 큰 부상을 당한 사람의 팔 다리 길이를 일상 생활에 필요한 수준까지 늘리기 위해 고안된 고가의 수술이다. 1년 넘게 쇠를 뼈에 박고 고정해야 하기 때문에 핀이 부러지거나 핀 주위에 염증이 생기기도 한다. 더욱이 연장된 뼈가 정상 뼈처럼 튼튼하지 않을 수도 있다. 그런데도 요즘에는 키만 클 수 있다면 이런 방법까지 써봐야 한다고 심각하게 고려하는 청소년들이 많다. 물론 정상적인 청소년들이 일리자로프 전문의에게 가봐도 그 분들이 수술을 해 주실 리는 만무하다.

1950～1960년대에 청소년기를 보낸 세대보다 지금의 청소년들은 평균 키가 약 10cm 더 크다. 생활 수준 향상으로 영양 환경이 좋아지고 학생들이 접하는 환경이 성장에 유리하게 좋아졌기 때문이다. 요즘은 오히려 과잉 칼로리가 문제가 될 뿐 예전처럼 밥을 제대로 먹지 못해 키가 자라지 못한 사람은 거의 없다.

이렇게 국민 평균 키가 커지자 시중에 잘못 알려진 정보가 있다. 그 중에 대표적인 것이 키가 크는 데 유전적인 환경이 20% 정도이고 나머지는 후천적인 환경 즉 영양, 운동, 심리상태 등 다른 요인들이 80% 정도를 차지한다는 것이다. 이것은 정말 잘못 알려진 수치이다.

예를 들어 우리의 부모 세대처럼 굶주리고, 운동보다는 성장에 불리한 노동을 하며, 각박한 현실과 전쟁 등의 스트레스에 시달리는

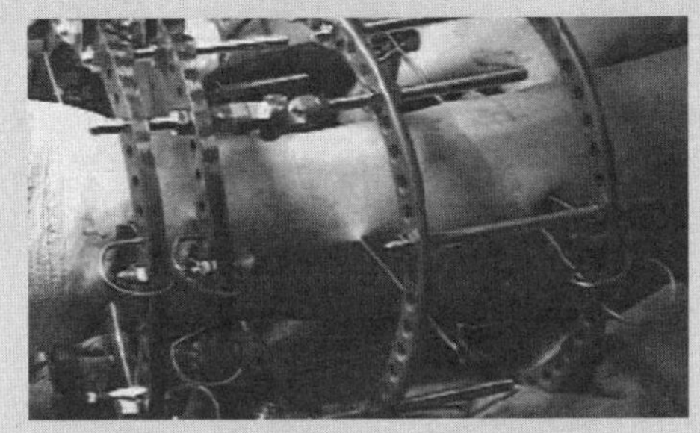

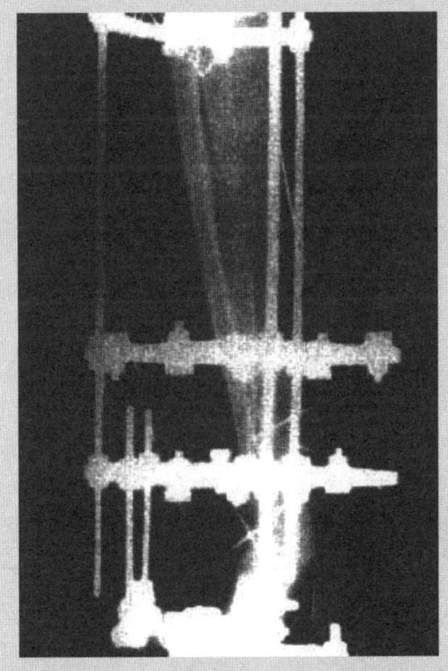

| 일리자로프 수술 후 모습

등 열악한 환경에서 성장한 분들도 평균 키는 160cm 수준이었다. 그런데 그보다 훨씬 나은 요즘 평균 키가 170cm 수준이므로 산술적인 계산으로 따지면 후천적인 환경은 170cm 가운데 10cm 정도의 비중을 차지한다고 보는 것이 합당하다. 즉 극단적으로 불리한

환경이 아니라면 유전적으로 160cm 정도가 결정되고 나머지 10cm 내외의 키를 후천적으로 조절할 수 있다는 계산이다. 보다 정확히 살펴보면 누구나 타고난 키보다 8cm 더 클 수도 있고, 오히려 8cm 더 작아질 수 있다. 이 책은 바로 이 16cm의 키에 숨겨진 비밀을 다루고 있다.

요즘은 같은 1cm라도 159cm의 키를 가진 청소년과 162cm의 청소년에겐 1cm의 의미가 사뭇 다른 것 같다. 특히 여성들에게는 키가 150대인지 160대인지 170대인지에 따라 심리적인 차이가 물리적인 차이를 압도하는 것 같다. 159cm인 학생은 어떤 방법을 써서라도 160cm로 키가 더 자랐으면 하는 심리가 있다. 하지만 성장이 끝난 다음에는 아무 소용이 없다. 한창 키가 크는 시기에 바람직한 생활 습관으로 몇 cm를 더 키울 수 있다면 나중에 심리적으로 커다란 보상을 받을 수 있을 것이다. 심지어 나중에는 1cm라도 더 커보였으면 좋겠다는 사람이 얼마나 많은가?

부모들이 흔히 하는 실수 중에 '나중에 크겠지. 아이 아빠도 어릴 때 늦게 컸어' 라고 안심하고 있다가 성장판이 빨리 닫혀 버려 치료 시기를 놓치는 경우가 있다. 어떻게 손 써 볼 수 없는 상황이 되기 전에, 마치 아이의 학교 성적표를 확인하는 것처럼 정상적인 성장 상태도 꾸준히 확인하는 것이 매우 중요하다. 성적은 나중에라도 올릴 수 있지만 키는 나중에 키울 수 없기 때문이다.

1 키에 대해 궁금한 28가지_

❶ 머리에 무거운 것을 많이 이고 다니면 키가 크지 않나요

일시적으로 몇 번 머리에 짐을 이는 것은 큰 영향을 미치지 않지만 과도한 물리적 압박이 가해지면 성장판은 세포분화를 억제하게 됩니다. 그래서 장기적, 반복적으로 무거운 것을 지속적으로 머리에 이고 다니면 키 크는 데 좋지 않은 영향을 미칩니다.

물론 너무 무거운 것을 양 손에 들고 다니거나, 취미 활동으로 역기처럼 무거운 것을 반복해서 들었다 내렸다 하는 경우도 마찬가지입니다. 그 외에 일반적으로 일상 생활에서 몇 번 무거운 것을 이고 다녔다고 키에 큰 영향을 미치는 것은 아닙니다.

❷ 콩나물을 많이 먹으면 키가 크나요

예전부터 콩나물이 뿌리가 길고, 자라는 속도가 빠른 것에 빗대어 우리 부모님 세대에는 콩나물을 먹으면 콩나물처럼 키가 잘 자란다는 말이 있었습니다. 하지만 실제로 콩나물이 키 성장에 직접적인 도움이 되는 성분을 집중적으로 함유하고 있지는 않습니다. 키가 크려고 콩나물을 지속적으로 먹을 필요는 없습니다. 하지만 콩나물에도 나름대로 우리 몸에 도움이 되는 성분이 있으므로 골고루 다른 음식과 함께 먹는 것은 키에 도움이 됩니다.

❸ 농구를 하면 키가 크는 데 도움이 되나요

농구는 재미도 있고, 온 몸에 땀을 많이 흘리면서 적절한 운동 강도를 유지할 수 있는 데다 점프 동작이 있기 때문에 성장판에 대한 물리적 자극에 좋고, 성장 호르몬도 많이 나오게 하는 바람직한 운동입니다. 규칙적으로 꾸준히 하면 많은 도움을 받을 수 있습니다. 하지만 운동 전후에 충분히 스트레칭을 실시해야 운동으로 인한 상해를 막고, 보다 적절한 성장판 자극이 이뤄질 수 있으므로 꼭 준비운동과 정리운동을 병행해야 합니다. 특히 이 책의 부록에 소개한 성장 체조와 성장 스트레칭이 많은 도움이 될 것입니다.

❹ 발바닥을 두드리면 키가 큰다는데요

발바닥은 우리 몸의 많은 부분과 연관이 되어 자극하면 인체에 좋은 작용을 하는 것이 사실입니다. 그래서 약간 아픈 정도나 기분 좋은 정도로 누르거나 두드리거나 문지르면 건강이나 키가 크는 데 도움이 될 수 있습니다. 그리고 발목 주변의 성장판에 대한 직접적인 물리적 자극도 됩니다.

하지만 그 효과가 그리 큰 것은 아니며 도움이 되는 수준입니다. 발바닥 자극이 나쁠 것은 없지만 이를 집중적으로 한다고 키 성장이 집중적으로 되는 것은 아니므로 가벼운 조깅처럼 자연스럽게 발바닥에 자극을 주는 운동을 하는 것이 더욱 효율적입니다.

❺ 어릴 때 한약을 먹으면 키가 크나요

예전부터 허약한 아이들은 한약을 통해 체질 개선과 면역력 강화, 장부 기능 증대의 효과를 얻었습니다. 특히 최근에는 키 성장을 위한 한약 배합에 대한 연구가 나날이 발전하고 있기 때문에 성장 장애를 가진 아이들에게 밝은 희망을 주고 있습니다. 하지만 너무 어려서부터 한약을 먹을 필요는 없습니다.

일반적으로 초등학교 입학 전에 성장에 대한 평가를 받는 것이 안전하며 늦어도 남학생은 초등학교 6학년, 여학생은 초등학교 4학년 정도에 진료를 받아보는 것이 안전합니다.

❻ 여자는 20세가 되면 키가 다 큰 것이라는데요

개인마다 차이가 있지만 여자는 20세가 넘으면 대부분 키 성장이 끝나게 됩니다. 여성은 일반적으로 이보다 훨씬 전에 성장이 끝나는 경우가 더 많기 때문에 20세에 키 성장을 기대하는 것은 확률상 힘든 일입니다.

물론 어머니가 매우 늦게 키가 성장한 경우, 그리고 본인에게 최근 1년 사이 키 성장이 있었던 경우라면 예외가 되겠지만 그렇지 않다면 20세에는 성장이 끝났다고 보는 것이 좋습니다.

❼ 사랑을 많이 받은 아이는 키가 더 클 수 있다는데
   맞는 이야기인가요

사랑을 많이 받으면 정말로 키가 잘 자라는 환경이 마련됩니다. 집안이 화목하고 즐거울수록 그렇지 않은 집안의 아이보다 키가 크다는 연구 결과는 이미 발표되어 있습니다. 이는 안정된 심리적 환경과 충분한 사랑이 청소년 내부 신체에 긍정적인 반응을 유발하기 때문이며 키 뿐 아니라 육체적 건강과 정신적 건강에도 좋은 영향을 미치게 됩니다.

불안하거나 자꾸 스트레스를 받게 되는 가정에서는 스트레스 호르몬의 증가와 수면 질의 감소, 만성 소화불량과 면역력 감소로 인한 잦은 감염 등의 현상이 나타날 확률이 높고, 이는 키 성장에 좋지 않은 작용을 합니다. 이 밖에도 흡연율의 증가, 불규칙한 식사 등도 키에 간접적인 영향을 미치는 것으로 보고되고 있습니다.

❽ 우유를 많이 먹으면 정말 키가 크나요

우유에는 키를 크게 하는 성분들이 많이 들어 있습니다. 우유는 소의 젖인데 소는 사람보다 덩치가 크므로 송아지의 덩치를 키울 수 있는 많은 성분들이 들어 있습니다. 그래서 사람의 키 성장에도 도움이 되지요. 하지만 아기의 경우 적어도 생후 6개월 간은 모유 수유를 하는 것이 면역력과 두뇌 발달에 도움이 됩니다. 우유는 성장기 동안 적어도 하루 두 잔을 아침, 저녁으로 나눠서 마시는 것이 좋습니다.

❾ 다리를 잡아당기면 키가 크는 데 도움이 되나요

다리를 적당히 잡아 당기면 키가 크는 데 도움이 됩니다. 기분이 좋은 상태에서 거꾸로 매달리는 것도 좋은 방법 중의 하나입니다. 하지만 그것이 생리적인 한계를 넘어서는 강한 견인일 경우, 오히려 우리 몸은 관절 보호 작용을 위해 질긴 조직으로 변화하기 때문에 키 성장에 방해가 됩니다. 따라서 어린 아이들의 다리를 주무르고 적당히 당길 때는 기분 좋은 자극이 될 정도로 하는 것이 좋습니다. 관절에 무리가 가는, 통증을 유발할 정도의 견인은 해가 됩니다. 청소년의 경우 이런 견인보다 스스로의 근육을 사용하는 스트레칭이 더 도움이 됩니다. 이 책에 나온 성장 체조와 성장 스트레칭을 시행하는 것도 매우 효율적인 방법 중 하나입니다.

❿ 철봉에 매달리면 키가 크는 데 도움이 되나요

습관적으로 매달리는 것이 약간 도움이 되긴 합니다. 일반적으로 손으로 매달렸을 경우 중력에 의해 허리쪽 관절에 적절한 물리적 자극이 되고, 매달린 손의 성장판에도 적당한 물리적 자극이 이루어집니다. 철봉에 무릎을 걸어 거꾸로 매달리는 것은 다리의 성장판과 허리에 자극이 가는 방법이지만 무릎 관절에 무리가 갈 수 있으므로 발목을 고정하고 거꾸로 스트레치할 수 있도록 하는 기구를 사용하는 것도 하나의 방법입니다. 하지만 이런 것은 꾸준히 하지 않는 한 큰 효과를 기대하기 힘들고, 다른 운동을 하는 것만큼 효율적이지 않으므로 권하고 싶은 방법은 아닙니다.

⓫ 물구나무서기를 많이 하면 키가 작아지나요

벽에 기대어 물구나무 서는 것은 키에 큰 영향을 미치지는 않습니다. (벽에 기대지 않고) 스스로 물구나무 서는 것도 일반적으로는 키에 영향을 주지 않지만 습관적으로 오랫동안 계속 물구나무서는 것은 키 성장에 나쁜 영향을 줄 수도 있습니다. 우리 몸은 머리에서 발 쪽으로 중력을 잘 분산하는 구조로 이루어져 있기 때문에 그것을 역으로 하는 동작은 상체 근육이나 뼈의 발달에는 좋지만 키 성장에는 도움이 되지 않습니다. 그러나 질문처럼 키가 작아지지는 않으니 너무 걱정하지 마세요.

⑫ 토끼뜀을 하면 키가 많이 크나요

토끼뜀은 굉장히 힘든 무산소 운동입니다. 집중적으로 다리 근육을 사용해서 단시간 내에 많은 에너지를 사용하기 때문에 충분한 성장 호르몬의 작용을 기대하기는 힘듭니다. 그리고 이런 동작은 무릎 관절에 무리가 많이 가기 때문에 키가 크기 위해 집중적으로 실시하는 것은 좋지 않습니다. 하지만 다른 운동을 하는 중에 적당히 몇 번 섞어서 운동을 해준다면 성장판을 자극하는 좋은 방법이기도 합니다.

⑬ 늙으면 키가 줄어든다는데 사실인가요

나이 들면 허리에 있는 디스크의 높이가 낮아지면서 키가 줄어들게 됩니다. 그리고 허리가 일반적으로 굽어지기 때문에 키가 또한 줄어듭니다. 나이 들면 키가 줄어드는 것보다 더 문제가 되는 것이 골다공증입니다. 이것은 뼈의 무기질이 빠져나가면서 단단했던 뼈가 약해지는 것이며 일단 골절이 생기면 쉽게 치유도 안되기 때문에 성장기 동안 충분히 골밀도를 높이는 것이 중요합니다. 20대까지 골밀도가 최대한으로 올라가고 그 이후에는 감소하므로 성장기에 충분히 뼈에 좋은 환경을 만들어 주면 평생의 뼈 건강에 영향을 미치게 됩니다.

⓮ 레슬링을 하면 키가 안 큰다는데 사실인가요

레슬링 때문에 키가 크지 않는 것은 아닙니다. 만일 전문 레슬링 선수가 되어서 집중적인 근육 강화 훈련과 지속적인 강도 높은 트레이닝을 실시한다면 키가 크지 않을 수도 있지만 친구들과 장난하면서 레슬링 하는 정도는 전혀 영향이 없습니다. 너무 걱정하지 마세요.

⓯ 똑바른 자세를 취하면 키 크는 데 도움이 되나요

우리 키의 많은 부분이 척추에 의해서 결정되기 때문에 바른 자세로 척추가 올바른 곡선을 유지하면 키가 더 커보입니다. 같은 뼈들로 구성되어 있더라도 배열이 바르지 않으면 실제 키보다 작아 보이는 것은 당연합니다.

바른 자세는 키의 성장뿐 아니라 오장 육부의 원활한 신경 순환에도 작용하므로 건강에 커다란 영향을 끼치게 됩니다. 바른 자세는 뼈의 배열뿐 아니라 여러 가지 다른 기전을 통해 키에 영향을 주므로 언제나 바른 자세를 갖도록 노력해야 합니다.

⓰ 옷을 꽉 조이게 입으면 키가 큰다는 이야기를 들었는데 사실인가요

옷을 조이게 입어서 키가 크는 것은 아닙니다. 오히려 몸에 해로

운 영향을 미칠 수 있으므로 절대로 옷을 너무 조이게 입지 마십시
오. 허리가 휘어서 보조기를 착용하는 경우에 키가 크게 되는 것
때문에 이런 오해가 생긴 것 같습니다. 보통의 옷을 꼭 조이게 입
는 것은 혈액순환을 방해하여 건강에 안 좋습니다.

⑰ 잘 맞지 않는 신발을 신으면 키가 안 큰다는데 사실인가요

너무 큰 신발이나 너무 작은 신발을 신으면 정상적인 보행이 덜
그럭거리는 걸음이 되거나 총총걸음이 됩니다. 이런 경우에는 무
릎이나 하체의 관절과 성장판에 올바른 자극이 가지 않고 무리한
부담이 가게 마련입니다. 특히 이런 신발을 신고 지속적으로 운동
을 한다면 부담은 더욱 커집니다. 그러므로 신발은 되도록 발에 꼭
맞고 편한 것을 신어야 합니다. 운동할 때는 전문 운동화를 이용하
는 것이 좋습니다.

⑱ 관절 부분을 자주 때려주면 키가 크나요

관절 부분을 때릴 때 각도는 일반적으로 성장판과 90도를 이루
게 됩니다. 성장판과 180도 되는 각도로 압박이나 견인이 이뤄져
야 키 크는 데 중요한 물리적 자극이 이뤄지는데 그것을 옆에서 두
드리는 것은 그리 큰 영향이 없습니다. 그러나 관절 부분을 두드리
되 적절한 마사지 효과를 얻을 수 있도록 두드려주면 혈액순환이
좋아져 관절과 건강에 도움이 됩니다.

⑲ 대학을 졸업한 나이에도 키가 클 수 있나요

일반적으로 이 나이에는 남녀 모두 성장이 끝나기 때문에 뼈가 자라나서 키가 크는 방법은 거의 없습니다. 하지만 틀어진 척추가 있다면 그것을 교정해서 숨겨진 키를 찾을 수는 있습니다. 이런 교정은 추나를 전문으로 하는 한의원에서 받을 수 있습니다.

⑳ 낮잠을 자면 키가 안 크나요

낮잠을 잔다고 키가 안 크는 것은 아닙니다. 다만 습관적으로 낮잠을 자서 밤에 숙면을 방해하는 경우라면 약간 부정적인 영향을 미칠 수도 있습니다. 밤에 숙면을 취할 때 성장 호르몬이 많이 나오는데 낮잠을 많이 자면 숙면이 잘 이뤄지지 않기 때문입니다. 낮잠은 15분 정도가 적당하며 30분 이상 자면 저녁 수면의 질에 영향을 미치게 되므로 너무 오래 자는 것은 피해야 합니다.

㉑ 20살이 되면 남녀 모두 늙어가기 시작한다는데 뼈도 늙나요

뼈도 늙습니다. 뼈는 직접 눈에 보일 정도로 바로 늙지는 않지만 청소년기가 지나면서 밀도가 점차 낮아지며 나이를 먹을수록 그 속도가 증가합니다. 이 때문에 성장기 동안 고른 영양과 운동을 통해 최대 골량을 높이는 것이 노년기의 골다공증 예방에 아주 중요합니다. 뼈는 또한 모양도 변합니다.

할아버지, 할머니의 외모가 늙게 변하는 것처럼 뼈도 원래의 모양에서 늙은 모양으로 변하게 됩니다. 뼈는 오랫동안 보존되기 때문에 변하지 않는 것 같지만 실제로 뼈는 유년시절부터 노년시절까지 노화의 과정을 거치며 변화합니다.

㉒ 스트레칭을 하면 키 크는 데 도움이 된다는데 20살이 넘어도 그런가요

성장판이 닫힌 상태에서 스트레칭이 큰 도움이 되리라고 기대하지는 않습니다. 스트레칭은 성장판이 존재하는 상태에서 시행할 때 효과를 낼 수 있습니다. 하지만 척추의 변형과 근육의 비대칭적인 긴장이 존재할 때 그것을 해결해 주는 바람직한 스트레칭은 어느 정도 교정 효과를 내어 키 크는 데 도움이 됩니다.

㉓ 자위를 하면 키가 크지 않나요

남학생들이 가장 많이 하는 질문 중의 하나인데 자위를 해서 키에 큰 영향을 미친다는 연구결과는 없습니다. 고대 중국에서부터 정액을 낭비하면 빨리 늙고 건강에 좋지 않다는 관념이 전해진 데서 나온 말 같은데 실제로 그렇지 않기 때문에 너무 걱정할 필요는 없습니다.

㉔ 걸을 때 뒤꿈치로 땅을 툭툭 차면서 걸으면 키 크는 데 도움이 되나요

성장판에 물리적인 자극이 도움이 된다는 사실을 아는 몇몇 학생들이 이런 비정상적인 보행을 하고 있는데 실제로는 권하고 싶지 않습니다. 차라리 조깅처럼 자연스러운 동작으로 성장판에 상쾌한 물리적 자극을 주면서 성장 호르몬이 많이 나오는 운동이 바람직하지, 이런 식의 비정상적인 보행으로 키가 크리라고 생각하지는 않습니다. 그리고 요즘 유행하는 앞이 튀어나온 신발을 신으면 자연히 이런 걸음걸이가 나오게 되므로 좋지 않습니다.

㉕ 멀리뛰기, 높이뛰기도 키 크는 데 도움이 되나요

적당히만 한다면 도움이 됩니다. 하지만 너무 무리하게 하면 오히려 관절 상해를 입을 수 있기 때문에 쉬운 운동부터 시작하는 것이 안전하고 좋습니다.

㉖ 수영을 하면 키 크는 데 도움이 되나요

수영은 중력에 의한 성장판의 자극보다 다리 근육의 활동에 의한 성장판의 자극이 이루어지는 운동입니다. 근력과 다리 성장이 굉장히 밀접한 관련이 있는데 수영은 중강도 이상의 운동이기 때문에 키 크는 데 좋습니다.

하지만 수영 전후에 충분한 스트레칭과 가벼운 조깅을 함께 하는 것이 더 효율적이라는 것도 명심하세요. 다만 선천적으로 아랫배가 차서 소화가 안되는 체질의 학생들은 수영을 하면 오히려 좋지 않을 수도 있습니다.

㉗ 평발이면 키가 제대로 다 자라지 않나요

평발로 정상적인 운동을 하기 힘들다면 물론 키 성장에 안 좋은 영향을 미칠 수 있습니다. 하지만 일반적으로 자신이 평발이라고 생각하는 사람들을 진료해보면 그렇지 않은 경우가 많습니다. 따라서 진료를 받아서 의학적으로 진짜 평발인지를 구별하는 것이 중요합니다. 또 평발이라고 해서 키에 큰 악영향이 있는 것은 아닙니다. 그러니 너무 걱정하지 않아도 됩니다.

㉘ 줄넘기를 하면 키가 크나요

줄넘기도 키 크는 데 도움이 되는 중요한 운동입니다. 하지만 줄넘기는 일반적으로 5분 이상 하기 힘든 고강도 운동입니다. 무릎 이하의 근육을 집중적으로 쓰므로 피로가 쉽게 누적되기 때문입니다. 하지만 적절한 조깅과 스트레칭을 겸하면 성장에 좋은 결과를 얻을 수 있습니다. 쉬는 시간에 간간이 한다면 더없이 좋습니다. 줄넘기와 함께 가볍게 조깅을 하면 효과적인데, 이때 줄넘기는 조깅한 뒤에 하는 것이 좋습니다.

2 키가 큰다는 것은 무엇일까_

　키가 크는 것은 우리 몸의 여러 가지 성장을 의미하지만 특히 뼈의 성장과 밀접한 관계가 있다. 우리가 재는 키는 뼈가 겹겹이 쌓여 이루는 외부 높이에 대한 수치가 대부분을 차지하기 때문이다. 물론 심장이나 간장, 위장 등 우리 몸에 중요한 내부 장기도 소중하지 않은 것이 없고, 당연히 그 어떤 것도 키의 성장에 영향을 미치지 않는 것이 없다.

　우선 키를 결정하는 중요한 요소가 뼈이므로, 뼈가 어떤 형식으로 자라는지를 알아보는 것이 중요하다. 일반적으로 키가 크는 방법들은 뼈를 건강하게 만드는 방법과 일맥상통한다.

　우리 몸이 자라는 과정은 '성장, 발달, 발육'이라는 여러 관점에서 살펴볼 수 있다. '성장'은 우리 몸이 양적으로 증가하는 과정으로 신장, 체중, 각 장기의 무게 등이 늘어나는 것이다. '발달'은 성장에 따르는 기능적인 발전 과정으로서, 예를 들어 뇌가 성장함에 따라 운동이나 감각, 정신 기능이 점점 향상되는 것 등을 가리킨다. '발육'은 성장과 발달을 포함하는 개념으로, 흔히 전체적인 성장 발달을 의미한다.

제대로 키가 큰다는 것은 곧 발육이 잘 되는 것이라고 할 수 있다. 허우대만 좋고 운동 능력이 떨어지는 요즘의 아이들은 '성장'만 잘 일어날 뿐 발달이 잘 이뤄지지 않는 경우이므로 이에 대한 관심이 필요하다.

우리 몸의 뼈

키에 대해서 정확히 알려면 뼈를 잘 알아야 한다. 우리 몸에는 200개가 넘는 뼈들이 있다. 뼈의 25%는 물로 이뤄져 있고, 25%는 유기질, 50%는 무기질로 구성되어 있다. 이 뼈들은 서로 연결되어 뼈대를 이루고 생김새의 틀을 갖추게 된다.

뼈대는 대부분 뼈와 극히 일부의 연골로 구성되는데, 성장판은 이 연골 조직의 하나이다. 뼈와 연골은 여러 개의 독립된 낱개 구조물로 서로 이어져 관절을 이룬다. 관절을 이루는 뼈와 뼈 사이에는 이들을 이어주는 인대라는 결합조직이 있어 관절이 필요 이상으로 벌어지지 않도록 지탱하는 역할을 한다.

뼈는 매우 단단하다. 이는 여러 유기질과 무기질이 화학적으로 결합하여 견고성과 강인성이 크기 때문이다. 단단한 뼈는 우리가 죽은 다음에 가장 늦게까지 남아 우리의 존재를 알려주는 물질이라는 점에서 흔히 죽어 있는, 그리고 고정된 기관으로 인식되기 쉽지만 실제로는 그렇지 않다.

뼈는 생물학적으로 결합조직에 속해 있다. 여러 세포에 의해 결합되어 있고 끊임없이 물질대사를 한다. 뼈에도 혈관이 풍부하게 분포되어 있다.

따라서 뼈는 자주 쓰면 강해지고, 오랫동안 안 쓰면 약해지며, 세균이 침범하면 병이 들고, 암에 걸리기도 한다.

뼈는 근육이 붙는 자리가 되며, 관절에서 운동이 일어날 때 지렛대 역할을 수행한다. 어떤 뼈는 말랑말랑한 몸 안의 장기를 보호하는 역할을 한다.

예를 들어 머리뼈는 뇌를, 갈비뼈는 허파와 심장을 보호한다. 어떤 뼈는 뼈 안에 골수를 갖고 있어서 몸의 피를 만들어낸다. 단단한 석고덩어리처럼 보이는 뼈가 몸에서 가장 중요한 붉은 피를 만든다는 사실은 참으로 놀라운 일이다.

1분 동안 우리 몸에서 죽어가는 적혈구의 수는 무려 1억 8000만 개나 된다. 이 적혈구가 대부분 뼈에서 만들어지고 있다. 우리가 삼계탕을 먹다가 잘려진 뼈 한 가운데를 보면 희지 않고 검은 부분이 있는데, 이 부분이 바로 피를 만드는 부분이다. 이 부분을 쏙쏙 빨아먹으면 고소한 맛이 나는데 이것이 바로 닭 골수의 맛이며 골수가 이런 적혈구를 만드는 곳이다.

뼈는 또한 외부 미생물에 의한 감염을 막아주는 백혈구도 만들어낸다. 백혈구는 혈액의 중요 구성물이다. 몸 속 칼슘의 99%는 뼈 안에 저장되어 있다. 칼슘뿐 아니라 인의 88%, 그리고 그보다는 양이 적지만 구리, 코발트, 기타 중요한 다른 미량의 원소들이 뼈에 많이 함유되어 있다.

뼈는 모양에 따라 긴 뼈, 짧은 뼈, 납작 뼈, 불규칙 뼈로 구별되는데 긴 뼈는 폭보다 길이가 더 긴 것을 말한다. 옆면의 그림에서 보듯이 눈으로 보아서 전체적인 길이가 긴 것이 긴 뼈이며 이 뼈들은 후천적으로 키가 크는 데 가장 중요한 역할을 한다. 긴 뼈의 성장이 불가능한 소인증(흔히 난쟁이라고 부르는 경우)도 키가 135cm 정도 선에서 유지된다.

그것은 평균을 170으로 잡았을 때 나머지 30~40cm 정도의 후천적인 키 성장이 이 긴 뼈, 특히 다리 뼈에서 일어나기 때문이다. 이만큼 긴 뼈의 성장이 실제 키에서 차지하는 비율은 매우 크다. 특히 긴 뼈에 존재하는 성장판들이 뼈의 길이 성장에 중요한 역할을 한다.

뼈는 크게 몸통과 팔다리, 그리고 귓속뼈로 나눠진다. 몸통 뼈는 척추를 이루는 26개, 머리를 이루는 22개, 목젖 부위의 1개, 흉곽을 이루는 갈비뼈와 흉골을 합쳐 25개 등 총 74개로 이뤄져 있다. 팔다리 뼈는 팔 쪽에 64개, 다리 쪽에 62개 등 126개의 뼈로 구성된다. 또 귀 안에는 한 쪽에 3개씩 작은 뼈가 양쪽에 있어 총 6개의 뼈가 이소골을 이루고 있다.

이렇게 총 206개의 뼈가 존재하는데 사람에 따라 한두 개 차이는 날 수 있다. 척추의 마지막 뼈 부분이 붙어 있는 사람이 있고 떨어져 있는 사람이 있으며 이 모두가 정상적인 개수에 속한다. 실제 뼈의 개수는 나이에 따라 달라져서 척추만 보더라도 처음에 33개였던 척추 뼈가 서로 융합에 의해 성인이 되면 26개로 바뀐다. 이와 반대로 손목의 뼈는 태어난 뒤 점차 뼈들이 생겨나 숫자가 증가한다.

뼈의 큰 구조

우리 몸의 뼈를 앞 뒤로 본 모습은 다음과 같다.

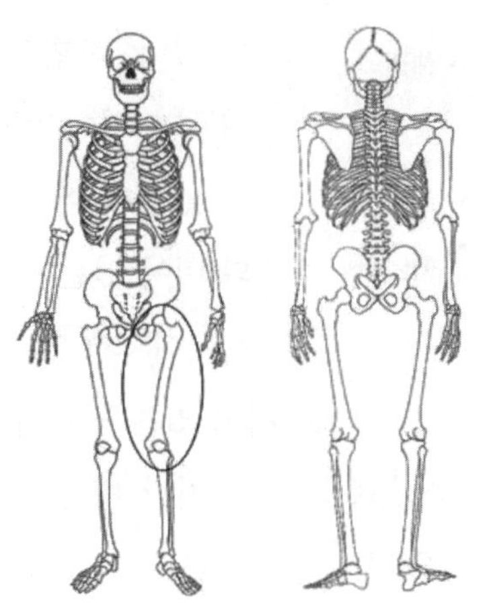

인체의 골격

여러 개의 뼈들이 좌우 대칭으로 아름답게 배열되어 있는 것을 볼 수 있다. 이 중 성장과 가장 관련이 많으면서 이해하기 쉬운 허벅지 뼈(타원)를 자세히 살펴보겠다.

옆의 그림은 허벅지 뼈를 세로로 자른 단면 모습이다. 흔히 왼쪽의 뼈를 자르기 전에는 뼈 안쪽이 석고처럼 빽빽이 차 있는 모습을 상상하기 쉽지만 실제로는 그렇지 않고 오른쪽 그림처럼 여러 가지 구조를 이루고 있다. 다시 이

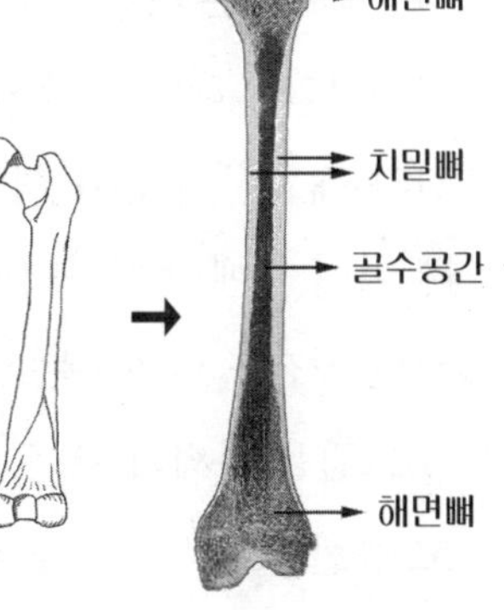

대퇴골 겉모습과 종단면

뼈의 구조를 보다 쉽게 이해할 수 있도록 이 뼈의 윗부분을 3차원으로 표시해 보겠다.

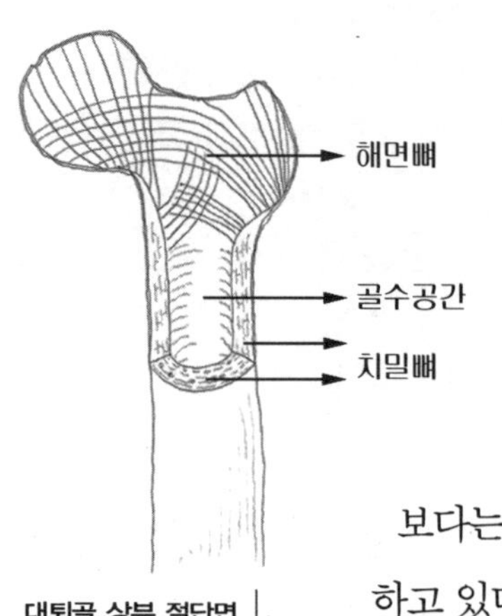

대퇴골 상부 절단면

이 그림에서 치밀뼈 부분을 보면 뼈 겉 부분이 매우 단단하게 덮여 있다. 해면뼈 부분은 벌집처럼 기둥과 비어 있는 부분으로 이뤄져 있는데 이 부분은 한마디로 뼈와 비어 있는 공간이 함께 있는 부분이다. 그리고 골수공간에는 뼈보다는 비어 있는 공간이 많은 자리를 차지하고 있다. 하지만 뼈 안쪽은 전혀 비어 있지 않다.

이 그림에 표시만 안 되었을 뿐 이렇게 공간이 있는 부분에는 골수로 가득 채워져 있으며 이곳에서 피를 만들어낸다.

'치밀뼈'는 뼈의 겉부분을 이루는, 말 그대로 치밀한 뼈조직이다. 치밀뼈는 매우 단단하여 뼈의 구조적 안정에서 가장 큰 부분을 차지한다. '해면뼈'에서 해면은 스폰지를 의미하는데 비어 있는 공간과 채워진 공간이 섞여져 있어서 붙은 이름이다. 해면뼈는 치밀뼈 아래 층에 존재하면서 뼈의 구조적인 안정에도 기여하고 골수를 위한 공간도 마련하는 일석이조의 역할을 하고 있다.

그림을 자세히 보면 해면뼈가 마구잡이식으로 배치된 것이 아니고 유선형으로 체중을 잘 분산하는 구조들로 이뤄진 것을 알 수 있다. 한마디로 효율적인 기둥 역할을 위해 이런 구조로 생긴 것이

34

다. 치밀뼈와 해면뼈 외에 뼈 정중앙 부위에 골수공간에선 골수가 피를 만드는 데 이곳이 병이 나면 혈액 질환에 걸리게 된다. 예를 들어 이곳이 방사선이나 다른 해로운 자극에 의해서 고장이 나면 백혈병처럼 무서운 병에 걸리는 것이다.

중세 건축의 천재들은 무게가 같을 경우 막대보다 속이 빈 관이 더욱 강하다는 것을 건축에 응용하였다. 인간이 이것을 발견하기 훨씬 이전부터 이미 몸 속 해면뼈는 이 같은 물리적인 이점을 몸에 반영하였으며 이 때문에 실제 뼈는 같은 무게의 강철보다 더 튼튼하다.

뼈의 작은 구조

이제 눈으로 볼 수 있는 뼈의 구조에서 현미경으로 봐야 보이는 뼈의 구조에 대해서 살펴보겠다. 대퇴골을 예로 들어 보기로 하자. 그림에서 보듯이 치밀뼈는 뼈의 겉 부분을 이루는 조직으로, 확대해서 보면 예상보다 복잡한 구조임을 알 수 있다.

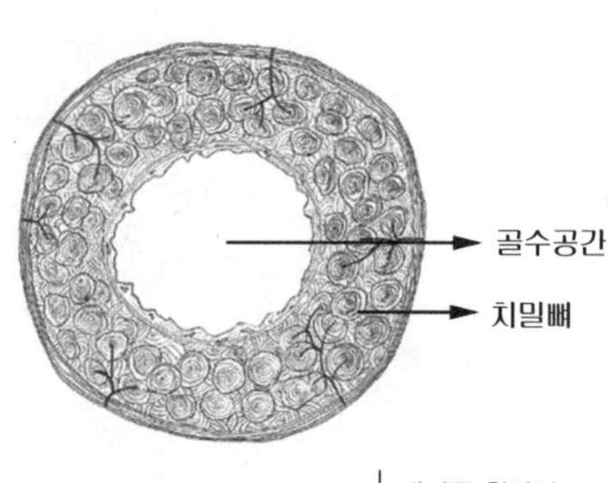

| 대퇴골 횡단면

앞의 그림은 허벅지 뼈의 횡단면으로 횡단한 부위에 따라서 다른 모양이 나오겠지만, 현재 살펴보는 부분은 긴 뼈의 정중앙 부분을 횡단한 모습이다. 뼈 중앙에 '골수공간' 이 보이고 치밀뼈 부분에 겹겹이 둥근 모양이 많이 나타난다.

이것을 보면 치밀뼈도 석고나 시멘트처럼 균일한 것이 아니라 여러 모양을 가진 구조물임을 알 수 있다.

즉 분필을 횡단한 것처럼 하얀 덩어리 형태가 아니라 그 안에 또 다른 구조 형태가 존재하는 것이다. 이제 보다 자세히 치밀뼈의 세부 구조를 살펴보기 위해서 그 부분을 3차원으로 확대해 알아보겠다.

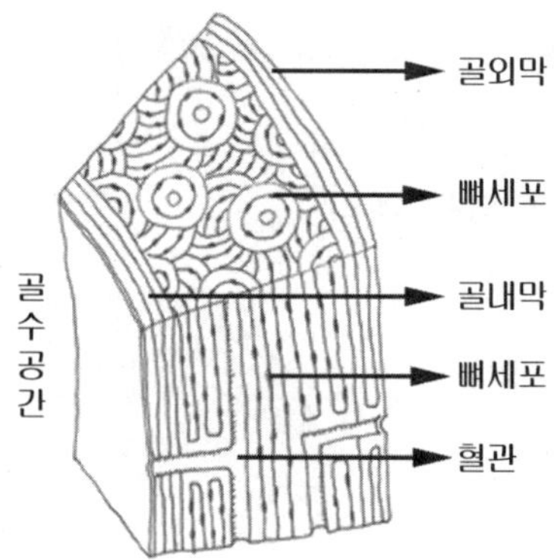

치밀뼈의 입체적인 구조

이 그림을 보면 위쪽에 앞 그림에서 보았던 둥근 무늬들이 나타나 있다. 그 무늬들과 더불어 세로로 층층이 다른 무늬들도 볼 수 있다. 뼈의 바깥쪽 부분, 나무에 비유하면 가장 바깥쪽 나이테에

36

해당하는 부분은 실제로 나이테와 같은 형식의 층을 이루고 있는데 이 부분을 골외막이라고 한다. 가장 안쪽에도 비슷한 층이 보이는데 이를 골내막이라고 하며, 골내막의 안쪽이 바로 골수공간이 되는 것이다.

콩처럼 보이는 뼈세포는 그림에서 보듯이 뼈의 대부분 지역에 일정한 간격으로 배열되어 있다. 이것은 뼈를 이루는 가장 기본이 되는 세포라고 해서 뼈세포라고 불린다.

뼈세포 이외의 부분은 대부분 시멘트처럼 칼슘과 여러 무기질이 혼합된 것이다. 즉 뼈는 뼈세포가 마치 건물 벽의 자갈같이 분포되어 있고 시멘트와 모래가 나머지 벽을 이루는 것처럼 혼합되어 있는 것이다.

이런 배합에 의해 뼈는 무기질만 섞어놓은 것보다 훨씬 더 튼튼하게 된다. 우리가 건물 벽을 만들 때 시멘트와 모래만 섞지 않고 자갈을 함께 섞는 것과 같은 원리이다.

그림을 자세히 보면 혈관이 뼈 구석구석에 존재하고 있는 것이 보이는데, 이 통로를 통해 뼈의 칼슘이 녹아서 혈액으로 흘러갈 수 있고, 혈액의 칼슘이 뼈에 저장될 수도 있다.

앞의 그림에서 윗부분을 자세히 보면 동심원이 여러 겹 존재하는 것을 볼 수 있다. 하나의 동심원 안에 일정한 간격을 두고 더 작은 원들이 들어가 있는데, 이런 구조물을 하버시안 시스템이라고 부른다. 하버시안 시스템은 치밀뼈의 구조적 안정을 주는 형태로 이를 좀더 확대해 보면 재미있는 구조물들을 더 자세히 볼 수 있다.

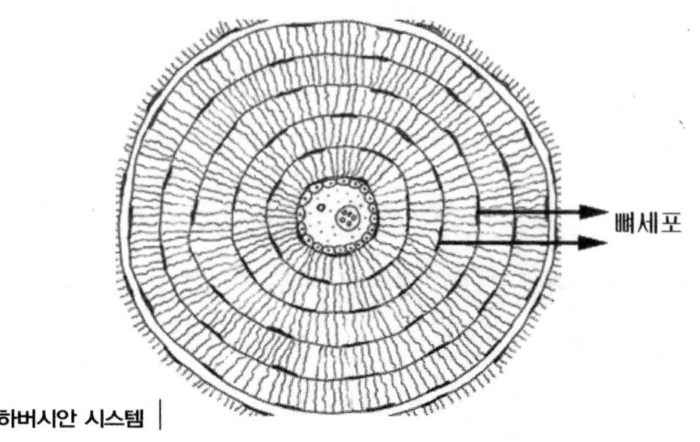

하버시안 시스템

위의 그림은 하버시안 시스템 하나를 위에서 살펴본 것이다. 우선 앞 그림과 다른 점은 검은 콩처럼 보이던 뼈세포 사이에 꼬불꼬불한 얇은 선들이 추가로 보인다는 것이다. 이렇게 뼈세포 간에 존재하는 얇은 관은 매우 중요한 의미를 지니는데 이들을 좀더 크게 확대해서 살펴보자.

뼈세포들의 모습

다음 그림은 하버시안 시스템 하나를 입체적으로 살펴본 것이다. 여러분은 이제야 뼈세포가 어떤 모습인지 감을 잡을 수 있게 되었다.

뼈세포는 앞에서 비유했던 것처럼 무기질 시멘트 속의 자갈처럼 분포하며 이들끼리는 서로 얇은 관에 의해서 3차원적으로 연결되어 있다.

38

이 관은 뼈의 활동에 있어서 매우 중요한 역할을 한다. 예를 들어 뼈가 손상을 입으면 이 관들이 일차적으로 부러지거나 왜곡된다.

이렇게 손상된 부위에서 특별한 신호가 발생하면 뼈를 복구하는 세포가 그 부위에 달려와 뼈를 보수하게 된다.

즉 이런 미세한 관들은 뼈세포들끼리 연결해주는 연락 네트워크인 셈이다. 마치 우리가 예전에 가지고 놀던 '종이컵-실 전화'에서의 실처럼 서로의 '안부'를 확인할 수 있는 구조다.

지금까지 치밀뼈의 구조를 뼈의 외관에서부터 뼈세포 수준까지 시각적으로 살펴보았다. 치밀뼈는 혈관 부위를 제외하곤 이름에 걸맞게 대부분 치밀한 무기질의 시멘트들로 가득 차 있고 그 사이에 뼈세포가 일정한 간격으로 존재하고 있다.

하지만 해면뼈도 이런 모습일까? 시각적으로만 봐도 치밀뼈와 해면뼈에는 많은 차이가 있다. 세부적인 모습에는 어떤 차이가 있을까?

다음 면에 나오는 그림은 해면뼈 부분을 확대해 본 것이다. 치밀뼈와는 일견 많이 다른 모습임을 알 수 있다.

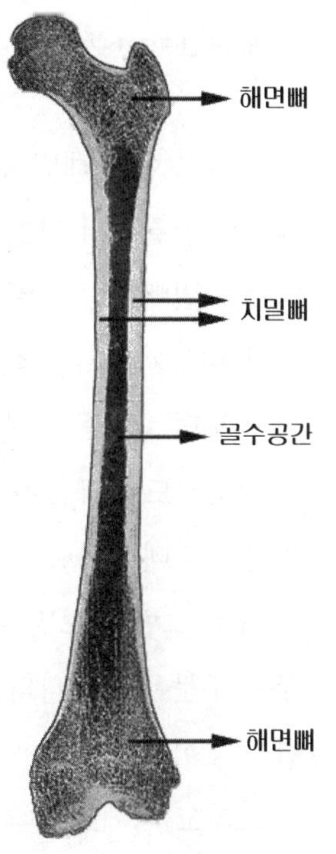

| 대퇴골 종단면

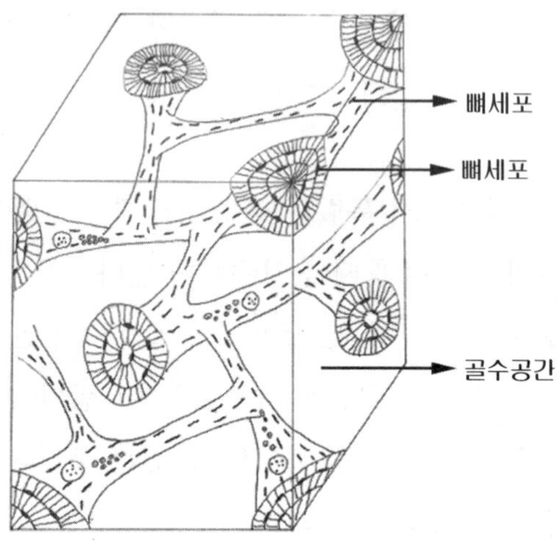

해면뼈의 입체적인 구조

위의 그림은 해면뼈의 모습을 확대한 것인데 우선 뼈들이 3차원 적으로 연결되어 있고, 그들의 사이에 많은 공간이 존재한다. 해면 뼈는 치밀뼈처럼 치밀하게 무기질과 뼈세포들이 모여 있는 것이 아 니라 나뭇가지처럼 산만하게 연결되어 있다. 하지만 이런 연결도 크게 보면 체중을 잘 분산하는 구조로 이뤄져 있다.

이곳에도 뼈세포가 존재하는데 이 뼈세포가 있는 부분을 확대해 보면 치밀뼈에서 보던 구조물과 비슷하다는 것을 알 수 있다.

다음 그림을 보면 골수공간을 이루는 부분을 제외하면 뼈를 이 루는 부분은 치밀뼈의 생김새와 같이 뼈세포와 무기질 시멘트의 결 합 구조이다.

그리고 뼈세포 간의 종이-실 연락 통로도 마찬가지로 존재함을 알 수 있다. 이제 치밀뼈와 해면뼈에 광범위하게 분포하고 있는 뼈

40

세포가 왜 뼈의 기본 세포
인지, 무기질 시멘트가 어
떤 모습으로 뼈에 붙어 있
는지도 알게 되었다. 치밀
뼈와 해면뼈는 크게 보면
달라 보이지만 자세히 보
면 같은 구조임도 알아보
았다.

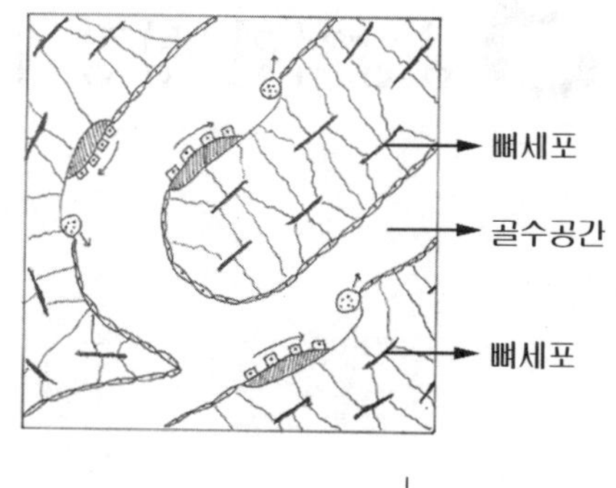

| 해면골의 단면

　　뼈의 기초 해부 상식을 알고 있는 것은 이 책을 잘 이해하는 데
매우 중요하므로 그림들이 눈에 익숙해질 수 있도록 숙지하면 좋
다. 특히 책의 중반부에 나오는 성장판에 의해서 뼈가 자라나는 기
전을 이해하기 위해선 이런 기초 해부 상식을 꼭 알고 있어야 한다.

3 정상적인 성장이란 무엇일까_

일반적으로 큰 숫자의 통계를 내는 곡선을 보면 대부분 종을 거꾸로 뒤집어 놓은 모양을 보인다. 이는 중앙 부위의 평균에 가장 많은 사례가 존재하고 가장 많거나 가장 적은 사례는 일부인 경우가 대부분임을 의미한다. 그런데 키에 대한 심리적인 통계 곡선은 그렇지 않은 것 같다. 자신을 제외한 대부분의 사람들이 모두 다 키가 크다고 생각하는 경우가 많기 때문이다.

예를 들어 키가 170인 남자의 경우 정상적인 키임에도 불구하고 이 키에 만족하는 남학생들은 한 명도 없다. 적어도 남자 키는 180이 넘어야 된다는 생각 때문이다. 하지만 180을 넘는 남자는 오히려 평균키가 아니다. 이와 같은 심리는 여학생에게 더욱 흔하고, 정도도 심한 것 같다. 한 아역 탤런트는 "여자가 170도 못 넘으면 여자예요?"라고 반문하던 적이 있었는데 유감스럽게도 필자의 진료 소견으로는 그 탤런트의 최종 키는 170을 넘지 못할 것 같다.

의학적으로 볼 때 비정상적인 신장은 성장이 끝난 최종 키가 남자 161, 여자 150을 넘지 않는 수준이다. 불과 몇 년 전만 하더라도 키 큰 사람은 싱겁다는 둥, 속이 없다는 둥 사람이 야무지지 못

하다는 이미지가 대부분이었다. 그때는 나폴레옹이나 히틀러, 박
정희 대통령 등 키 작은 사람이 세상을 호령하는 듯한 이미지가 오
히려 많았다. 하지만 요즘은 그 반대가 되어 그런 식의 속담도 점
점 사라지고 있다. 진료실에서 그런 속담을 이야기 해주면 아이들
은 들어본 적이 없다 하고 부모님들은 대부분 들어보셨다고 하니
세상이 바뀌긴 바뀌었구나라는 생각을 하게 된다.

성장의 패턴

우리 몸은 항상 모든 기관이 일정한 비율로 같이 자라나는 것이
아니라 부위별로 급속히 자라는 시기가 따로 존재한다. 스캠몬
(Scammon)은 이런 신체의 각 부분의 성장 패턴을 4가지로 나누
어 일반형, 신경형, 림프형, 생식형으로 분류했다.

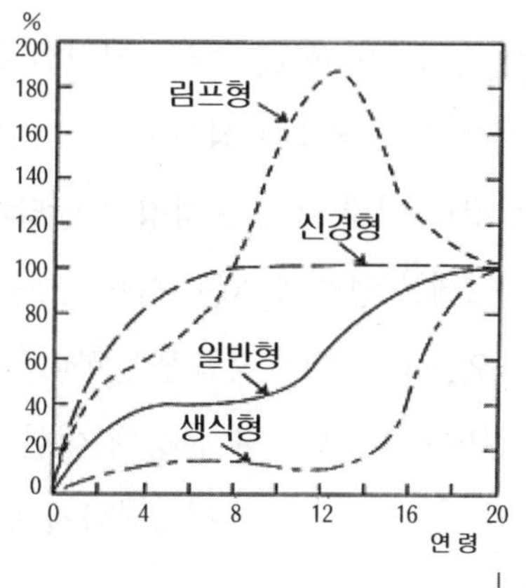

| 스캠몬의 성장 패턴 곡선

앞의 그림에서 일반형에는 신장, 체중, 호흡기, 소화기, 심장, 신장, 비장, 근육 및 골격, 혈액량 등이 속하며 모양은 S자 형태로 생겼다. 이 패턴은 영아기, 사춘기에 급속한 성장 형태를 보이게 된다.

신경형에는 뇌, 척수, 시각기, 두위 등이 속하며, 이들은 4세경에 이미 성인의 80% 수준까지 성장한다. 이는 호모 사피엔스로서 많은 사회적 환경과 생각을 하게 만드는 4세의 유아 환경에 대응하기 위한 적절한 성장 패턴이다.

림프형은 흉선, 림프절, 편도 등 림프 조직의 성장 형태를 말하며, 10~12세경에 성인의 2배 수준에 달했다가 점차 약화되어 18세쯤에 성인 정도의 수준으로 줄어든다. 요즘은 예방백신이 보급되어 미리 충분한 면역력을 제공하지만, 우리 몸은 이런 예방백신이 발명되기 훨씬 이전부터 감염에 취약한 시기에 충분한 면역력 발전을 도모했다. 그리고 일단 면역력이 생긴 다음에는 성인 수준까지 꼭 필요한 수준까지만 면역계가 줄어든다.

생식형에는 생식기, 유선, 음모, 자궁, 전립선 등이 속하며 사춘기부터 급속히 커져서 16~18세에 성인 수준에 이르게 된다. 일단 신체의 전반적인 성장을 이룬 후 2차 성징이 발달하여 성적인 능력을 갖추게 됨으로써 2세를 얻을 수 있는 능력을 키우는 것인데 이는 성호르몬이 많이 나오는 사춘기에 맞춰 발달한다.

성장 패턴을 기간별로 나눠 특히 신장에 대한 관점으로 살펴보면 태어났을 때 평균 50cm의 신장에서 2세까지 무려 25cm가 크는 제1 발육 급진기가 존재하고, 2세부터 사춘기까지 서서히 성장하는 시기, 사춘기부터 15~16세까지 빨리 성장하는 제2 발육 급진기, 그리고 그 이후로 약간만 더 자라고 성장속도도 감소하는 시기가 존재한다.

처음 태어난 아이는 머리의 비율이 몸통과 사지에 비해 큰데 점점 머리에서 말단 방향으로 성장이 진행된다. 즉 출생기에는 머리가 크고, 몸통이 길며, 하지는 비교적 짧고, 팔은 다리보다 길다. 사춘기쯤 되면 머리에서 치골까지의 신장과 치골에서 발끝까지 신장의 비율이 태어났을 때 1.7에서 1.0까지 감소하여 외관상 상하체의 고른 성장 비율을 이루게 된다.

이 비율의 변화에서 많은 부분이 다리뼈의 길이 성장에 의존하기 때문에 롱다리를 만드는 방법이 후천적인 키의 성장에 중요함을 알 수 있다.

성장곡선

성장곡선은 개인의 성장과정, 특히 성장 폭을 기록하여 작성한 것으로 임상적인 성장의 평가에 매우 중요하다. 성장곡선에는 각 개인의 성장을 연령별로 기록한 종적 성장곡선과 전체 인구 또는 소인구 집단을 대상으로 연령에 따라 성장 정도를 기록한 횡적 성장곡선이 있다.

종적 성장곡선은 개인의 성장 상태를, 횡적 성장곡선은 집단의 성장 상태를 비교할 때 이용된다. 그러나 현실적으로 종적 성장곡

선은 얻기 힘들기 때문에 임상에서는 횡적 성장곡선이 많이 이용되
는 실정이다.

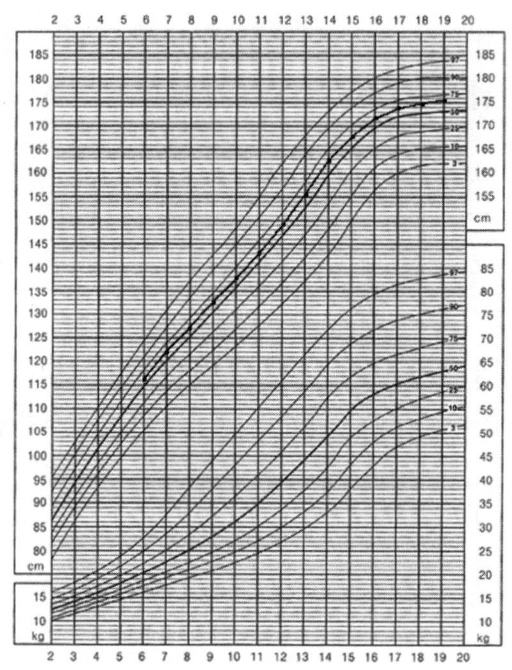

정상 남자의 일반적인 성장곡선

　성장곡선은 성인이 될 때까지 일반적으로 일정한 곡선의 기울기
를 보이지만 두 번에 걸쳐 곡선의 기울기가 증가하는 시기가 존재
한다. 일반적으로 성장을 평가하기 위한 성장곡선표에는 7개의 곡
선이 분포하고 있는데 각각 통계적 표준편차만큼 폭을 이루고 있
다. 즉 곡선의 가장 밑은 해당하는 연령의 3%에 해당하는 성장 수
치를 가리키며, 그 위로 10%, 25%, 50%, 75%, 90%, 97%의 곡선

46

들이 배열되어 있다.

가장 일반적인 성장곡선은 그림과 같이 50% 곡선 근처를 따라 존재하는 형식이다. 이 성장곡선표를 통해 자신이 해당 연령의 몇 %에 해당하는지, 자신의 2차 급성장 기간이 언제인지 등 성장에 대한 중요한 상황을 쉽게 알아낼 수 있다.

청소년의 성장

청소년기란 소아로부터 성인으로 이행하는 기간을 말한다. 세계보건기구(WHO)는 청소년기를 10세부터 19세까지로 정의하고 있다. 그러나 이는 개인별로 몸의 변화 정도나 시작 시기의 차이가 다양하기 때문에 광범위하게 설정한 것이지 누구나 다 그렇다는 것은 아니다.

청소년기는 일생 중 가장 변화가 많은 시기로 신체적인 성장, 정신적인 성장, 사회적인 적응이 일어난다. 소아기를 지낸 후 일정 시기가 되면 신체적인 변화부터 시작하여 수순에 따라 연속적인 변화가 일어나는데, 이러한 변화가 서로 조화를 이루어야 건강한 성인이 될 수 있다.

사춘기의 생물학적 진행 과정은 일정한 수순을 가지고 있다. 즉 신장과 체중의 빠른 증가, 신체 조성의 변화, 조직의 질적 변화 등 모든 사람에게서 일정한 과정으로 변화한다. 사람마다 사춘기의 시작과 완성의 시기는 다양하다. 따라서 사춘기의 신체 변화에 대해 정상 범위를 정하기는 힘들며 일반적인 평균치로써 해석할 수밖에 없다. 그 기준 중의 하나가 성장곡선이다.

2차성징은 성선의 활동을 시작으로 어른스러워지는 변화를 의미한다. 음모나 유방의 발달, 또는 성기의 발달은 이 성선 호르몬의 활동에 의한 것이다. 성선 호르몬은 충분한 영양 상태가 갖춰진 다음에 일어나기 때문에 일반적으로 사춘기의 시작이 부모님 세대 때보다 점차 어린 나이에 시작하는 추세이다.

사춘기의 시작은 시상하부라고 불리는 뇌 안의 작은 기관에서 성호르몬을 내보내지 말라는 억압이 때가 되면 저절로 풀리면서 이뤄진다. 사춘기에는 성호르몬에 관계된 기관들을 성숙시키도록 박동적으로 많은 신호가 쏟아지기 시작한다. 이 호르몬들에 의해 근육, 골격, 피부, 털같은 변화가 일어나게 된다. 그래서 남자는 남성스러워지고 여자는 여성스러워지게 된다.

알고 보면 우리의 성적인 성숙은 불과 1~2cm 밖에 안되는 뇌의 정중앙에서 분비되는 뇌하수체호르몬들에 의한 것이다. 심지어 성장판의 세포 활동도 이곳에서 분비되는 호르몬에 의해 증가하여 뼈를 더욱 길어지도록 한다.

한국 여자의 유방 발달 시기는 평균 11~12세이며, 남자의 고환 변화는 12~13세에 처음으로 관찰되는데 이를 통해 간접적으로 사춘기를 예측하게 된다. 만약 성적으로 조숙한 경우에는 여자는 8세, 남자는 9세 이전에 사춘기의 변화가 관찰된다. 이 경우에 미리 2차 급성장기가 오기 때문에 당시에는 매우 키가 커 보이게 된다. 하지만 최종적으로는 전체 성장 기간이 줄어 들어 키가 작을 확률

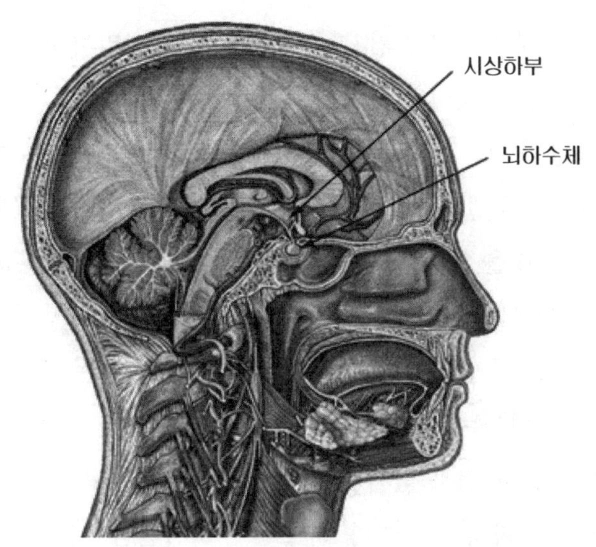

| 우리 몸의 여러 호르몬을 분비하는 뇌하수체

이 높다.

이럴 때는 빨리 의사의 진료를 받아야 한다. 남자의 사춘기는 약 3.3년 간, 여자는 약 5년 정도 지속된다. 남자가 일반적으로 여자보다 늦게 시작하면서도 짧은 사춘기를 겪게 된다. 하지만 키의 성장은 여성보다 큰 폭으로 오래 지속되는데 이에는 남성 호르몬의 영향이 많이 관여한다.

청소년기인 2년에서 4년 사이에 남자는 약 25cm, 여자는 약 22.5cm 정도가 성장하며 이는 성인 신장의 20~30%에 해당하는 굉장한 수준이다. 손과 발은 성장의 시작과 끝에 해당되는 부위이다. 발이 갑자기 커지는 시기는 사춘기 초기이므로 이때 신발을 자주 바꾸게 된다. 일반적으로 발이 갑자기 커지는 시기 후 약 1년 뒤에 신장이 매우 빠르게 커지는 시기가 온다. 따라서 손발이 작아서 키가 크지 못할 것이란 생각은 일단 접어두어야 한다. 또한 사춘기 초기 성장 순서는 말단 부위로부터 몸통으로 진행한다. 이 때문에 사춘기 초기엔 팔다리가 길고 몸통은 상대적으로 작아 균형이 잡히지 않은 모습을 보여준다. 이러한 현상은 한국 여성이 10~12세, 남자가 13~15세경에 많이 보인다.

한국 남자의 9세 평균 신장은 132.7cm, 여자는 132.3cm를 보인다. 10세에서는 남자가 137.7cm, 여자가 137.7cm로 같으나 11세부터 여자가 점차 앞서게 되어 일반적으로 초등학교 5~6학년 시절에는 여학생들의 키가 더 크다. 하지만 14세경에는 남자가 163.6cm, 여자가 157.8cm로 남자가 다시 역전, 17세 정도가 되면 10cm가 약간 넘는 수준으로 남자가 더 크다. 이러한 현상은 남자가 여자보다 사춘기의 시작이 느려 성장기간이 길고, 사춘기 초반에 급성장하는 정도도 여자보다 크기 때문이다.

여성의 초경은 여성 호르몬계의 성숙을 의미하며 사춘기의 이차 성징에 대한 중요한 지표이다. 초경의 연령은 고정되어 있지 않다. 인종과 사회적 환경에 따라 변화한다. 한국은 1960년대에 약 15~17세에서 초경이 이뤄졌으나 1980년대에는 14세 전후로, 최근에는 초등학교 고학년까지로 내려왔다. 요즘에는 15세까지 초경이 없으면 신체적 이상 유무를 진료 받아야 한다.

여성의 초경은 사춘기의 후반에 오는 현상이므로 초경 전에 키의 성장이 많아진다. 그래서 일반적으로 키가 불쑥 큰 다음에 초경이 온다. 따라서 일단 초경이 시작되면 성장 기간이 얼마 남지 않았음을 간접적으로 알 수 있다. 초경 후에는 약 1년 정도 불규칙적인 생리가 오게 된다. 때로는 심한 출혈로 빈혈에 빠지기 쉽다. 그럴 때는 보혈 작용이 있는 한약을 투여하여 마지막 남은 성장 기간에 도움을 주는 것이 좋다.

사춘기 남성에게 많이 분비되는 호르몬인 테스토스테론은 근육 단백질의 합성을 돕기 때문에 일반적으로 여성보다 남성의 근육이 더 잘 발달한다. 그래서 남성의 운동 능력이 더 뛰어나다. 이 외에도 이를 충분히 보조할 적혈구 생성, 뼈 부피의 증가, 근육 글리코겐 저장량 증대와 테스토스테론이 관련이 있다. 정신적으로 공격적인 성향을 띠는 것도 이 호르몬 때문이다.

이 호르몬의 영향으로 10대 소년들은 투쟁심과 모험심, 그리고 자아를 주장하며 반항적이 되고 서로 공모를 잘하는 경향을 보인다. 또 이런 남성 호르몬은 성장판에서 뼈를 길게 하는 능력을 강화하는데 그것이 남성이 더 큰 2차 급성장기를 보내는 원인이다.

여자 운동선수의 성장

적절한 성장은 환경적인 요소와 유전적인 요소에 의해 결정된다. 환경적인 영향 중 운동은 몸 속 지방량 등에 작용하여 사춘기의 발달, 성 성숙도, 초경의 시기 등에 다양한 변화를 가져다 준다. 성호르몬은 재료가 지방이다.

그래서 몸에 지방이 얼마나 많은가 하는 문제는 우리 몸의 변화에 매우 중요한 지표이다. 특히 남성보다 여자에게 더 큰 의미를 지닌다. 여성은 임신을 하기 위해 기본적으로 몸에 어느 정도의 지방이 반드시 있어야 한다.

프리시(Frisch)라는 학자는 최소한의 지방이 몸에 축적되어야 초경이 시작된다는 '임계 지방설'을 주장했다. 이것은 체조나 마라톤 등 체지방량은 적고 근육량이 많은 여자 선수들이 늦게 초경을 하는 원인을 적절하게 설명해 준다. 초경은 성호르몬이 왕성하게 나와 성적인 성숙을 이루는 마지막 단계에서 일어난다. 그렇기 때문에 체지방량이 적어지는 운동을 지속적으로 하면 성호르몬의 기본 물질이 적어져서 초경이 늦어진다.

가장 최근에는 비만세포에서 유래되는 렙틴의 혈중 농도가 성적인 성숙을 개시하는 더욱 직접적인 원인으로 거론된다. 여자 아이들이 성인이 되기 위한 과정에 지방이 얼마나 중요한 역할을 하는지 재차 주목되고 있다.

운동선수들이 받는 스트레스와 많은 운동량 등은 실제적으로 시상하부-뇌하수체-성선축을 억압하는 작용을 한다. 이 억압 작용에 의해 여자 운동선수는 유전적으로 예정된 초경이 늦어진다. 여자 선수와 달리 운동을 하지 않는 자매들은 어머니와 거의 일치하는 초경 시기를 보인다. 따라서 후천적인 체육 활동이 유전적으로 예정된 생체 환경에 영향을 미치는 것을 알 수 있다.

일반적으로 여자 체조선수의 평균 신장은 또래의 여자들보다 크고, 체중은 또래의 여자들보다 적다. 실제로 이들의 신장 표준 편차는 체중의 표준 편차, 체지방 지수와 많은 연관성이 있다. 더욱이 뼈의 나이가 또래보다 1~2년 정도 늦고, 성 성숙도 또한 같은 또래보다 늦는 경우가 많다. 특히 체조 등 극도로 몸의 체지방량을 제한하는 경우에 이 현상은 더욱 두드러진다. 이들이 초경을 시작하는 연령은 유전적으로 예상되는 시기보다 늦고, 운동 강도가 심할수록, 뼈 나이가 늦을수록 늦어진다. 이것은 체지방량이 적을수록 늦어지는 것과 같은 경향이다.

뼈는 일정한 나이가 되면 나이에 맞는 변화를 보인다. 이를 뼈나이 또는 골연령이라고 한다. 여자 운동선수에서 이런 뼈나이가 늦게 되는 이유로는 여러 요인이 추측되고 있다. 우선 낮은 혈중 성호르몬이 사춘기를 지연시키고, 성장호르몬과 IGF 같은 성장에 필수적인 물질의 분비 저하 등이 주된 원인으로 꼽힌다. 물론 이런 체내 환경을 만드는 외부적 요인은 강도 높은 운동이나 심리적인 스트레스, 부적절하고 인위적인 식이 섭취 등이다. 이런 경우 음모나 가슴의 발달도 정상 여자보다 늦어진다.

일반적으로 여자 체조선수들은 2차 급성장기가 또래보다 늦게 오는 편이다. 하지만 성장판이 있는 하체에 많은 물리적 자극을 받는 체조선수들은 하지의 비율이 더욱 길어지기도 한다.

아시아선수권 대회 육상부문에서 무려 3개의 금메달을 거머쥔 L 선수가 기자회견에서 '우유를 먹으면서 운동을 해보고 싶다'고 했다. 그 선수는 영양 상태가 좋지 않은 빼빼 마른 모습이었다. 그러나 나중에 영양 상태가 개선되면서 키가 훌쩍 컸다는 이야기는 잘 알려져 있다. 운동을 끝내고 영양 상태가 좋아지면서 체지방이 2차 급성장기를 일으킬 수 있는 적절한 수준에 도달했고, 결국 운동으로 인해 억제되었던 2차 성장기가 남들보다 늦게 일어난 것이다.

적절한 강도의 운동은 성장을 촉진시키지만 오래 동안 강한 강도의 운동을 하면 오히려 성장에 방해가 된다. 운동의 종류보다는 운동의 강도나 지속시간이 직접적으로 성장에 영향을 미친다. 우리 나라의 경우 일반적인 유소년 선수활동을 하는 체육 풍토가 입시와 맞물려 경쟁적이고 몸을 혹사하는 경우가 많아 성장이 방해되는 경우가 빈번하다.

성장호르몬

키 성장에 가장 중요한 호르몬인 성장호르몬은 뇌의 시상하부와 뇌하수체를 통해 분비된다. 이 호르몬은 성장 작용과 대사 작용 등 두 가지 역할을 한다. 성장 작용은 우리 몸을 구성하는 단백질 생산에 관여하여 더욱 튼튼하고 큰 신체 조직을 만드는 데 도움을 준다. 대사 작용은 성장호르몬이 우리 몸에 저장된 에너지를 잘 사용할 수 있도록 도와준다.

성장호르몬은 성장을 일으킬 조직에 직접 작용하여 성장에 필요한 IGF-1을 합성하고, 혈액을 통해 온 몸으로 전달된다. 그래서 성장이 필요한 조직의 단백질 합성을 활발하게 해준다. 성장호르몬은 뼈의 굵기와 길이, 건, 인대, 근육의 부피와 기능 성장뿐 아니라 기타 다른 조직들의 성장에도 도움을 준다. 또 간으로부터 성장에 필요한 에너지원인 포도당 방출을 촉진시켜 혈당을 올려 주고, 지방조직에서 지방산을 유리시켜 성장을 돕기도 한다. 포도당과 지방산을 방출시키는 것은 차에 기름을 넣듯이 세포가 활동할 에너지를 공급하는 원리와 같다. 즉 성장호르몬은 실제 조직의 성장을 도울 뿐 아니라 그 성장에 필요한 에너지까지도 제공하는 데 도움을 주는 다목적 호르몬이다.

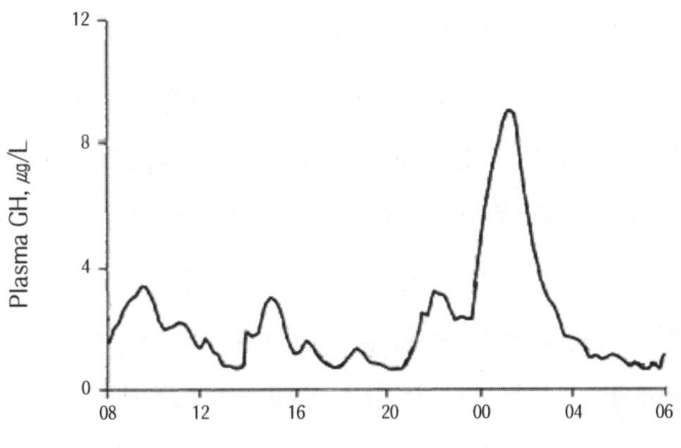

| 24시간 혈중 성장호르몬 분비 곡선

성장호르몬의 하루 분비량은 그림에서 보는 바와 같이 수면을 취하고 나서 깊은 잠에 빠졌을 때 가장 많아진다. 따라서 숙면을 취하는 것이 성장호르몬의 분비에 굉장히 중요하다. 숙면을 방해하는 외부 요인들 즉 소음이나 적당치 못한 기온, 강한 스트레스, 불면증, 커피, 기타 약물이나 술 등은 그래서 장기적으로 키 성장에 나쁜 영향을 미친다.

얼마 전부터 강남 일대를 중심으로 1년에 1천만 원이 넘는 비용을 들여 자녀에게 성장호르몬을 맞히는 유행이 일고 있는데, 결론적으로 말해 그것은 정상적인 자녀의 최종 성장에 큰 영향을 미치지 않는다. 성장호르몬을 맞으면 1년에 8~10cm 정도 급성장을 하기 때문에 키 크는 주사로 생각하기 쉽다.

그렇지만 성장호르몬은 나중에 클 키를 미리 당겨서 키워줄 뿐이지 실제로 우리가 의학적으로 예상하는 최종 키를 키워주는 것이 아니다. 그리고 성장판의 잠재력이 떨어진 경우, 즉 시기가 늦었을 때는 이런 효과도 나타나지 않는다.

그리고 성장호르몬 주사는 터너증후군, 성장호르몬 부족증, 만성 신부전 등 세 가지 경우를 제외하고는 의학적으로 적응되는 처방이 아니다. 이들 증상은 극히 드물기 때문에 키가 좀 작다고 해서 성장호르몬 부족증이 아닌가 의심하는 것은 괜한 걱정이다. 성장호르몬은 충분하게, 스스로 잘 분비시켜야 한다.

따라서 필자는 인위적인 물질을 체내에 넣어 내분비계를 교란시키면서까지 아이의 키를 키우는 것이 과연 바람직한가 하는 의문을 품게 된다. 어차피 클 키를 왜 앞당겨서 빨리 크려고 할까? 아마도 막연한 불안감이나 과시욕이 복합적으로 작용한 것 같다. 매일 저녁 자녀에게 비싼 호르몬 주사를 맞히는 부모들이 이러한 사실을 정확하게 알고 있는지 답답하다.

왜소증 치료에 성장호르몬을 가장 먼저 사용한 나라는 유럽과 미국이다. 성장호르몬은 보통 혈액 100ml 중 5ng 이하(ng : 나노그램으로 10-9g, 즉 무려 10억분의 1g)의 극미량을 투여한다. 이 성장호르몬은 무려 말 20마리의 뇌하수체에서 추출하여야 겨우 1

인에게 투여할 용량을 얻는다.

하지만 이렇게 얻은 성장호르몬은 다른 동물 간의 특이성이 심하다. 따라서 사람에게 투여해도 바로 이물질로 간주하면서 무력화 시키는 항체가 형성된다. 그래서 효과가 떨어진다. 말의 뇌하수체를 구하기도 어렵거니와 성장호르몬의 추출도 어렵고 양도 작았다. 이러한 실정에 대한 대안으로 1970년대 유럽에서는 말이 아닌 사람의 성장호르몬이 등장하였다. 교통사고 등 여러 가지 원인으로 사망한 사람들의 부검에서 뇌하수체를 대량으로 추출해서 사용한 것이다.

그러나 죽은 사람이 어떤 병에 걸려 있었는지도 모르는 상태에서 수천 명의 사람에게서 추출한 성장호르몬에는 문제가 있을 수밖에 없었다. 1990년대 초에 이 문제가 크게 야기되었다. 크로이츠펠트-야콥(Creutzfeld-Jacob)병이 바로 그것이다.

이 병은 성장호르몬을 추출할 때 이 병을 일으키는 바이러스가 오염되어 발생한다. 일단 발병이 되면 최근 문제가 되는 광우병과 같은 증상이 나타난다. 즉 뇌에 스폰지 모양으로 구멍이 숭숭 뚫리는 형태의 변화가 일어난다. 그것도 성장호르몬을 투여 받은 뒤 10년 이상 지나서 생긴다.

성장호르몬을 투여 받은 사람들은 대부분 부유층이었는데 그렇게 오랜 시간 후에 2,000명 이상의 환자가 갑자기 발생함으로써 의학적으로 커다란 충격을 던져 주었다.

이러한 문제는 유전공학이 발전하면서 깨끗이 해결되었다. 유전공학을 통해 성장호르몬의 유전자를 발견했다. 따라서 대량 생산할 수 있는 대장균에 이 유전자를 집어넣어 안전한 성장호르몬을 충분히 생산해 낼 수 있게 되었다.

소마토메딘(성장인자) 가설

성장에 가장 중요한 두 가지 물질인 성장 호르몬과 IGF-1*의 관계는 의학적으로도 굉장히 난해한 영역이다. 이들의 체내 관계를 연구하는 데는 오랜 시간이 걸렸고 앞으로도 계속 연구되어야 한다. 성장에 대한 최신 이론이 어떻게 발달해 왔는지를 간단히 살펴본다.

소마토메딘(성장인자)가설은 뇌하수체에서 성장호르몬이 분비될 때 다른 물질과 함께 성장을 일으킨다는 이론이다. 그 다른 물질은 IGF-1이라고 불린다. 지금은 두 가지 물질을 간단하게 설명하게 됐지만 연구 초창기에는 그렇지 못했다.

초창기 연구자들은 뇌하수체에서 성장에 중요한 물질이 분비된다는 것을 알았다. 실험 동물에서 뇌하수체를 잘라내면 성장에 막대한 지장이 초래된다는 사실에 근거한 것이다. 이때 분비되는 여러 물질 중 성장호르몬이 가장 중요한 역할을 하고 있다는 것도 밝혀냈다. 또한 성장이 일어나는 조직은 그렇지 않은 조직에 비해 세포 분열에 필요한 여러 가지 반응이 일어나는 것도 연구 결과 드러났다.

당시에는 생체에서 떼어낸 조직에 성장호르몬을 작용시켜도 성장 반응이 잘 일어나지 않자, 뇌하수체에서 분비된 성장호르몬이 말초 조직의 성장에 직접 관여하는 것이 아니라, 다른 물질을 통해서 그 작용을 일으킨다고 추측했다. 여기서 나온 것이 소마토메딘(성장인자) 가설이었다. 그 물질은 나중에 IGF-1로 밝혀졌다. 실제 성장이 활발하게 일어나는 조직에서 이 물질이 다량 검출되었다.

그 후 IGF-1은 간에서 대량 생산되는 것으로 밝혀졌다. 이 시절에는 성장호르몬이 간에 작용하여 IGF-1을 생산시키고 이로 인해 생산된 IGF-1이 온 몸으로 이동되어 성장에 작용한다는 것처럼 보였다.

그러나 1980년대에 IGF-1이 우리 몸 대부분의 조직에서 생산되는 것을 발견해 내면서 간을 통한 IGF-1 공급 모델은 의심을 받게 되었다. 그래서 이번에는 성장호르몬이 성장을 할 말초 조직에 전달되어 조직 자체에서 IGF-1을 생산해 성장을 일으키는 것이라고 추측하기 시작했다.

실제로 성장호르몬을 실험 동물에 투여하면 말초에서 IGF-1의 생산이 촉진되는 것이 관찰되었다. 즉, 이 시기에는 성장에 가장 중요한 요소가 말초의 IGF-1이라고 여겨졌고 그것은 뇌하수체에서 분비되는 성장호르몬에 의해 조절된다고 생각했다.

살아 있는 쥐의 성장판에 직접 성장 호르몬을 주입하는 실험 결과 놀랍게도 주입된 쥐의 발에서만 놀라운 정도로 뼈의 길이가 성장했고 다른 쪽 발에서는 성장이 일어나지 않았다. 초창기 실험에서는 쥐의 다리를 떼어내어 성장호르몬을 주입해서인지 이런 효과가 관찰되지 않았다.

살아있는 쥐의 성장판에 직접 성장호르몬을 주입한 이 실험 결과에 따라 기존의 학설을 수정할 필요가 생겼다. 즉, 혈행을 타고 순환하는 IGF-1과 국소적으로 생산된 IGF-1의 역할에 의문을 품게 되었으며 이때부터 성장호르몬의 국소적인 작용이 성장에 주된 작용이 아닐까 하는 연구가 주목받기 시작했다.

1980년대 중반, 일련의 과학자들이 비만세포가 성장하면서 변하는 과정을 연구하다가 '이중 효과 가설'을 발표했다. 이 가설은 비만세포가 성장하면서 인슐린 수용체가 많이 증가하는 것과 동시에 IGF-1을 인식하는 수용체의 수가 감소하는 것을 토대로 한 추론이었다. 즉 무조건 어떤 부위의 세포에 어떤 호르몬이 작용한다는 생각에서 성장 단계별로 다른 호르몬이 세포에 작용할 수 있겠다는 추론이 가능해졌다.

'이중 효과 가설'은 성장호르몬과 IGF-1이 전 시기에 걸쳐 모든 역할을 수행한다는 가정에서 벗어나 같은 부위의 세포라도 시기별로 다른 호르몬과 물질의 영향을 받을 것이라는 가정을 끌어냈다. 이 연구를 수행한 사람들은 성장호르몬이 지방전구세포를 지방세포로 분화시키고 IGF-1이 분화된 세포를 수적으로 증가시킨다고 생각했고, 이러한 개념을 연골의 성장판까지 확장시켰다. 즉, 성장호르몬은 성장판의 배아층 세포 분화와 IGF-1의 국소 분비를 촉진하고 이로 인해 성장할 세포 수의 증가를 이뤄낸다고 가정했다.

근래의 연구 결과는 다시 이 '이중 효과 가설'이 수정되어야 할 필요성을 밝혀냈다. 이는 IGF-1이 생산되지 못하도록 유전공학적으로 조작된 쥐를 연구하면서 새로운 사실들이 발견되었기 때문이

다. 유전공학을 통해 IGF-1이 생산되지 못하도록 한 돌연변이 쥐
를 관찰해보니 뼈의 성장이 30% 정도 감소하였는데 이 감소율은
성장판 밑부분의 세포 크기 감소율과 같았다. 즉 IGF-1이 성장판
밑부분의 올바른 형성에 필수적인 요소라는 증거였다. 이로써 '이
중 효과 가설'이 가정하고 있는 내용을 다시 성장판의 부위별로 세
분화하게 되었다.

결과적으로 성장호르몬은 성장판의 윗부분에 분포된 세포의 성
장과, 성장판 아랫부분에 분포한 세포의 IGF-1 생산을 돕고, 성장
판 중간 부분은 IGF-2에 의해 세포 수가 증가된다는 것을 알아냈
다. 이는 모두 성장판의 성장에 필요한 요소들로, 우리 몸의 머리
에서 분비된 성장호르몬이 사지 끝에 존재하는 성장판에 얼마나 정
교하게 작용하는지를 알게 해주는 대목이다.

참고로 근래에는 간에서만 IGF-1 생산을 차단하고 다른 조직에
서는 IGF-1이 잘 분비되도록 유전공학적으로 조작한 돌연변이 쥐
를 관찰한 실험 결과, 이 쥐의 성장에 큰 변화가 없다는 사실이 알
려졌다. 즉, 초창기에 간을 통해서 생성된 IGF-1이 우리 몸의 성장
에 매우 중요한 역할을 하리란 추론은 이제 자취를 감추게 된 것이
다. 하지만 이렇게 간에서 생성되어 혈액으로 방출되는 IGF-1은
분명히 다른 역할, 예를 들어 혈관에 관계된 세포들의 활동에 도움
을 주리라는 것은 충분히 추측할 수 있다.

성장호르몬은 여러 가지 특징이 있어 검사가 까다롭다. 우선 성
장호르몬은 하루 중에도 분비되는 양이 파도처럼 출렁거리기 때문
에 특정한 순간의 혈액 검사로 정확한 성장호르몬 분비를 알 수 없

다. 특히 낮과 밤의 차이가 매우 크므로 특별한 검사가 필요하다. 일반적으로 성장호르몬의 분비를 촉진시키는 약을 투여하여 성장호르몬 분비 유발이 잘 되는지 안 되는지를 살펴본다.

이 때 인슐린, 엘도파, 클로니딘, 알기닌 등의 약물을 투여한 후 혈중 성장호르몬의 농도를 측정하며 2가지 이상의 검사를 해야 정확한 결과를 얻을 수 있다. 이들 약물은 성장호르몬 분비를 억제하는 물질을 감소시키거나 성장호르몬 분비를 촉진하는 물질을 증가시켜 혈중 성장호르몬의 분비를 증가시킨다.

이 방법으로 유발검사를 한 뒤 혈중 성장호르몬이 3.5ng/ml 이하일 때는 심한 결핍증, 4~8ng/ml일 때는 부분 결핍증이라 진단한다. 이 기준은 나라와 인종, 그리고 연령에 따라서도 달라지므로 전문가의 정확한 판단이 필요하다. 7ng/ml 이하인 경우를 완전 결핍증으로, 7~10ng/ml이거나 한 검사상 10ng/ml 이상이나 다른 검사상 7ng/ml 이하로 나올 때를 부분 결핍증이라 진단하기도 한다.

이들 수치는 성인에서 일어나는 반응도를 기준으로 하기 때문에 소아의 경우 다른 기준이 필요하다. 예를 들어 5세 아이에게 약물 투여 후 최고 성장호르몬의 농도가 25ng/ml인 경우 정상으로 간주하지만 사춘기 연령에서는 오히려 부분 결핍으로 간주될 수 있다.

또 다른 성장호르몬 검사 방법으로는 12~24시간 동안 병원에 입원한 상태에서 일정한 시간 간격을 두고 채혈하는 방법이 있다. 팔목에 카테터를 부착하여 잠에서 깨지 않도록 하면서 수면 중에도 채혈을 한다. 채혈하는 도중 잠을 깨면 성장호르몬 분비가 적어지기 때문이다. 이렇게 하면 약물투여 검사의 부정확성을 많이 보정해 줄 수 있다.

예를 들면 약물투여 검사상 정상으로 분비되나 실제적으로 연 성장속도가 4cm 이하로 감소되어 있는 경우 하루 생리적 분비 검사에서 상당히 적게 분비되는 것으로 나타나기도 한다. 이런 경우는 유발반응에만 정상적인 반응을 보이고 하루 중 전체 성장호르몬 생산량이 떨어지는, 신경분비장애라는 용어를 사용한다.

하루 종일 성장호르몬의 혈중 농도를 측정하는 방법은, 정확한 성장호르몬 농도를 측정할 수는 있으나 매우 번거롭고 힘든 검사이다. 모든 저신장 아이에게 이러한 생리적 검사를 시행할 필요는 없으나 몇몇 특수한 경우에는 시행해야 한다. 어떤 연구에서는 24시간 꾸준한 측정의 신뢰성에 의심을 품는 연구가 보고되고 있다. 몇몇 연구 결과, IGF-1과 IGFBP-3가 연령과 성에 연관되어 성장호르몬 유발시험보다 더 좋은 해석치를 줄 수 있다는 보고도 있다.

성장호르몬 치료를 받게 되면 우리 몸의 일반적인 성장호르몬 분비 주기와 가장 유사하게 일반적으로 취침 전 피하에 성장호르몬을 주사한다. 대개 성장호르몬을 혈관에 주사하면 급속도로 몸에 퍼져 사라지며 그 반감기가 19.5±3.1분이다. 이에 비해 피하주사를 하면 천천히 흡수되므로 반감기가 2.1±0.43시간으로 늘어난다. 이 때문에 성장호르몬을 피하주사하는 것이다.

성장호르몬은 그 자체가 스스로 분비를 억제한다. 이것은 우리 몸에서 항상 일어나는 일정한 수준을 유지하기 위한 자동 기능이다. 만일 이런 자동 분비 차단 기능이 없다면 지속적으로 분비되는

조직성장	근골격계 성장 촉진(성장호르몬 부족증, 터너증후군, 만성신부전의 경우) 세포 성장 촉진 : 세포 수와 크기 증가 장부 성장 촉진 : 장부 전체 크기 증가
단백질 대사	단백질 합성의 증가 소변을 통한 질소 배출의 감소와 체내 질소 저류
탄수화물 대사	세포 에너지 이용 증가 Insulin sensitivity 감소 혈중 공복 후, 식후의 인슐린 레벨 상승
지방 대사	저장 형태의 지방을 이용가능한 지방으로 변화시키는 양을 증가 체내 총지방량 감소 혈장 유리지방산 증가 혈장 콜레스테롤 레벨 감소
무기질 대사	세포 성장으로 인한 총 체내 칼륨 보유량 증가 나트륨 저류 뼈 대사에 관계된 효소 능력 증가
결합조직 대사	결합조직 생산 증가와 이들 대사 산물 증가 콘드로이틴 설페이트와 콜라겐 합성 증가 하이드록시 프롤린 뇨 배설 증가

성장호르몬 때문에 사람들은 모두 거인증 증세를 보일 것이다. 영화 '007 시리즈'에 나오는 강철 이빨을 가진 조스라는 등장인물이 아마도 가장 유명한 거인증 환자일 것이다.

거인증에 걸리면 키가 2미터를 넘고, 넘치는 성장호르몬 때문에 말단비대증이 생겨 외모에 특징적인 모습들이 나타난다. 성장호르몬은 일정 농도를 넘어서면 스스로 분비를 억제할 뿐만 아니라 뇌하수체에서 소마토스타틴이라고 부르는 물질에 의해서도 분비가 억제되는 기전이 존재하는데 몸에서 생산된 IGF-1도 이같은 분비억제 기능에 관여한다. 즉 분비가 모자라면 적당히 늘려주고, 너무 많으면 줄여주는 자동 기능이 우리 몸에 존재한다.

성장호르몬은 일정한 주기로 혈중 분비량이 변한다. 분비량도 출렁이는 물결처럼 늘었다 줄었다 하고, 출렁이는 시간 폭도 일정한 패턴을 보인다. 이런 주기성은 우리 몸의 성장호르몬 억제 기전을 통해 이뤄진다.

쥐를 대상으로 연구한 결과, 머리 속에서는 약 1시간 간격으로 성장호르몬과 이를 분비시키는 호르몬을 박동적으로 분비했다. 그렇지만 실제로는 혈중 성장호르몬의 박동주기가 3.3시간으로 밝혀졌다.

이렇게 주기성이 서로 다른 이유는 이 주기 관계에 억제 기전이 반드시 존재함을 암시하는 것이다. 이 작용은 소마토스타틴에 의해 이뤄진다는 것이 밝혀졌다. 그리고 이 기전에 문제가 생길 때 거인증이 발생하는 하나의 요인으로 알려졌다.

IGF-1은 성장호르몬에 의해 전신에서 생산되는 물질이다. 처음에는 간에서 많이 생산되는 것으로 알려졌지만 이후 우리 몸의 대부분의 조직에서 발견되고, 심지어 암세포에서도 생산되는 것으로 알려지고 있다.

IGF-1의 가장 중요한 생체 내 역할은 신생아 성장과 발달에 관한 것이다. IGF-1의 혈중 농도는 성장호르몬에 의해 조절된다. 또한 영양 상태에 의해서도 이들의 생산이 영향을 받게 되어 영양 상태가 좋지 않을수록 잘 나오지 않는다. 영양 상태가 좋지 않을 때 성장이 잘 일어나지 않게 되는 중요한 기전이다. IGF-1의 양은 출생 후부터 점차 증가하여 사춘기 때 급격히 증가한 후 성인이 되면 200ng/ml로 유지되다가 나이가 들수록 현격히 감소한다.

IGF-1의 정확한 역할을 이해하려면 이것이 발견되기 훨씬 전부터 연구되어온 인슐린의 역할을 알아야 한다. 왜냐하면 IGF-1이란 이름 자체가 '인슐린을 닮은 성장인자'라는 뜻이기 때문이다. IGF-1은 구조나 기능이 인슐린과 상당 부분 비슷하지만 인슐린과는 달리 성장에 많이 관계된다. 인슐린은 세포에 필요한 에너지가 세포 안으로 들어가 사용되도록 해주는 호르몬이다. 이런 에너지가 평상시에는 몸에 잘 저장되도록 도와주는 호르몬이기도 하다. 인슐린은 세포에 에너지를 잘 공급하기 위해 혈액 중으로 운반되는 에너지원을 조직으로 빠져나가도록 한다.

이 과정에서 인슐린은 혈당을 낮춰주는 역할을 한다. 그리고 남는 에너지를 잘 저장시키기 위해 지방이 잘 저장될 수 있는 환경을 만든다. 우리가 운동을 하거나 어떤 일을 하기 위해선 에너지가 필요한데, 저장된 에너지를 사용하도록 하는 호르몬이 성장호르몬, 스트레스 호르몬, 글루카곤이고 이와 반대로 에너지를 저장하도록 하는 호르몬이 인슐린이다. IGF-1은 인슐린과 유사한 작용을 하며 특히 성장이 필요한 세포에 에너지를 공급하는 것이 매우 중요한 역할이다.

IGF-1은 뼈를 만드는 세포의 증식과 분화를 촉진시키고, 연골세포에도 같은 작용을 한다. IGF-1은 또 뼈를 만드는 세포에서 뼈의 재료를 만드는 기전을 증가시키고, 이들 재료의 퇴화를 감소시킨다. IGF-1의 이 역할은 유전공학적으로 IGF-1을 제거한 쥐에서 잘 드러난다. 이 쥐들은 뼈 성장이 심하게 감소하는 상태를 보였다. IGF-1이 뼈 성장에 매우 중요한 물질이라는 것을 알 수 있다. IGF-1을 사람에게 투여하면 골형성-지표단백질의 혈중 농도가 급속히 증가하며 이는 뼈를 만드는 기전이 활성화되었음을 의미한다.

IGF-1이 발현되지 않도록 한 쥐 실험을 자세히 살펴보면, 이런 쥐는 정상 쥐보다 실제 뼈의 성장이 30% 정도 감소했다. 이로써 IGF-1이 뼈의 성장에 적어도 30%는 관여하고 있다고 볼 수 있다. 이렇게 성장이 저해된 쥐의 성장판을 분리하여 현미경으로 관찰하면 재미있는 사실을 발견할 수 있다. IGF-1이 없는 쥐의 성장판은 모든 면에서 정상 쥐와 같았지만 딱 한 군데, 즉 성장판의 밑부분이 정상 쥐와 달랐다. 성장판 밑부분의 크기가 정상 쥐보다 30% 정도 작은 것으로 나타났다.

성장판의 밑부분은 실제 뼈를 만드는 중요한 부분이다. 이 부분이 작아지면 뼈를 만드는 재료기 그만큼 줄이드는데 그 비율이 정확히 30%로 나타났다. 따라서 뼈 길이의 30% 감소가 이 부분 생산력의 30% 감소와 관계 있다고 판단할 수 있다. 즉, IGF-1이 성장판의 윗 부분과 중간 부분에는 별 영향을 못 미치지만 아랫부분의 뼈 재료 생산에는 매우 중요한 역할을 하고 있는 것이다. IGF-1은 세포에 에너지를 제공하는 역할을 한다.

결국 이 실험을 통해 IGF-1이 없으면 뼈의 재료를 만드는 성장판의 아랫부분 세포들이 세포 기아(cellular starvation)를 겪게 된다는 것을 알 수 있다. 즉 성장판 아랫부분 세포들은 IGF-1이 없으면 세포의 에너지를 섭취하지 못해 30% 정도 자신의 역할을 해내지 못한다. 사람이 밥을 조금만 먹으면 배가 고파서 충분히 일을 하지 못하는 것과 마찬가지이다.

IGF-1은 혈액 속을 움직일 때 단독으로 움직이지 않고 단백질과 함께 결합한 상태로 움직인다. 만년필을 사용할 때 뚜껑을 열고 사용하다가 닫아 보관하고 다른 곳으로 이동할 때 뚜껑을 덮어 펜촉을 보호하는 것처럼 IGF-1의 운반단백질들은 IGF-1이 움직이는 과정 중에 안전한 보호 작용을 하며 혈액 속에서 쉽게 사라지지 않게 돕는다. 이 단백질들은 종류가 많은데 이들의 역할에 대해서는 더 많은 연구가 필요하다.

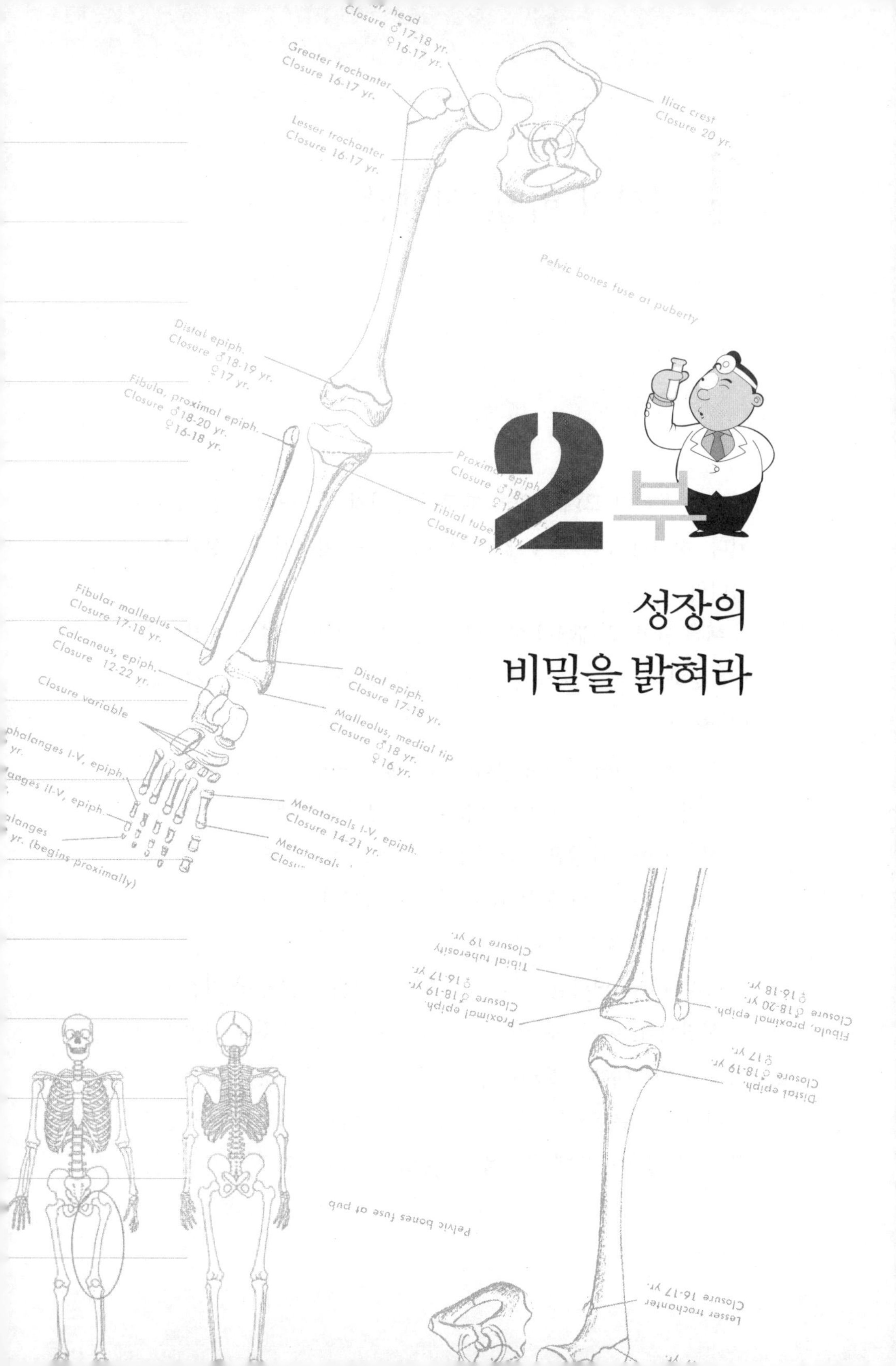
Iliac crest
Closure 20 yr.
Pelvic bones fuse at puberty
head
Closure ♂ 17-18 yr.
♀ 16-17 yr.
Greater trochanter
Closure 16-17 yr.
Lesser trochanter
Closure 16-17 yr.
Distal epiph.
Closure ♂ 18-19 yr.
♀ 17 yr.
Fibula, proximal epiph.
Closure ♂ 18-20 yr.
♀ 16-18 yr.
Proximal epiph.
Tibial tube
Closure 19 yr.
Fibular malleolus
Closure 17-18 yr.
Calcaneus, epiph.
Closure 12-22 yr.
Closure variable
phalanges I-V, epiph.
yr.
anges II-V, epiph.
alanges
yr. (begins proximally)
Distal epiph.
Closure 17-18 yr.
Malleolus, medial tip
Closure ♂ 18 yr.
♀ 16 yr.
Metatarsals I-V, epiph.
Closure 14-21 yr.
Metatarsals
Clos...
2부
성장의
비밀을 밝혀라
Tibial tuberosity
Closure 19 yr.
Proximal epiph.
Closure ♂ 18-19 yr.
♀ 16-17 yr.
Fibula, proximal epiph.
Closure ♂ 18-20 yr.
♀ 16-18 yr.
Distal epiph.
Closure ♂ 18-19 yr.
♀ 17 yr.
Pelvic bones fuse at pub
Lesser trochanter
Closure 16-17 yr.

1 성장의 비밀, 성장판_

뼈는 우리가 모태에 있을 때부터 생기기 시작해서 점점 자라게 된다. 하지만 우리가 막 태어났을 때는 모든 골격계가 완성된 것이 아니다.

예를 들어 갓 태어난 아기의 머리를 만져보면 정수리 부분이 물렁물렁하다. 이는 뼈가 성인처럼 완전하게 뇌를 감싸고 있지 않기 때문이다.

출산 과정에서 아기의 머리에 유연성을 부여하여 출산의 위험성을 줄이고, 뇌가 자라나는 과정을 거치면서 머리뼈도 빨리 커지도록 이렇게 물렁물렁한 중간 과정을 거치게 된다. 만일 완전히 붙은 상태로 출산하게 된다면 머리뼈의 성장 속도가 제한되어 뇌가 충분히 자랄 수 없을 것이다.

머리뼈처럼 평평한 뼈들은 긴 뼈들과 다른 부피 성장 기전에 따라 성장한다. 여기서는 키와 관계가 깊고 이해하기 쉬운 긴 뼈들의 성장 기전에 대해서 살펴보자.

다음 그림은 일반적인 긴 뼈의 성장 단계를 나타낸다. 가장 왼쪽(a)이 사람이 모태에 있을 때 뼈로 발전하기 위해 생기는 연골

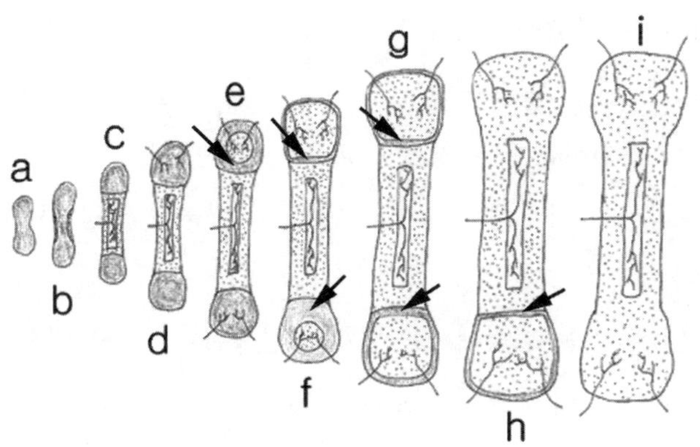

| 긴 뼈의 성장과정 단면도

조직이다. 이처럼 뼈는 처음부터 뼈의 모습이 아니라 말랑말랑한 연골조직으로 있다가 점차 단단한 뼈로 변화하는 것이다. 가장 오른쪽(i)이 완전히 성장하여 성장을 멈춘 성인의 긴 뼈이다. 지금까지 살펴본 허벅지뼈도 간단히 그리면 이런 과정을 거쳐 만들어진다.

우선 a에서 b, c, d의 순서로 보면, 연골 중심에 뼈조직(점이 찍힌 부분)이 생기는 것을 볼 수 있다. d의 윗부분에는 혈관이 가지처럼 생겨난 것이 나타나는데, 이처럼 혈관이 들어간 곳에는 새로운 뼈가 생겨난다. e의 윗부분을 보면 혈관이 생긴 후 그 부분에 뼈가 생겨난 것을 볼 수 있는데 이렇게 새로 생기는 뼈를 화골핵이라고 부른다. 화골핵은 점점 크기가 커진다.

시기는 다르지만 e의 밑부분을 보면 마찬가지로 혈관이 연골 속으로 생긴 후에 f의 밑부분에 화골핵이 생겨난다. 화골핵은 먼저 혈관이 침투한 후에 생기며 같은 뼈라도 윗부분과 아랫부분에 화골핵이 생기는 시기가 각각 다르다.

앞의 그림에서 화살표로 가리키는 부위는 화골핵과 몸통뼈 사이에 연골이 존재하는 것을 보여주고 있는데, 이 부분이 바로 성장판이다. 성장판은 아직 뼈로 변하지 않았기 때문에 말랑말랑한 연골 상태이다.

g에서 h로 가는 그림에서는 위쪽의 성장판이 사라지면서 성장판이 있어야 할 자리가 모두 뼈로 채워진 것을 볼 수 있다. h에서 i로 가는 뼈의 아래쪽 성장판이 사라지면서 그 부분이 뼈로 채워진다. 이처럼 성장판은 생기는 시기가 다르듯 사라지는 시기도 동일한 뼈에서조차 다르다.

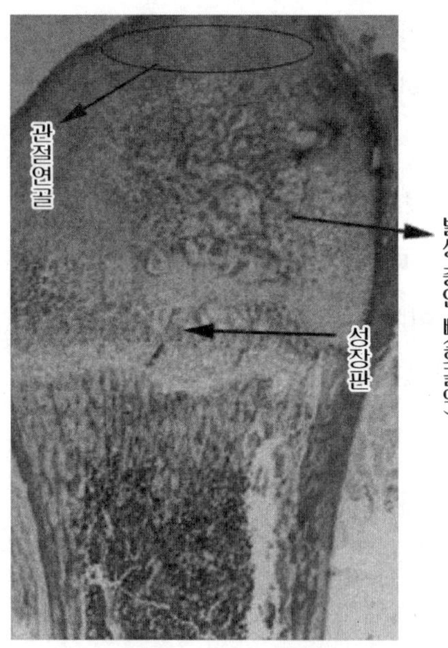

성장판이 존재하는 긴 뼈의 종단면

이 그림은 위의 뼈 발생단계 그림 중 e단계의 윗부분을 자세히 표시한 것이다. 뼈가 발생중인 조직, 즉 화골핵이 잘 보이며 성장판도 명확하게 나타나 보인다. 그리고 성장판과 같은 연골조직이지만 성장판과는 기능이 완전히 다른 관절연골도 위쪽에 보인다.

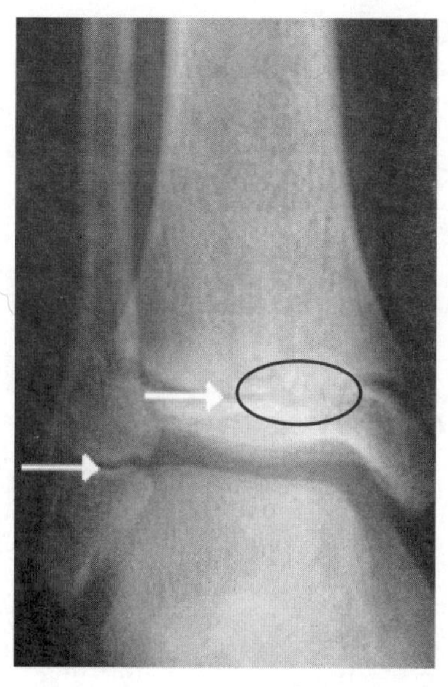
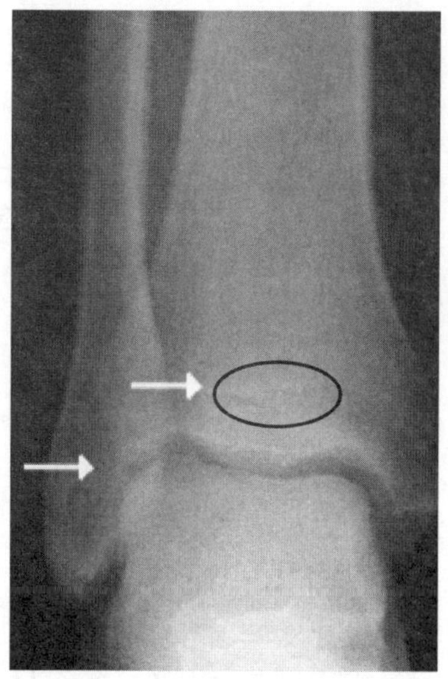

　위의 그림은 X-ray를 통해서 본 발목의 성장판으로 앞의 뼈 발생 단계 그림에서 h와 i 그림의 아랫부분이다. h단계에 해당하는 앞 사진은 성장판(화살표로 가리킨 부분)이 존재하여 뼈가 갈라져 있는 것처럼 보인다. X-ray 사진에는 우리 몸의 연한 부분이 보이지 않고 뼈만 보이게 되므로 실제로는 성장판으로 채워져 있지만 성장판은 연골조직이라 사진상에 찍히지 않아 비어 있는 것처럼 보이는 것이다. 그래서 성장판이 존재할 때 뼈 양쪽 끝이 열려져 있는 모양이기 때문에 '성장판이 열려 있다'는 표현을 쓴다. 오른쪽 그림처럼 성장판이 없어져서(화살표) X-ray 상에 갈라지지 않은 온전한 뼈 모양이 보일 때 '성장판이 닫혔다'고 한다.

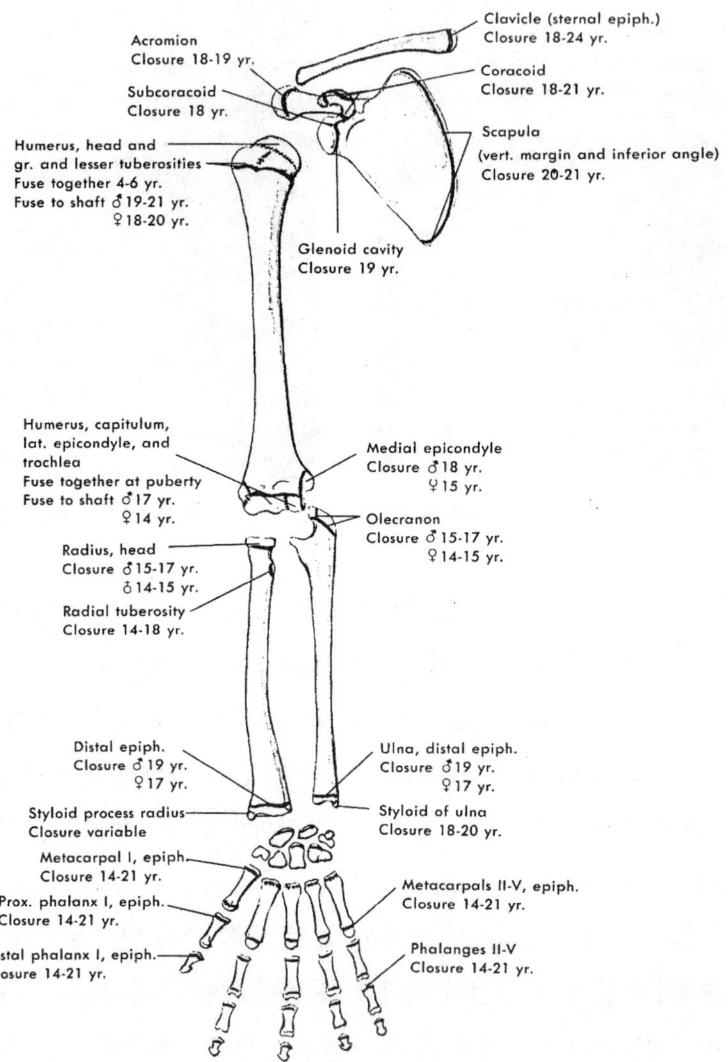

※ 그림에서 실선이 우리 몸에 각각 존재하는 성장판의 위치를 가리키고 있다. 옆에 적힌 숫자는 남·녀 별로 이 성장판이 사라지는 시기를 말하는 것인데 이는 개인마다 차이가 있다.

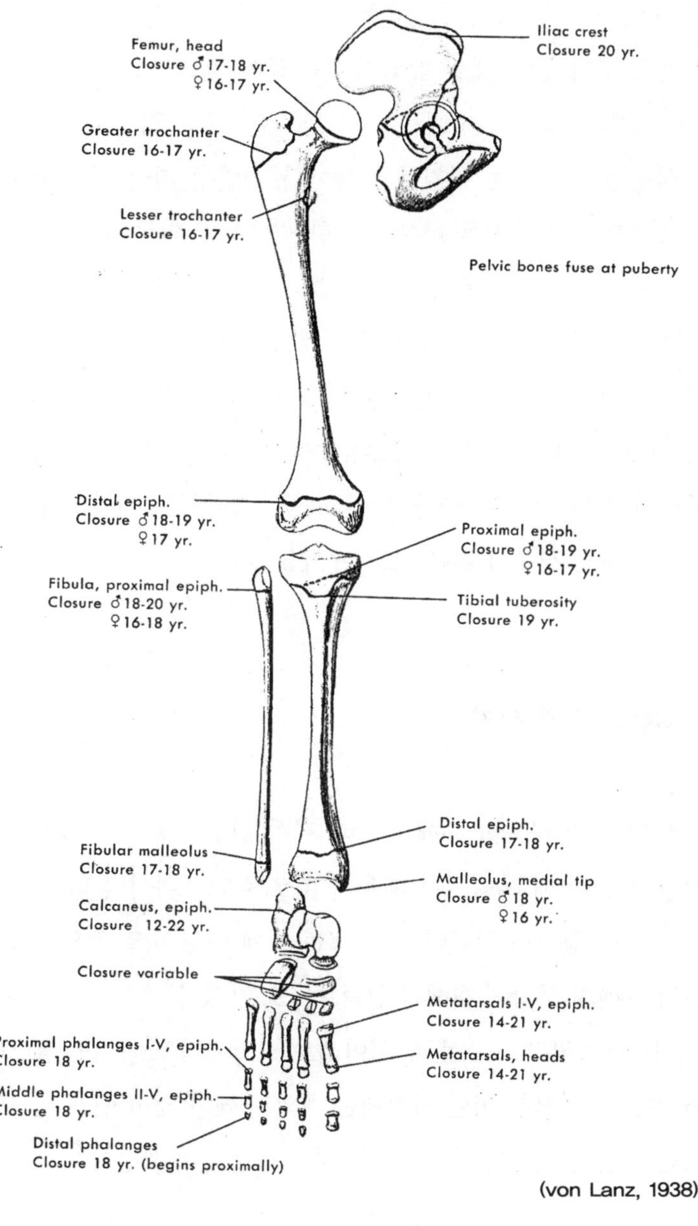
Iliac crest
Closure 20 yr.
Femur, head
Closure ♂17-18 yr.
♀16-17 yr.
Greater trochanter
Closure 16-17 yr.
Lesser trochanter
Closure 16-17 yr.
Pelvic bones fuse at puberty
Distal epiph.
Closure ♂18-19 yr.
♀17 yr.
Proximal epiph.
Closure ♂18-19 yr.
♀16-17 yr.
Fibula, proximal epiph.
Closure ♂18-20 yr.
♀16-18 yr.
Tibial tuberosity
Closure 19 yr.
Fibular malleolus
Closure 17-18 yr.
Distal epiph.
Closure 17-18 yr.
Malleolus, medial tip
Closure ♂18 yr.
♀16 yr.
Calcaneus, epiph.
Closure 12-22 yr.
Closure variable
Metatarsals I-V, epiph.
Closure 14-21 yr.
Proximal phalanges I-V, epiph.
Closure 18 yr.
Metatarsals, heads
Closure 14-21 yr.
Middle phalanges II-V, epiph.
Closure 18 yr.
Distal phalanges
Closure 18 yr. (begins proximally)
(von Lanz, 1938)

앞의 두 개의 그림은 우리 몸의 사지에 존재하는 성장판(굵은 실선)의 위치와 그것이 닫히는 시기를 구별하여 놓은 것이다. 성장판은 우리 몸에 대단히 많이 존재하며 일반적으로 기다란 뼈의 길이 성장을 일으키기 때문에 그 끝부분에 집중적으로 분포한다.

성장판이 닫히는 시기는 인종이나 성별에 따라 많이 다르므로 여기서 명시한 나이를 너무 의식할 필요는 없다(이것은 외국 자료이고 우리나라에는 통계가 아직 없다). 일반적으로는 부위별로 닫히는 순서가 존재하며, 남자보다 여자가 먼저 성장판이 닫히게 되어 여자의 키가 남자의 키보다 일찍 결정되는 경향을 보인다. 어머니 세대들이 대부분 초등학교나 중학교 이후로 안 자랐다고 말하는 분들이 많은 반면 아버지들은 흔히 중·고등학교 시절까지 키가 자랐다고 하는 경우가 많은 것도 이 때문이다.

뼈의 두께 성장

뼈는 크게 나누어 두께 성장과 길이 성장을 한다. 대체로 이 두 성장 기전은 매우 다르기 때문에 따로 살펴보아야 한다. 이 두 가지 기전을 정확히 알아야 키가 크는 것에 대한 비밀을 알게 되므로 먼저 두께의 성장에 대해서 살펴보기로 하겠다.

뼈는 3차원적으로 볼 때 위아래로 길어지기도 하지만 옆으로 두꺼워지기도 하다. 어린 시절에는 뼈의 두께가 얇아 쉽게 잘 부러지지만 성인이 되면서 뼈가 두꺼워지고 매우 튼튼해진다.

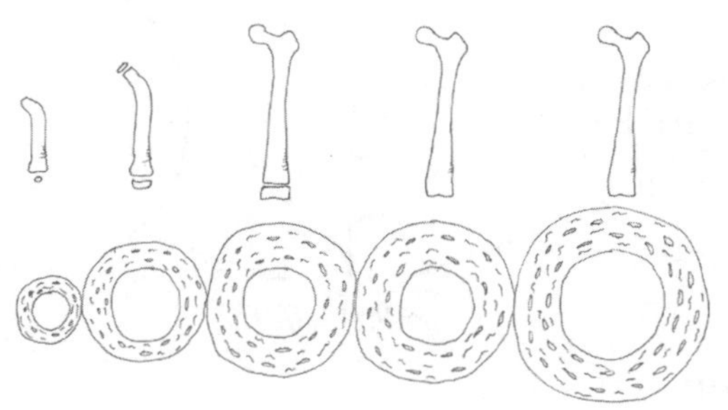

위의 그림은 우리가 태어나서 성인이 될 때까지 허벅지뼈가 어떤 두께성장의 과정을 거치는지를 보여순다. 그림의 윗부분은 뼈의 전체 모양을 나타내며 아래 부분은 뼈의 횡단면을 나타낸다. 유심히 볼 것은 치밀뼈의 두께와 그 중앙에 존재하는 골수공간이다.

처음 태어나서 어느 시기까지는 치밀뼈의 두께와 골수공간이 함께 커지다가 어느 순간부터 골수공간이 일정하고 치밀뼈의 두께가 증가한다. 이후 성장이 멈춘 다음에는 늙어갈수록 골수공간이 더 증가한다.

즉 뼈가 무조건 비례적으로 골수공간, 뼈의 직경, 치밀뼈의 두께가 동시에 성장하는 것이 아니라 일정한 목적과 필요에 의해서 각자 다른 성장 과정을 겪는다는 것이다. 이 과정은 모두 프로그램화되어 있어서 일정한 패턴을 보이며 일어난다.

나무의 나이테를 보면 나이테가 넓은 해는 기후 조건이 좋아 나무가 많이 자란 것을 알 수 있고, 나이테가 좁은 해는 기후 조건이 안 좋았다는 것을 알 수 있다. 이렇듯 특정 나이테에는 특정한 해

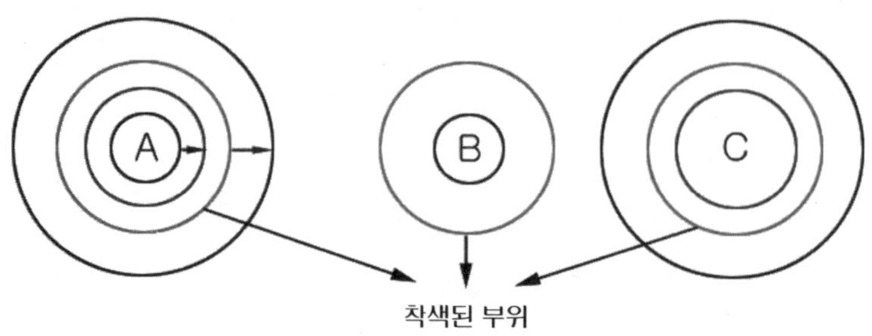

뼈의 두께 성장 과정

에 해당하는 정보가 숨어져 있다. 나무는 처음 심었을 때보다 점점 두꺼워진다.

예전의 모습은 나무의 중심 부근에 남게 되며 새로 생긴 나무의 세포들은 바깥쪽에서 점점 생겨난다. 나이테의 속 부분은 가장 오래 전의 나무 상태를 말해주고 가장 겉 부분으로 갈수록 최근 세포들을 볼 수 있다.

우리 뼈도 마찬가지이다. 뼈에 착색되는 약물을 주입하여 뼈의 일정한 부분을 착색시킬 수 있다. 이 때 착색되는 부위는 뼈가 새로 생겨나는 부분이다. 뼈는 처음부터 고체가 아니고 액체 상태로 만들어진 다음 곧 굳어져서 뼈로 침착하게 된다. 액체 상태일 때만 착색이 일어나므로 과거의 뼈에는 착색이 이뤄지지 않고 새로 만들어진 최근의 뼈에만 착색이 일어나는 것이다.

중간 그림(B)에는 치밀뼈에 막 착색했을 때 나무테의 가장 바깥쪽에 해당하는 부분이 착색되었음을 나타낸다. 이 그림에서 연한 색의 띠가 착색된 부분인데 그 착색이 치밀뼈의 외곽 지역에 한정되어 있다. 착색된 뼈를 일정한 시간이 흘러 뼈가 더 자란 다음(C)

78

에 살펴보면 한 가지 재미있는 사실을 알 수 있다.

세 번째 그림을 두 번째 그림과 비교해 보자. 착색된 부분이 거의 일정한 크기로 그 자리에 존재하고 있다. 이는 우리의 뼈가 나무의 나이테와 마찬가지로 일정하게 외곽쪽으로 점점 늘어나는 형태를 취하기 때문이다.

흔히 중심쪽에서 새로운 뼈가 생겨나서 점점 바깥쪽으로 늘어난다고 생각하기 쉽지만 이렇게 되면 뼈 안에서 새로 생긴 뼈가 밖으로 미는 힘 때문에 단단함을 유지하지 못하고 지속적인 균열이 일어나게 될 것이다.

뼈는 두께 성장을 이루면서도 본래의 단단함을 유지하기 위해서 바깥 부분으로 계속 새로운 뼈조직을 만들고 대신 안쪽 부분에서는 뼈조직을 갉아내어 골수공간을 늘리는 방식으로 성장한다. 약간 번거롭긴 해도 일석이조의 효과를 내는 방법이다.

첫 번째 그림(A)은 두 번째와 세 번째 뼈를 동일한 중심에 두고 살펴본 것이다. 골수공간이 어떻게 증가하고 골외막쪽으로 뼈가 어떻게 늘어났는지를 화살표를 통해 알 수 있다.

책의 서두에서 살펴보았던 이 그림에서는 사각형으로 표시된 부위가 어떤 두께 성장을 보이는지 자세히 살펴보자. 먼저 표시한 부분의 단면을 시간별로 배열하면 다음 (p.80)과 같다.

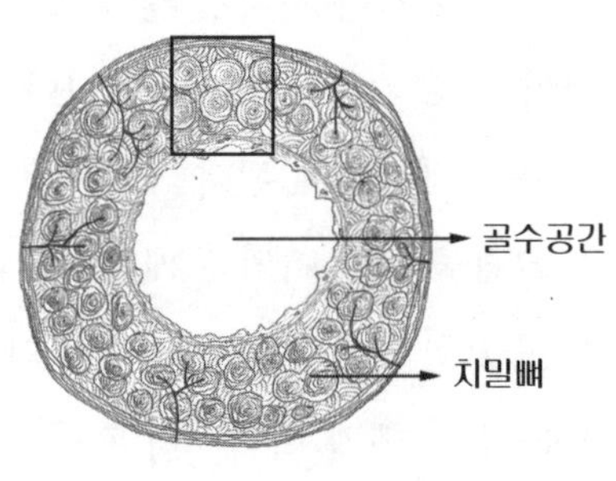

│ 대퇴골 횡단면

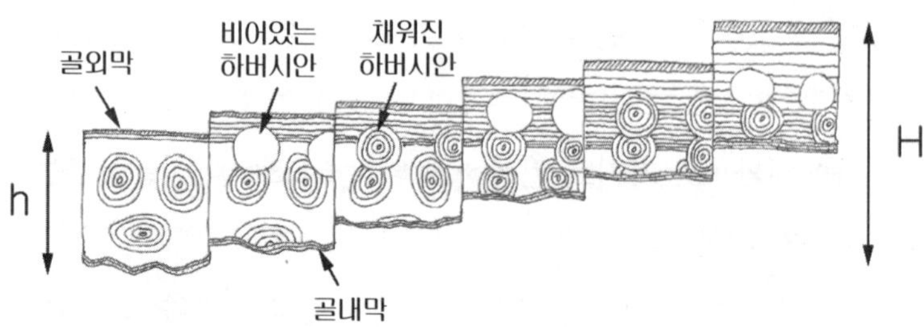

치밀뼈의 두께 성장 기전

우선 윗부분이 뼈의 가장 바깥쪽인 골외막이다. 골외막을 시간 순서대로 왼쪽에서 오른 쪽을 향해 바라보면 골외막 밑으로 새로운 뼈조직이 지속적으로 층층이 생기고 있다. 나이테가 지속적으로 생기는 것과 같은 모습이다. 아랫부분에는 골내막이 있으며 그 밑의 빈 공간이 바로 골수공간이다.

사실상 위의 그림에서 중요한 것은 둥근 무늬 부분이다. 먼저 비어 있는 하버시안 부분에는 실제로 아무것도 없는 빈 공간이 존재한다.

그리고 얼마 지나지 않아 그 부분이 바로 층층이 채워지는데 그것이 바로 채워진 하버시안이다. 비워진 하버시안은 곧 옆 단계에서 바로 채워지게 된다.

그림을 보면 뼈의 두께가 h에서 H로 늘어남을 알 수 있다. 여기서 중요한 기전은 골외막에서 새로운 층이 계속 생기고 밑부분에서는 점점 뼈가 사라지기 때문에 뼈의 두께 성장이 이뤄진다는 사실이다.

하지만 이렇게 두께가 증가하는 과정 중에도 뼈는 단단함을 유지해야 하며 이 단단함의 비밀이 바로 하버시안 시스템이다. 하버시안에는 층층이 쌓여진 구조 때문에 기둥에 철심을 박은 것처럼 훨씬 더 단단한 뼈구조가 만들어진다.

뼈는 두께 성장을 하면서도 내부의 오래된 철심을 끊임 없이 깎아내고 새로운 두께에 맞는 철심을 만들어내면서 성장하여 점점 더 단단해진다.

하버시안 시스템은 구조적인 단단함뿐만 아니라 중심에 혈관을 분포시킴으로써 뼈안의 혈액순환에도 중요한 역할을 한다. 실제 우리 뼈들이 혈류에 노출되는 표면은 방대하여 그것을 전부 펴 놓으면 약 40만 제곱미터의 토지를 덮을 수 있을 정도인데 이들의 대부분이 이 하버시안 사이에 존재한다.

만일 신문지로 기둥을 만들 때 신문지를 물에 불려 시멘트죽처럼 만드는 것과 신문지 여러 장을 단단하게 돌돌 말아서 기둥을 만드는 것을 비교한다면 후자가 훨씬 더 견고할 것이다. 또 일정하게 기둥을 만들어도 일렬로 배열하는 것보다는 벌집 모양으로 배열하는 것이 더욱 힘이 잘 분산된다.

하버시안 시스템은 뼈 안쪽에 분포하는 뼈세포들이 일렬로 배열하기보다는 층을 이루도록 하여 단단한 내부 기둥을 만드는 것이다. 겹겹이 층이 반복됨으로써 치밀뼈의 횡단면에서 여러 개의 동심원이 겹친 모습을 볼 수 있다.

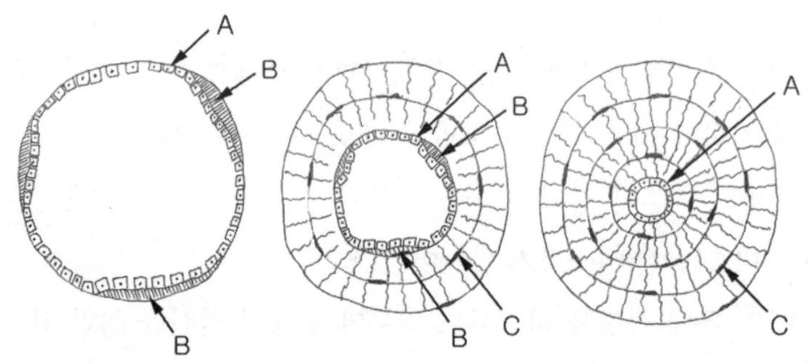

하버시안 시스템의 형성

위의 그림은 앞에서 보았던 빈 하버시안이 채워지는 과정을 단계별로 나타내고 있다. 뼈를 갉아먹는 파골세포가 만든 빈 공간에 뼈를 만드는 조골세포(A)가 달라붙어 뼈를 만들 재료 물질을 분비한다.

그것이 바로 B인데 이 분비 물질은 액체 상태로 있다가 곧바로 딱딱한 뼈로 굳어 한 개의 층을 만든다. 그 층 위에 다시 조골세포가 층을 만들어 반복된 층이 형성된다. 이런 식으로 조골세포는 하버시안을 다 채우고 다시 뼈를 만들 곳으로 이동한다.

위의 그림에서 C 화살표가 가리키는 것이 뼈세포라는 것을 기억할 것이다. 그럼 뼈세포는 어떤 기전으로 뼈 속에 묻히게 되는 것일까?

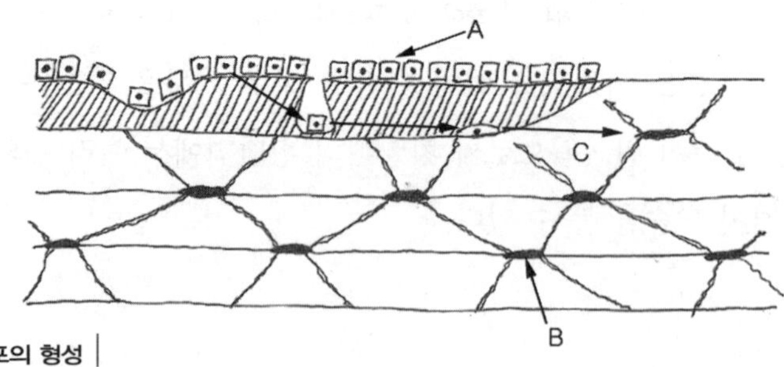

뼈세포의 형성

앞면 하단의 그림은 조골세포(A)가 새로운 액체 상태의 뼈(빗금)를 만들면서 그 중 한두 개의 조골세포가 그 안에 파묻히는 과정을 보여주고 있다. B 화살표는 뼈세포를 가리키는데, 조골세포는 이렇게 스스로 만든 새로운 뼈에 묻히면서 뼈세포로 변화한다.

즉 조골세포는 C의 경로를 통해 뼈세포로 변화한다. 조골세포는 그림에서 보듯이 뼈세포로 바뀌면서 모양과 기능이 달라지는데, 뼈 재료를 분비하는 세포에서 뼈를 이루는 기본 구조 세포로 바뀌는 것이다. 이렇게 변한 뼈세포는 다른 뼈세포와 미세한 연결 통로를 이루게 되며 전혀 새로운 삶을 살아간다.

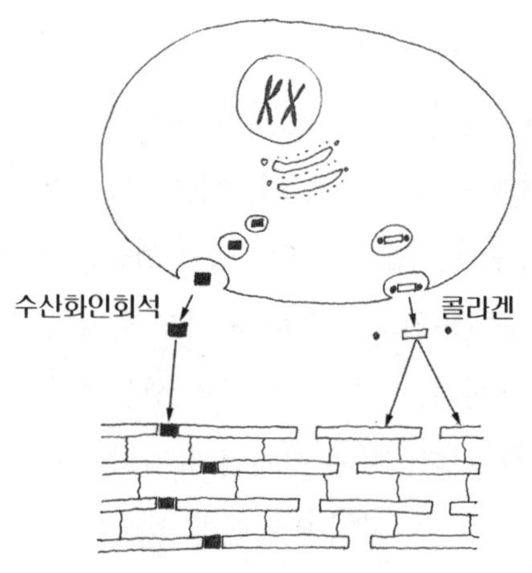

| 조골세포의 뼈 합성

위의 그림은 조골세포가 뼈조직을 만드는 모습이다. 중앙에 있는 큰 둥근 세포가 조골세포로서 조골세포는 스스로 유기질인 콜라겐과 무기질인 칼슘인 결합물(Hydroxyapatite; 수산화인회석)을 분비하여 이들을 결합시킨다. 이들이 결합하기 바로 전 단계가 유

골(osteoid)이라 불리는 액체 상태의 뼈 재료 상태이며 액체 상태인 경우에 뼈에 착색이 가능하다.

칼슘인 결합물은 콜라겐과 결합하면서 엄청난 친화력으로 단단하게 결합하는데, 이 때문에 뼈에 구조적 안정을 주어 뼈가 튼튼해지도록 한다.

불소를 음용수에 첨가하면 이가 튼튼해진다는 것도 무기질인 불소가 이(이도 결국은 뼈조직이다)에 보다 더 강력한 안정성을 부여하여 효과적으로 작용하기 때문이다.

그림에서 수산화인회석이 콜라겐 사이에 들어가면 콜라겐의 틈 속에서 매우 강력한 '슈퍼 본드'의 작용을 하는 것으로 이해하면 된다.

뼈를 태우면 유기질인 콜라겐 성분이 파괴되기 때문에 무기질만 남게 되어 뼈가 쉽게 부스러진다. 이 때문에 시신을 화장하면 뼈가 모여 있지 않고 가루가 되는 것이다. 또한 뼈를 강한 산에 오래 담가두면 무기질인 수산화인회석이 빠져 나오기 때문에 뼈에 콜라겐만 남아 물렁물렁해진다. 깡통 식품 안의 생선뼈가 단단하지 않은 이유가 바로 이 때문이다. 뼈는 이처럼 유기질과 무기질의 결합이 아니면 단단한 성질을 유지할 수 없다.

지금까지는 뼈를 새로 만들어내는 과정들을 알아보았다. 한 가지 더 살펴볼 것은, 하버시안 시스템을 만들 공간을 확보하기 위해 뼈는 어떻게 갉아지게 되는 것인가 하는 문제이다. 뼈를 갉아

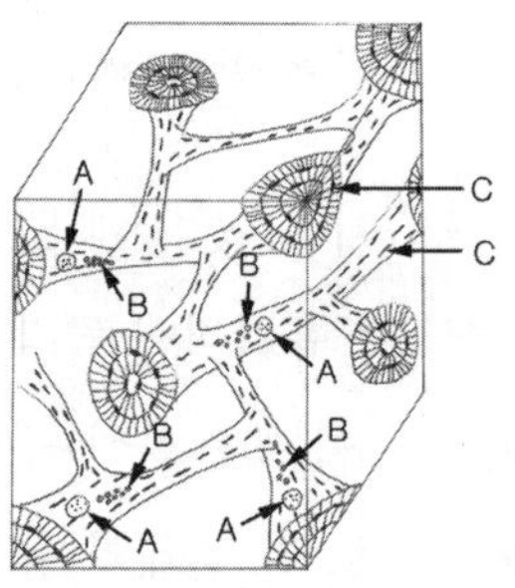

해면뼈의 입체구조

84

내는 세포, 즉 파골세포는 어떻게 뼈를 갉아내는가? 치밀뼈에서 비어 있는 하버시안을 만드는 것은 파골세포가 중심부터 갉아내는 것이다. 좀더 역동적인 파골세포의 움직임을 보여주는 해면골에서의 파골세포 작용을 살펴보도록 하자.

앞의 그림에서는 C 화살표가 뼈세포를 나타낸다. A 화살표가 가리키는 세포가 파골세포이며 이 세포가 뼈를 갉아내는 역할을 한다. 파골세포는 세포핵이 하나인 조골세포(B)와 달리 여러 개의 세포핵을 갖고 있다. 파골세포가 뼈를 갉아내면 뒤이어 조골세포가 그 자리를 뒤따라 뼈를 만든다.

단면도는 다음 그림과 같다.

파골세포가 지나간 자리는 다른 곳보다 좀 움푹 파여 있다. 그 뒤를 이어 여러 개의 조골세포가 따라오면서 새로운 액체 상태의 뼈조직(빗금)을 만들어낸다.

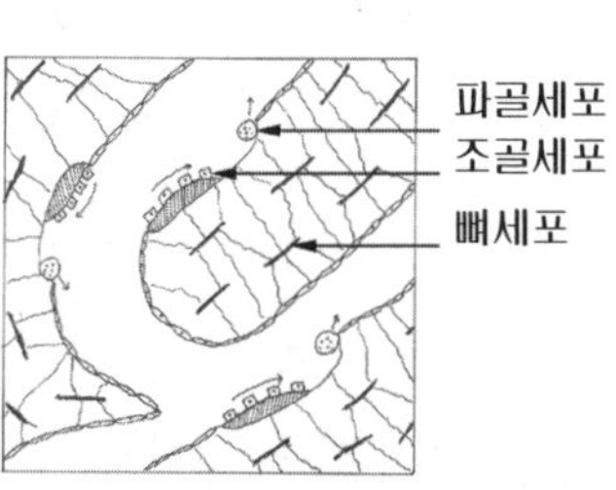

| 파골세포의 파골작용

이를 시간 순서로 배열해 보겠다.

B 화살표가 가리키는 세포가 조골세포인데 이 조골세포가 뼈를 만들지 않고 일정하게 선상으로 분포되어 있을 때를 선세포(lining cell)라고 따로 구별하여 부른다. 여기서는 가장 윗부분의 그림과 가장 아랫부분 그림에 해당하는 내용인데, 크게 중요하지 않으므

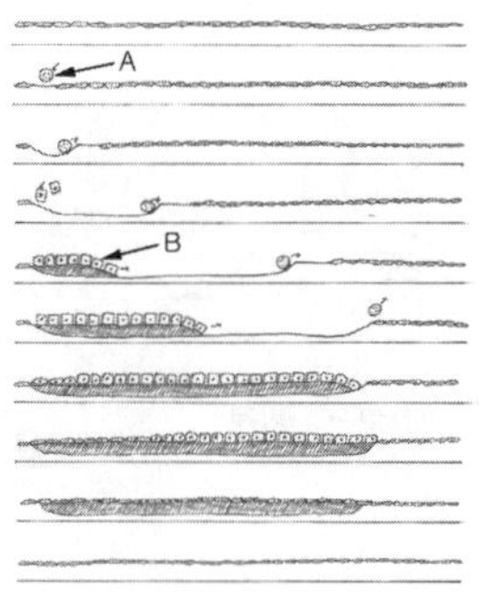

| 뼈의 리모델링

로 그냥 같은 조골세포라고 보면 된다.

선세포 중에 뼈에 손상이 생기거나 성장 및 리모델링을 위해 깎여져야 하는 부분에 선세포가 비어지고 이 부위에 파골세포(A 화살표)가 오게 된다.

파골세포는 신속하게 갉아내야 할 영역을 갉아내고 다른 곳으로 이동한다. 그 갉아진 영역에 조골세포(B 화살표)가 늘어붙어 새로운 액체의 뼈조직(빗금)을 만들고 이것이 굳어져 처음과 같은 온전한 상태를 만들어낸다.

그렇다면 왜 뼈는 가만히 있지 않고 계속 갉아내고 새로 만들고 하는 과정을 끊임없이 반복할까? 그 답은 물론 성장이나 뼈의 보수를 위해서이기도 하지만 칼슘이나 인 등 우리 몸에 필요한 무기질의 농도를 적절히 유지하기 위해서다.

혈액 중의 칼슘 농도는 항상 일정하게 유지되어야 하며 그렇지 않으면 당장 생명이 위태로워진다. 이들의 일정한 농도 유지를 위해 뼈는 항상 뼈에서 칼슘을 빼내고 넣는 과정을 반복하는데, 여기서 살펴본 과정이 바로 그 작용을 나타내는 것이다.

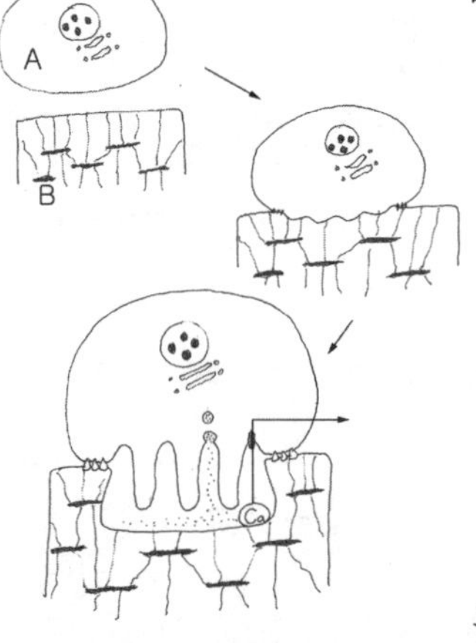

파골세포의 작용

위의 그림은 파골세포(A)가 뼈(B)에 붙어서 어떻게 뼈를 갉아내는지를 보여준다. 파골세포는 일단 갉아낼 위치에 오면 오징어 발처럼 여러 개의 발을 내어 뼈와의 표면적을 늘린다. 보다 효과적으로 뼈를 갉아내기 위해서이다.

파골세포는 합성분비 기능을 이용해 뼈를 갉아낼 부위에 HCl(염산)을 배출하고 이 염산이 뼈를 녹여낸다. 이 때 칼슘은 염산에 녹아 뼈에서 나온다. 파골세포는 물리적으로 뼈를 갉아내는 것이 아니라 알고 보면 화학적으로 뼈를 녹이는 것이다.

뼈는 그 구조를 재정비하는 리모델링을 위해서 뿐만 아니라 혈중 무기질 농도를 일정하게 유지하기 위해서 파골세포를 통해 뼈를 녹여낸다. 이것은 칼슘이 단순히 뼈에 안정성을 부여하는 역할만 하는 것이 아니라 생체 내에서 너무나 많은 다른 역할을 하기 때문이다.

그래서 칼슘은 뼈 이외의 다른 곳에서 필요하다면 뼈의 안정성을 해치지 않는 한도 내에서 심지어는 뼈가 부실해지는 한이 있어도 일정한 혈액 내 또는 세포 내 칼슘 농도를 유지시켜야 한다. 칼슘 농도가 많이 높아지거나 낮아지면 당장 세포의 활동이 위태로워지기 때문이다.

뼈는 부러져도 생명 유지에 큰 지장이 없는 경우가 많지만 우리 몸의 칼슘 농도에 큰 변화가 생기면 우리의 생명이 당장 위협받는다. 뼈는 이 칼슘 조절 기전을 위해서도 이렇게 뼈를 녹여내고 다시 만들면서 동적 평형 상태를 유지한다. 이를 '뼈의 리모델링' 이라고 한다.

재미있는 사실은 파골세포는 조골세포의 명령에 의해 뼈를 갉아낸다는 점이다. 조골세포에는 뼈를 깎아내라는 명령을 인식할 수 있는 수용체가 존재하지만 파골세포에는 그 수용체가 존재하지 않는다. 뼈를 깎아내라는 명령은 파골세포가 아닌 조골세포가 먼저 받는 것이다.

따라서 조골세포 없이 파골세포 단독으로 골흡수를 하지 않는다. 이 정교한 상호의존적인 뼈의 리모델링 때문에 실제로 파골세포가 너무 심하게 뼈를 깎아내어 생명에 위험을 주는 사태는 거의 발생하지 않는다.

뼈의 길이 성장

지금까지 뼈의 두께 성장에 대해서 살펴보았다. 이것을 통해 뼈는 단순히 두꺼워지는 것이 아니라 여러 가지 목적을 충족시키는 다목적 성장을 한다는 사실을 알게 되었다.

이제 뼈의 길이 성장을 살펴보기로 하자. 길이 성장은 두께 성장과 마찬가지로 다목적인 성장이 일어나지만 두께 성장과는 전혀 다른 기전을 통해 이뤄진다. 두께 성장이 골외막에서 층층이 뼈를 만드는 것에 의존한다면 길이 성장은 일단 성장을 일으키는 부분부터 다른데 그 부분이 바로 성장판이다.

실제 후천적인 키 성장의 매우 많은 부분이 이 성장판을 통해 이뤄지므로 성장에 대해 잘 알려면 성장판의 역할을 정확히 알아야 한다.

이 그림에서는 뼈의 길이 성장이 어떻게 일어나는지에 대한 단서를 얻을 수 있다. 색칠된 부분이 성장판인데 이 성장판이 있던 부위는 나중에 뼈로 변환된다. 하지만 성장판은 성장기가 끝나지 않는 한 지속적으로 존재한다.

그럼 어떤 기전으로 이런 결과가 나오게 된 것일까?

결론부터 말하자면 성장판은 그 밑부분에서는 스스로를 없애면서 뼈를 만들고 그 윗부분에서는 성장판을 만들어 낸다. 이 때문에 성

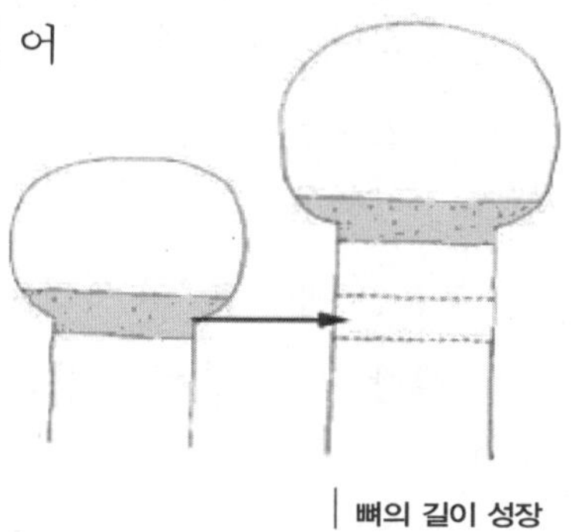

성장판의 위치

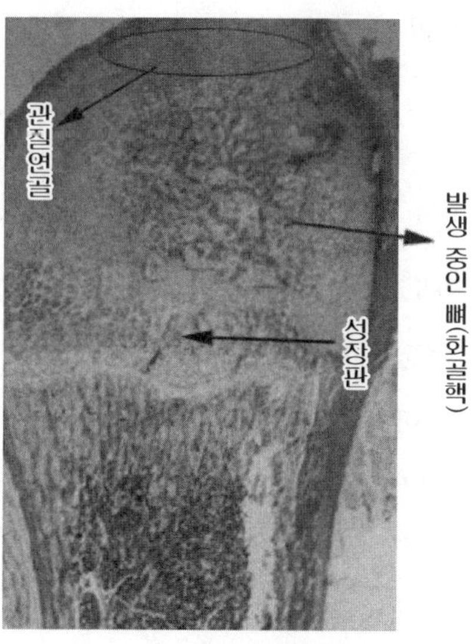

뼈의 길이 성장

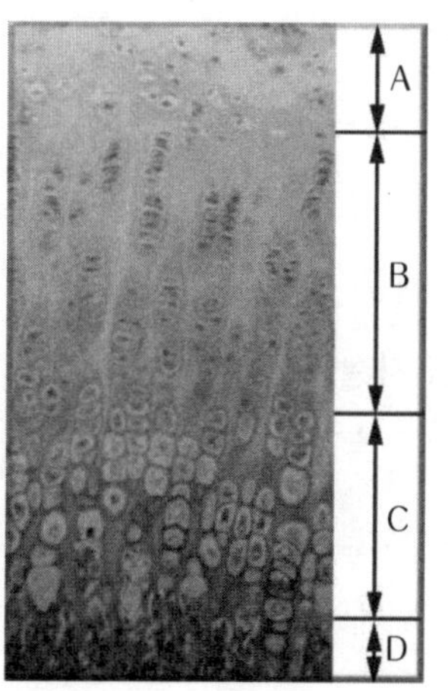

성장판의 종단면

장판 자체는 일정하게 유지되면서도 뼈를 길어지게 만들 수 있다.

오른쪽 사진에서 화골핵 밑부분이 성장판을 나타내는 부분이다. 성장판 부분을 좀 더 확대해서 자세히 살펴보자.

앞면 하단의 확대한 사진을 자세히 관찰해 보면 성장판이 여러 개의 세포가 동전처럼 일렬로 쌓여 기둥 모양을 하고 있음을 알 수 있다.

A부분은 배아층이라 불리는 휴식상태의 세포들이 존재하는 곳으로 성장판이 스스로 성장판 세포를 만드는 씨앗세포들이 존재한다.

B부분은 이 씨앗세포들의 수가 증가하는 부분이다. 흔히 증식층이라고 불리는 이 곳에서 성장판의 연골세포 수가 증가한다. 그림에는 증식층에서 세포의 수가 많이 증가된 것으로 나타난다.

C부분은 비대층이라고 불리며 증식한 연골세포가 세포 내부의 물질 합성을 증가시켜 세포의 크기가 커지는 부분이다. 육안으로 봐도 B지역과 C지역의 세포 크기가 커지는 것을 알 수 있다. 즉 성장판의 세포들은 A에서 생겨 B에서 증식되고 C부분에서 비대해지는 하향이동을 하면서 점점 바뀌는 것이다.

D부분은 실제로 뼈가 생겨나는 부분인데 C와 D부분을 자세히 보면 C의 끝부분에서 비대한 연골세포가 모양이 일그러지면서 터지는 모습을 볼 수 있다.

비대층의 마지막 단계에서 연골세포는 뼈를 만들 수 있는 물질을 자신의 몸 안에 몽땅 만들어 놓고 '세포자살'이라 불리는 기전에 의해 스스로를 터뜨려 버린다.

이때 나온 물질들이 재료가 되어 밑부분으로 뼈를 만들게 된다. 뼈를 만드는 과정이 조골세포에 의한 뼈의 두께 성장과는 여러모로 다른 기전임을 한눈에 알 수 있다.

성장판의 밑부분은 세포가 자꾸 터져 없어지기 때문에 윗부분에 증식하는 부분이 없으면 얼마 후 사라지게 된다. 그래서 성장판은 스스로 성장판을 계속 만들어 낸다.

흡사 우리 피부에서 겉부분이 때로 벗겨져 나가지만 피부 밑조직에서 지속적으로 새로운 피부 세포를 만들어 일정한 피부를 유지하는 것과 같은 현상이다. 하지만 이런 성장판도 성장기가 끝나면 점차 얇아져 사라진다.

옆 그림에서 윗부분의 연골 세포와 밑부분의 연골 세포는 서로 다르다. 밑부분의 연골세포는 성장판임을 앞에서 살펴보았다. 그러면 윗부분의 연골세포는 성장판과 다른 모습일까? 결론적으로 말하면 그렇다.

윗부분은 관절연골이라는 것으로 성장판과는 다른 모습이다. 관절연골은 다른 뼈와 연결되는 부분이므로 충격 완화 작용에 매우 필요한 부분이다. 이곳은 뼈를 자라게 만드는 세포가 자리 잡기에는 적절하지 않으며 오히려 충격 완화와 관절의 매끄러운 운동을 위한 세포들이 자리 잡아야 하는 부분이다.

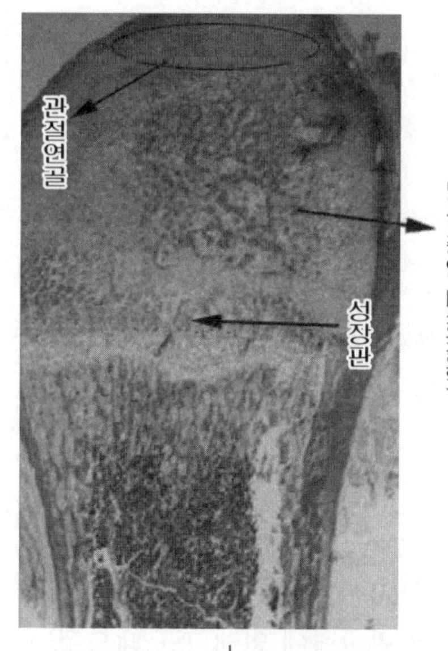

| 관절 연골의 위치

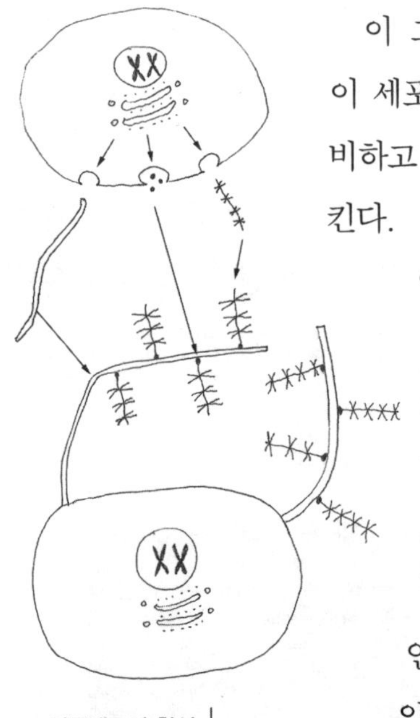

연골세포의 합성 |

이 그림은 관절연골세포의 모습이다. 이 세포는 여러 가지 물질을 만들어서 분비하고 이들을 다시 자신의 외부에 결합시킨다.

이렇게 분비된 물질이 결합되면 청소하는 솔 모양을 형성하는데 이 솔처럼 생긴 부위를 프로테오글리칸이라고 한다. 프로테오글리칸은 반발력이 크며 이것이 바로 관절연골세포의 가장 중요한 기능인 충격 흡수 기능의 비밀이다.

일단 프로테오글리칸에게 압력이 가해지면 관절연골 내의 수분은 한 쪽으로 밀려가고, 수분이 밀려가면 이들 프로테오글리칸 분자에 있는 음전하를 띠는 탄산기와 황산기 사이에서 일어나는 정전기적 반발력이 다시 밀어내는 탄성을 보인다.

마치 자석을 같은 극성끼리 가까이 하면 서로 밀어내는 힘이 작용하는 것과 같은 원리이다.

이 반발력에 의해 프로테오글리칸 가지들 사이가 다시 떨어지면서 그 관절연골 사이에 수분으로 채워질 공간이 형성된다. 이들을 흔히 분자적 용수철이라고 하는데 수많은 청소 솔모양들이 서로 반발하기 때문에 우리가 무거운 물건을 들거나 뛰어다니거나 해도 관절연골이 손상되지 않고 훌륭하게 충격을 흡수할 수 있다. 프로테

92

오글리칸은 성장판의 연골세포의 상층부에도 존재하여 연골세포가 뼈로 변화되는 것을 막아준다.

관절연골과 성장판은 각자의 자리에서 필요한 역할을 하면서 서로 도움이 되는 연골조직이다.

나이를 먹으면 연골에서 수분이 빠져 관절연골이 쉽게 망가지고 그런 이유로 할머니, 할아버지가 관절염으로 고생하는 것이다. 관절의 수분은 연골의 영양에 필수적이고, 산소와 이산화탄소, 그리고 윤활액과 관절연골 사이에 있는 다른 분자들의 교환에 필수적이므로 이들이 감소하면 관절의 퇴행성 변화가 가속화된다. 관절염 환자에게 충분한 수분 섭취가 도움이 된다는 말은 바로 이 원리 때문에 나온 것이다.

성장판의 구조를 보다 간략히 나타내면 옆 그림과 같다. 성장판이 동전을 일렬로 쌓아놓은 모습으로 존재하며 윗부분이 증식층이고 밑부분이 비대층이다.

이 그림에서 나뭇가지처럼 뻗어 있는 실선(화살표)들은 혈관으로 골화과정에서는 혈관이 그 부위로 먼저 생겨나는 것이 매우 중요하다. 성장판은 밑부분에 뼈를 만들면서 점차 위로 올라가며 혈관도 그 높아지는 위치에 따라 조금씩 자라나야 한다.

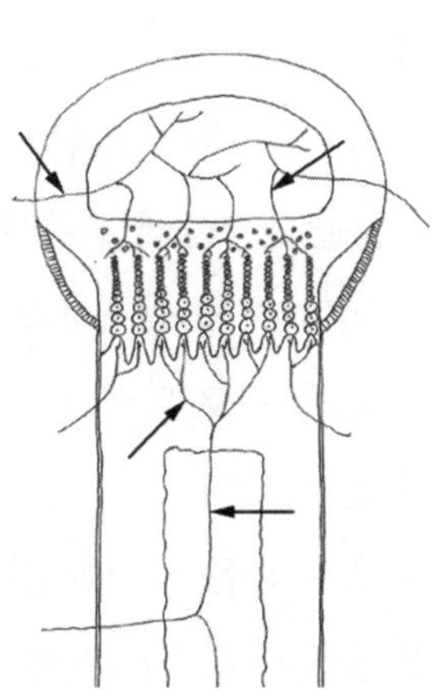

| 성장판 주변의 혈관

즉 앞의 그림처럼 혈관도 더 높은 곳을 향해 조금씩 자라나야

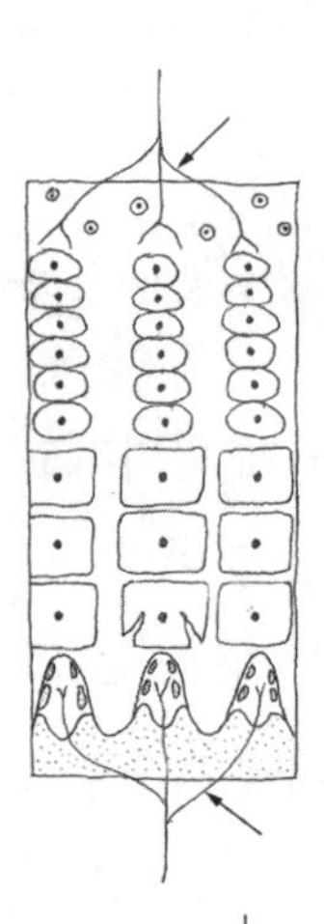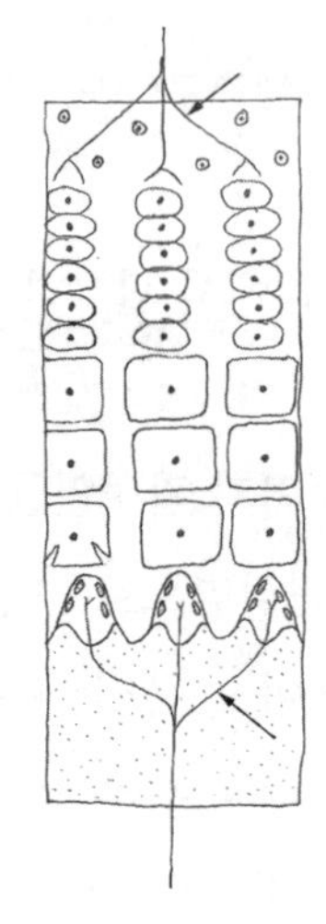

혈관의 성장

한다. 뼈만 자라고 혈관이 함께 자라지 않는다면 아주 큰 문제다. 우리 몸에는 이렇게 종합적인 성장이 중요한데, 그렇다면 혈관(화살표)은 성장판이 위로 올라갈 때 어떤 기전에 의해서 정확히 필요한 만큼 성장하는 것일까?

이는 비대층의 마지막 연골세포들이 내뿜는 VEGF라는 특정한 물질에 의해 밑의 혈관들이 점점 합성되어 올라오기에 가능한 일이다.

마치 '나는 곧 파괴되어 뼈를 만들 물질들을 내뿜을테니 어서 혈관이 올라와서 이 과정에 협조하기 바란다'는 전보(A)를 바로 밑의 세포에게 치는 것과 같다.

우리 몸은 사소한 것까지도 정확한 순서와 체계를 가지고 일을 벌인다. 정말 알면 알수록 놀랍다.

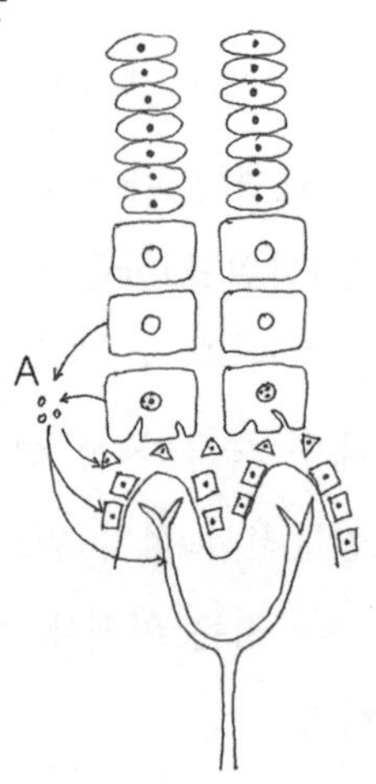

혈관 합성의 유도

94

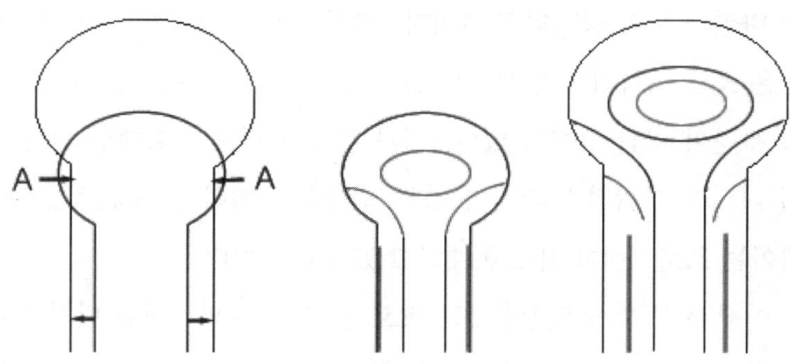

부위별로 다른 성장패턴

위의 그림은 두께 성장과 길이 성장을 종합하여 나타낸다. 특히 주의할 부분은 왼쪽 그림의 A 화살표 부분이다. 뼈는 전체적으로 일정한 모양을 유지하면서 성장해야 하므로 무조건 바깥쪽부터 두꺼워지지 않는다. 몸통 부분이 일정하게 두꺼워진다면 A 화살표가 가리키는 부분은 뼈의 모양새를 유지하기 위해 줄어들어야 할 부분이다.

두 번째, 세 번째 그림을 보면 일정한 시기에 뼈에 착색(굵고 연한 선)했을 때 부위별로 착색된 곳이 나중에는 다른 위치에 존재하고 있다.

가운데 그림에서 처음 착색시켰을 때의 뼈의 몸통 부분은 새로 생긴 바깥 나이테처럼 바깥쪽이 착색되고, 위쪽의 골화되는 둥근 뼈도 마찬가지로 바깥쪽이 착색되었다.

나중에(세 번째 그림) 그 착색의 흔적을 다시 살펴보니 몸통 부분에서는 착색 부위가 안쪽으로 이동하였고, 위쪽에서도 마찬가지로 착색 부위가 안쪽에 위치하고 있다. 이는 지금까지 보았던 것처럼 바깥쪽 부피 성장의 결과이다. 하지만 A 화살표가 가리켰던 부분은 조금 독특하게 염색되어 있다. 자세히 보면 원래 염색되었던 그 부분이 약간 깎여져 있다. 뼈가 무조건 겉으로 확대만 하는 것이 아니라 부위별로 각각 올바른 모양을 유지하기 위해 정교하게 깎이는 프로그램이 따로 존재하고 있기 때문이다.

이제 뼈가 항상 일정한 모양으로 굳어 있는 막대처럼 단지 근육을 움직이는 지렛대나 몸을 보호하는 단단한 시멘트 정도가 아니라 살아서 매우 활발히 활동하는 생물의 한 부분임을 알게 되었다. 뼈는 아주 사소한 부분까지 프로그램된 대로 일생을 살아가며 우리가 인식하지 못하는 순간에도 최적화된 골격과 혈액 수송을 위해 노력하고 있다.

가만히 손을 움직여 보라. 그리고 그 안에 숨어서 어쩌면 평생 보지 못할 그 뼈를 느껴보라. 지금 그 뼈 안에서 당신이 전혀 상상도 못하던 일들이 일어나고 있다는 사실을 생각해 보라. 문득 뼈가 얼마나 소중한 기관인지 뼛속 깊이 느껴지지 않는가?

뼈의 길이 성장이 끝나면?

다음 그림처럼 우리 몸 곳곳에 존재하는 성장판(화살표)이 결국 모두 뼈로 융합되어 사라지면 어떤 일이 일어날까? 그 뒤로는 뼈가 자라지 않는 것일까? 결론부터 말하자면 뼈는 그 이후에도 자란다.

그리고 뼈는 지속적으로 리모델링을 겪는다. 예를 들어 운동을 많이 해서 근골격계를 단단하게 단련하면 뼈는 조금 더 자라게 된다. 하지만 이 때 길이 성장보다는 두께 성장 위주로

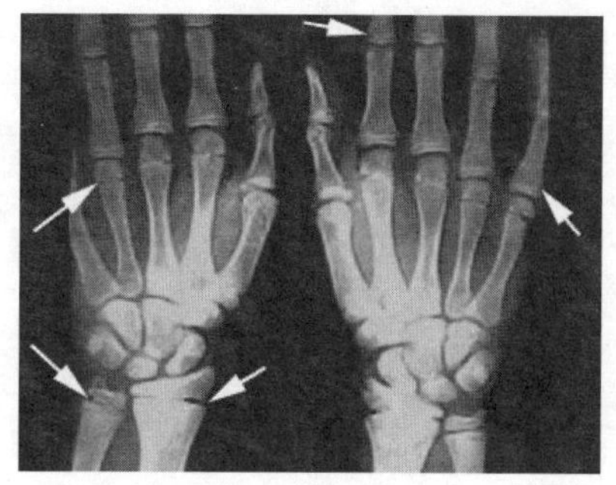

| 손의 성장판들

이뤄지는 것이 대부분이다. 이는 뼈의 길이 성장을 담당하던 성장판이 없어졌기 때문이다.

이 책을 쓴 목적이기도 하지만 일반인들은 흔히 칼슘만 먹으면 그것이 다 뼈로 가서 충분히 누적되고, 칼슘을 많이 먹으면 뼈가 자라는 데 도움이 될 것이라고 생각한다. 하지만 전혀 그렇지 않다.

우선 자신의 새끼 손가락 두개를 나란히 놓고 손톱 크기를 유심히 비교해 보라. 그러면 자신이 오른손잡이인 경우 오른쪽 손톱의 크기가 더 크다는 것을 알게 될 것이다. 손톱뿐만 아니라 손가락의 굵기, 팔뚝의 길이와 굵기 등 자주 사용하고 무거운 것을 많이 들었던 쪽 손이 그렇지 않은 손보다 더 발달되어 있다.

우리는 동일한 조건에서 근골격계를 놓고 한 쪽은 더 많은 운동을 시키고, 다른 한 편은 운동을 안 시킨다면 어떻게 될지 직관적으로 잘 안다. 운동을 시킨 쪽 근육은 단단해지고, 두꺼워지며, 힘도 세지고, 뼈와 관절도 튼튼해진다. 그렇지 않은 쪽은 근육이 마르고, 힘도 없어지며, 뼈와 관절도 약해지게 마련이다. 당신이 만일 매일 침대에 빈둥빈둥 누워 있다면 당신의 뼈 속에서는 칼슘이

점점 많이 빠져나가고 근육 세포는 약해질 것이 자명하다.(아무리 칼슘을 충분히 먹는다고 해도 말이다. 이 부분에 대해서는 뒷부분에 자세히 언급하겠다) 반대로 당신이 매일 헬스 클럽에서 운동을 한다면 반대 현상이 생길 것이다.

예전에 필자는 한 테니스 선수의 두 팔을 찍은 사진을 본 적이 있었다. 놀랍게도 오른손잡이였던 그 선수는 오른쪽 팔 길이가 왼쪽 팔보다 10cm나 길었다. 배구 선수나 테니스 선수들은 한 쪽 팔을 집중적으로 사용하는데 특히 그것을 스트레치하는 방향으로 많이 쓰는 선수는 그 쪽 팔의 성장이 다른 쪽에 비해 훨씬 활발해진다. 만일 이 선수가 성장판이 닫힌 상태에서 운동을 시작해 같은 양의 운동을 한다면 그런 차이가 생길까? 물론 약간 더 길어지겠지만 성장판에 의한 길이 성장이 아니라 뼈의 두께 성장에 의해 간접적으로 자란 결과이므로 유년시절부터 열심히 운동해서 그 정도의 효과를 보는 것은 기대하기 힘들다.

우리 몸의 뼈 발달에서도 성장판이 닫힌 다음의 키 성장은 아무리 운동을 해도 크게 기대할 수 있는 수준이 못된다. 그래서 성장판이 닫히기 전에 바른 생활습관으로 자신의 키를 최대한으로 키우는 것이 좋고, 동일한 노력을 한다면 어린 시절부터 하는 것이 중요하다.

뼈의 성장에 영향을 미치는 것은 셀 수 없이 많다. 한마디로 하루 종일 자기가 하는 모든 행동들은 성장기 동안 자신의 뼈 성장에 영향을 미칠 수 있다고 보면 된다. 아침에 일어나서 밥 먹고, 학교 가고, 컴퓨터 하고, 약 먹고, 잠자고, 꿈꾸고, 잠꼬대하는 등 모든 것들이 뼈에 영향을 미친다. 다시 강조하지만 이런 흔하디 흔한 것들이 자신의 키에 중요한 영향을 끼친다는 사실을 절대로 잊어서는 안 된다.

뼈 성장이 우리의 생활습관에 좌우되는 것처럼, 우리 몸의 다른 내부장기도 마찬가지로 영향을 받는다. 나쁜 습관으로 우리 몸의 한 곳이 병들면 다른 곳들이 제 기능을 발휘하지 못하고 직·간접적으로 키 성장에 영향을 미치게 된다.

바람직한 성장은 비록 유전적인 것에 의해 상당 부분 좌우된다 하더라도 건강한 몸을 유지하는 방법들에 의해서도 이뤄질 수 있다. 올바른 습관들은 뼈뿐만 아니라 우리의 뇌와 오장 육부, 그리고 우리 정신의 성장발육까지도 더 나아지게 하기 때문이다.

2 왜 키가 작을까_
저신장의 원인을 밝힌다

　어느 한 시점에서 측정한 신장으로 그 어린이가 우리나라의 같은 연령의 어린이 평균치에 비해 몇 %에 위치하는가를 알아내는 것이 그 아이가 비정상적인 성장을 보이는지, 바른 성장을 보이는지를 구별할 수 있는 첫 번째 방법이다. 하지만 보다 정확한 성장 상태는 어느 특정 기간에서의 측정결과가 아니라 지속적으로 측정한 수치로써 알 수 있다. 이 때문에 학교 신체검사에서 측정된 수치를 꼼꼼히 적어두는 일은 중요하다.

　의학적으로 비정상적인 성장을 보이는 아이들은 또래 아이들 중 앞에서 3%에 속하는 아이들을 가리킨다. 통계적으로는 뒤에서 3%에 해당하는 아이들도 비정상적인 성장이지만 요즘엔 이런 의학적 구분이 무의미해졌음을 느낀다. 100명 중에 3명 정도가 비정상적인 키를 가졌다고 생각하지 않고 100명 중에 50명 정도가 평균보다 작으면 자신의 키가 작다고 생각한다. 3%에 해당하는 키 큰 아이들은 오히려 더 우월하다고 생각하는 경우도 많다. 일단 의학적으로 3% 이하에 해당하는 비정상적인 성장을 보이는 아이들은 일련의 공통적인 특징들을 보이는데 그 대표적인 것이 다음과 같다.

• 또래들보다 항상 키가 작았다.

• 같은 나이 또래와 비교해서 키가 10cm 이상 차이 난다.

• 사춘기가 오기 전 1년에 4cm 이하씩 자란 적이 있다.

• 뼈 나이가 두 살 이상 차이 난다.

• 부모님 중에 매우 키 작은 분이 있다.

• 남들처럼 8~10cm 정도 갑자기 잘 크는 시기가 없다.

• 병치레를 많이 한다.

• 초등학교 입학 시기부터 키가 작은 것을 발견했다.

또 의학적으로 키가 작은 원인별 분포를 보면 다음의 표와 같다.

작은 키의 원인과 빈도

원인	빈도
체질성 성장지연	15%
가족성 저신장	17%
체질성 + 가족성	30%
영양성 저신장	14%
내분비성 저신장	6%
염색체 이상	4%
자궁내 성장지연 저신장	5%
골형성 이상 저신장	2%
대사성 저신장	5%
출생결함 ± 지능 발달 지연	2%

체질성 성장지연

체질성 성장지연은 건강하고 별 탈이 없는데도 또래보다 키가 작고 성장 속도가 약간 떨어지다가 나중에 자라는 성장패턴을 말한다. 일반적으로 뼈 나이가 실제보다 작으며 부모 중에 남들보다 늦게 성장한 과거력이 있는 경우가 많다. 사춘기도 늦어져 남들보다 음모가 나거나 가슴이 커지는 것도 늦고, 여자 아이는 초경이 늦는 경우가 많다. "아빠처럼 나중에 클 거야", "엄마처럼 나중에 클 거야"라고 기대할 수 있는 아이들이다. 그래서 성장기 동안에는 키가 작아보이지만 남들보다 성장기간이 길어서, 즉 성장판이 닫히는 속도가 늦어서 최종 성인 키는 정상인 경우를 체질성 성장지연이라고 한다.

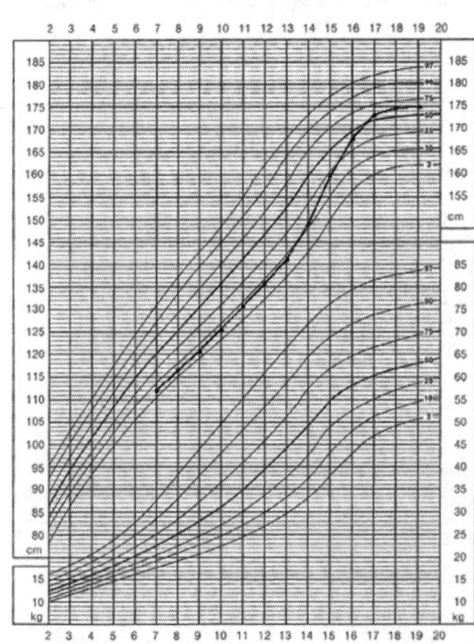

체질성 성장지연 성장곡선 |

체질성 성장지연은 일반적으로 왼쪽 그림과 같은 성장곡선을 나타낸다.

여자의 경우 어머니가 중학교 후반이나 고등학교 시절 초경을 경험하고, 아버지의 경우 고등학교 후반이나 군대 가서도 많이 컸다고 말하는 경우가 이에 해당한다. 유전적으로 2차 성장기라고 불리는 급성장기(이 기간 동안

8~10cm 정도 확 크게 된다)가 늦게 발현하는 경우로 체질성 사춘기 지연과 매우 연관이 깊다.

앞에서 살펴본 것처럼 사춘기에 급격히 양이 증가하는 성호르몬은 조골세포와 성장판의 세포분열과 세포대사를 증가시킨다. 따라서 사춘기가 늦게 발현된다는 것은 성호르몬이 늦게 나와 성장판의 급성장이 늦어진다는 의미이다.

사춘기가 늦어지는 징후는 대개 태너 그림표를 보고 그 호르몬의 간접적인 상황을 추측할 수 있다. 이 그림에서 여성은 2, 3, 4번의 경우에 2차 성장기가 올 시기라는 것을 예측할 수 있고, 남성은 3, 4, 5번의 경우에 2차 성장기가 올 것이라는 것을 알 수 있다. 일반적으로 2차 성장기는 우리나라의 경우 여자 아이는 초등학교 5, 6학년, 남자 아이는 중학교 2, 3학년에 흔히 오며, 체질성 성장지연이 있을 때는 그보다 뒤에 이런 2차 성장기가 찾

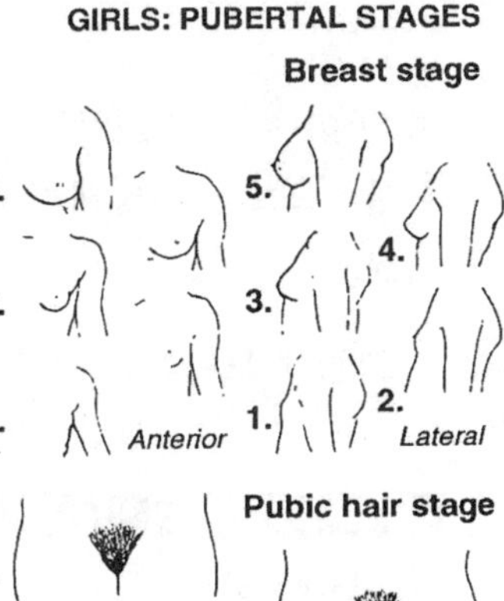

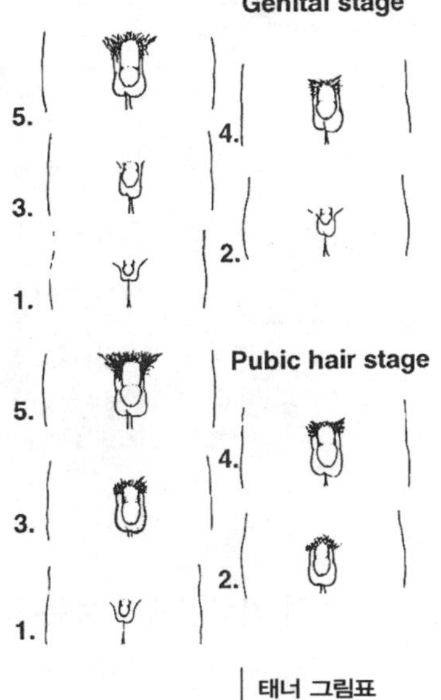

| 태너 그림표

아온다.

가장 정확한 사춘기의 지표는 혈중 성호르몬의 농도 변화이다. 임상적으로는 이렇게 외부로 보이는 2차 성징을 통해 그 상황을 알아낸다.

그림에 보이는 사항을 표로 정리하면 다음과 같다.

성 성숙도 단계 _

	단계	음경	고환	음모
남자	1	사춘기 전	변화 없음	없음
	2	약간 커지거나 그대로	커지고 음낭 착색	음경 저부에 긴 솜털이 나옴
	3	커지고 길어짐	더 커짐	수가 많아지고 곱슬곱슬해짐
	4	더 커지고 더 길어짐	더 커지고 검어짐	성인 정도, 털 분포가 좁다
	5	어른의 크기	어른의 크기	대퇴내측까지 넓게 남

	단계	유방	음모
여자	1	사춘기 전 : 오직 유두만 융기	사춘기 전 : 음모가 없음
	2	유방과 유두가 불어남	음순 주위에 길고 곧은 솜털이 남
	3	유방과 유륜이 더 커지나 2중 융기는 아님	털이 많아지고 짙어지며 곱슬곱슬해짐
	4	유방과 유륜이 튀어나와 2중 융기 형성	성인형이나 털 분포가 좁다
	5	유방이 더 커지고, 융기된 유륜이 유방과 동일선상으로 후퇴하여 단일 융기를 형성하고, 유두만 튀어나옴	성인과 동일한 양과 분포를 보임(역삼각형) 범위도 대퇴내측까지 퍼짐

흔히 진료실에서 보는 풍경 중에 '아버지, 어머니도 늦게 컸으니 너도 늦게 자랄 것'이라며 몇 년 간 놔두었다가 키가 거의 자라지 않

아 뒤늦게 찾아온 아이들이 있는데, 이처럼 체질성 성장지연을 확신하다가 성장판이 닫혀 치료 시기를 놓친 경우가 의외로 많다. 그래서 체질성 성장 지연을 너무 믿는 것도 유의해야 한다. 중요한 것은 키가 작은 아이들은 2차 성장기가 너무 짧거나 아예 오지 않고 끝나는 예가 많다는 것이다. 따라서 항상 일정한 간격을 두고 신장과 성장판, 뼈 나이의 상태를 예의 주시해야 한다. 일반적으로 키가 작은 소인증이 나타나는 아이들은 6개월에 한 번씩 추적 검사를 하는 것이 안전하다. 검사 시기는 늦어도 성장이 일찍 끝나는 아이들의 2차 성장기 전 단계가 적당하다. 즉 여자 아이의 경우, 초등학교 3~4학년 이전, 남자 아이는 초등학교 6학년~중학교 1학년 때가 좋다.

가족성 저신장증

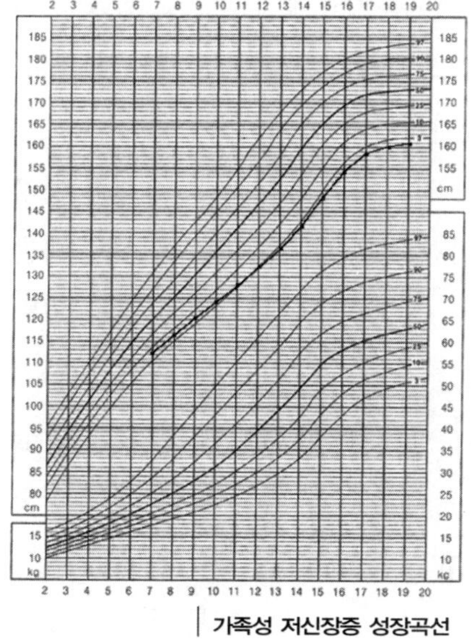

| 가족성 저신장증 성장곡선

가족성 저신장증은 다음의 성장곡선이 보여주는 것처럼 항상 작은 키를 갖고 더디게 자라다가 마지막 최종 성장도 작은 경우다. 이는 부모님의 평균 키가 작아서 아이도 유전적으로 키 클 소인이 작은 데서 비롯된다.

자녀의 최종 키를 계산해 보자

의학적으로 예상되는 자녀의 최종 키는 부모의 키 평균치(아버지의 키+어머니의 키/2)에 남자 아이의 경우 +6.5cm, 여자 아이의 경우, -6.5cm를 하여 계산할 수 있다.

유전적 예상 키(의학적 예상 키) = (부 + 모) ÷ 2 ± 6.5

하지만 이는 통계 수치이므로 그 의미를 정확하게 파악해야 한다. 예를 들어 같은 부모의 아이들인데도 키가 크고 작은 아이들이 각각 존재하기 때문이다.

통계적으로 예상되는 값은 일반적으로 많은 조사값을 대입해서 일반적으로 가장 많이 나오는 수치를 가운데 평균으로 잡았을 때 그 변화되는 값이 거꾸로 된 종 모양으로 분포하는 경우가 많다. 키에 대한 유전적 예상치도 마찬가지이다.

그림에서 평균으로 잡은 것은 공식에 의해서 나온 유전적 예상값이고 그 부분이 가장 위로 올라간 것은 그 근처의 키를 보일 확률이 높다는 의미이다. 일반적으로 표준편차에 더하기 빼기 2를 한 영역 내에 들어갈 확률이 약 95% 정도 된다.

키의 오차값은 ±8cm이

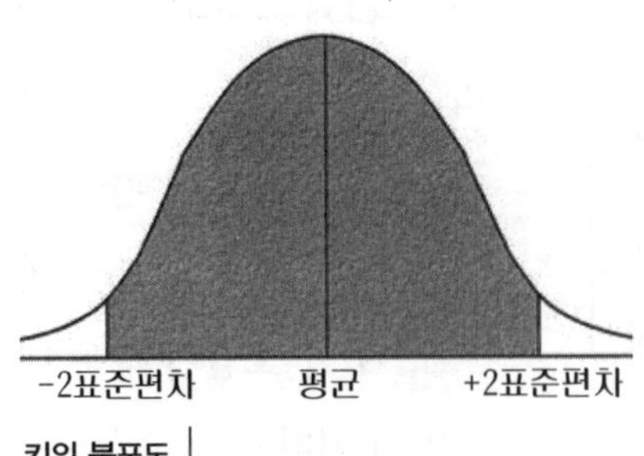

키의 분포도

므로 자신의 키는 유전적 예상 키에서 더하기 빼기를 ±8cm한 범위에 들어갈 확률이 95%가 된다. 그림에서 색칠된 부분의 면적이 그 수치를 가리킨다.

만약 아버지의 키가 170이고 어머니의 키가 160인 경우에 자녀가 남자일 때 아이의 유전적 예상 키는 다음과 같다.

$$(170 + 160) \div 2 + 6.5 = 171.5$$

이 아이는 171.5 ± 8cm의 범위 안에서 최종 키가 결정될 확률이 95%인 것이다.

한편 같은 부모에서 자녀가 여자 아이인 경우는 다음과 같다.

$$(170 + 160) \div 2 - 6.5 = 158.5$$

이 아이는 158.5±8cm의 범위 안에서 최종 키가 결정될 확률이 95%이다.

즉 유전적 예상 키는 반드시 그 키가 된다는 뜻이 아니라, 평균 근처의 범위 안에 있을 확률이 높다는 의미이다. 동일한 부모의 자녀들이라도 키가 서로 다른 것은 이 범위 안에서의 통계적 변화를 보여주는 사실이다.

많은 가정들을 조사해 보면 실제 이 같은 통계를 보일 확률이 높다는 것을 알 수 있다.

물론 부모의 키가 160을 넘지 않는 집안에서 180이 넘는 아이가 태어날 수도 있고, 180이 넘는 집안에서 160이 안 되는 아이가 태어날 수도 있다. 하지만 그 확률은 5% 이하이다. 자연계에서는 항상 유전자의 변이가 일어난다. 같은 부모의 자녀라도 얼굴 모양이나 키 등 신체 특성이 조금씩 달라지는 것이다. 그러나 다른 집안에 비교해서는 비슷한 특성이 많은데 이는 그 변이가 비슷한 수준에서 일어나기 때문이다.

한편 어느 집안이든 돌연변이처럼 외모나 키가 부모와 전혀 닮지 않은 아이가 태어날 확률은 얼마든지 있다. 단지 통계적으로 확률이 낮을 뿐이다.

후천적인 키의 변화

그러면 키는 태어날 때부터 완전히 결정되어 유전적인 프로그램에 의해 딱 정해지는 것일까? 그렇지 않다. 후천적인 영향도 표준편차 내에서 존재하는데, 일란성 쌍둥이에 대한 연구에서 뚜렷한 증거를 얻을 수 있다.

유전적으로 완전히 같은 일란성 쌍둥이는 대개 자라는 환경이 같다. 먹는 음식이나 노는 것, 정신적으로 받는 스트레스 등 주변 환경이 대부분 같다.

그런데도 일란성 쌍둥이의 키가 다 같지는 않다. 오히려 일란성 쌍둥이의 키가 다른 경우가 더 많다. TV에 자주 나왔던 깜찍한 일란성 쌍둥이 가수 L의 키 차이도 4cm가 넘고, 유명한 농구스타 쌍둥이의 키 차이도 약 3cm 가량 난다.

　필자는 8cm의 키 차이가 나는 일란성 쌍둥이도 본 적이 있다. 이들은 유전적으로 동일한 성장 과정을 겪을 확률이 매우 높기 때문에 이들을 연구하면 후천적인 환경이 유전적인 환경에 많은 영향을 미칠 수 있다는 것을 알 수 있다.

　또 다른 증거로는, 6.25 한국전쟁 이후 우리 민족의 키 변화를 들 수 있다. 전후에 우리나라 사람들은 꾸준히 체격적으로 성장하는 추세를 보이며 그 수치가 10cm를 넘어서고 있다. 그러면 50년도 안 되는 짧은 시기에 우리나라 민족의 유전자 집단이 모두 키가 크는 쪽으로 돌연변이를 일으킨 것일까?

　자연계에서 짧은 시간에 집단 유전자변이를 일으키는 것은 거의 불가능하다. 이것은 우리 민족이 잠재적으로 갖고 있는 키의 유전자 값이 어느 평균값에서 일정하게 설정되어 있지만 환경적인 요인에 의해 억압되어 있다가 외부 환경이 개선되면서 최대치를 향해 나아가고 있음을 의미한다.

　그러면 우리 민족이 가진 최대한의 키는 어느 정도일까? 필자 의견으로는 아마도 향후 30년 내에 한계에 이를 것으로 보이며, 서양인의 체형보다 약간 작은 정도에서 결정되지 않을까 추측한다. 우리의 키는 지구의 중력과 우리 내부의 근골격계, 호르몬, 각 유전적 특성에 따라 결정되는 산물이다. 환경이 개선된다고 무한정 크지는 않는다.

　예를 들면 기린의 목은 기린의 심장 박동이 기린의 두뇌까지 충분한 피를 공급할 수 있는 한계에서 멈춰져 있다.(만일 우리 지구의 중력이 조금만 더 강했더라도 기린의 목은 더 짧은 수준에서 성장을 멈췄을 것이다) 이미 오래 전부터 영양적으로 안정을 보이는 서양에서도 일정한 키 수준을 유지하고 있다. 후진국이 아닌 이상 경제 수준에 의한 키 성장의 억제는 찾아보기 힘들다.

하지만 칼로리가 충분하다고 모든 것이 해결되지는 않는다. '요즘 영양 때문에 키가 자라지 않는 아이가 있나요?' 라고 말하겠지만 필자가 보기엔 잘못된 영양 습관으로 자신의 키 성장을 방해하는 아이가 너무나 많다. 과자와 인스턴트 음료 하나로 한 끼를 때우는 아이들이 얼마나 많은가. 그 식품에 영양분이 골고루 들어 있을까?

후천적인 영향의 또 다른 예로는 동일한 사람의 사지 길이의 차이를 들 수 있다. 이는 앞서 말한 것처럼 배구 선수나 테니스 선수에서 쉽게 찾아볼 수 있는 현상이다.

일란성 쌍둥이라도 한 명은 밥을 잘 먹고 다른 한 명은 밥을 잘 먹지 않는 체질일 수 있다. 또 한 명은 스트레스를 잘 받지 않는 성격이고 다른 한 명은 예민한 성격이라 스트레스 호르몬이 잘 나오는 성격일 수도 있다.

이 때문에 쌍둥이라도 키 차이가 날 수 있다. 하지만 완전히 내부적으로 동일한 환경 즉 한 사람의 몸 안에서 영양 상태, 호르몬 상태, 유전적 상태가 같을 때도 운동을 잘 시켜준 팔이 그렇지 않은 팔보다 최고 10cm 정도까지 길이 차이가 날 수도 있다.

이처럼 일란성 쌍둥이의 키 차이, 전후 전체 국민의 키 차이, 운동량이 다른 팔의 길이 차이 등은 후천적인 관리가 실제 키에 영향을 미칠 수 있음을 보여주는 좋은 사례이다.

따라서 가족성 저신장증에 해당하는 아이라도 자신의 몸을 관리

하기에 따라 약 8cm 정도
는 커질 수 있다. 흔히 어
려서부터 성장 클리닉에
다니면 남자는 180cm가
넘고, 여자는 170cm가 넘
을 것으로 기대하는데, 실
제로는 그렇지 않다. 성장
클리닉은 우리가 유전적으
로 예상하는 한도 내에서
+8cm 쪽으로 보내려고
노력하는 것의 한 방법일
뿐이다.

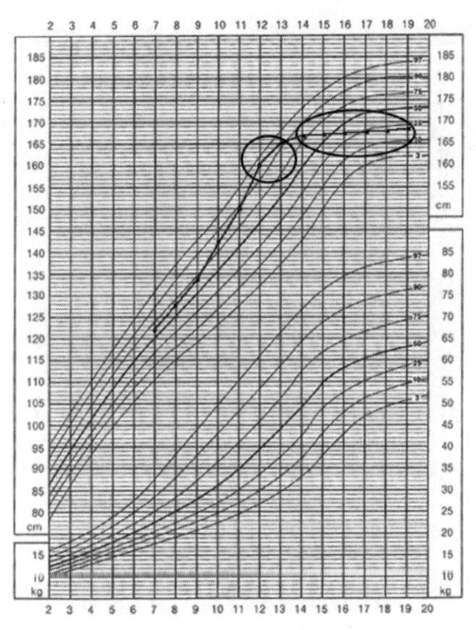

| 사춘기 조기 출현 성장곡선

　가족성 저신장과는 조금 다르지만 사춘기의 조기 출현으로 성장 기간이 작아져 키가 줄어드는 경우는 위와 같은 성장곡선을 보인다. 그림에서 보듯이 11~12세에 가장 큰 키를 보이다가 나중에는 평균 이하의 키를 보이는 것이 사춘기 조기 출현의 전형적인 모습이다.

영양성 저신장

　영양성 저신장은 근래에는 보기 드문 증상이다. 저소득 국가에서는 아직도 영양 문제가 저신장의 주된 원인이지만 우리나라는 아동학대, 경제적 소외층, 기생충 감염 등 특별한 경우를 제외하면 비교적 드물다. 그러나 전체 칼로리 섭취가 기대 이상으로 많다고 해서 영양 섭취가 고르다고 볼 수는 없다. 인스턴트 식품과 유전공학 식품들로 인해서도 자연스럽고 고른 영양 섭취가 무너질 수 있기 때문에 영양성 저신장은 항상 고려되어야 한다.

환경적인 영양성 저신장과는 달리 실제 소화기계 장애로 인해 자신의 키 성장 잠재력을 100% 발휘하지 못하는 경우도 많다. 지속적인 소화흡수 장애는 유전적으로 타고난 키 성장을 제한하는 주된 요인의 하나이다.

이 경우, 체질 개선을 통해 정상 성장 속도로 복귀할 수 있다. 또한 만성 염증질환으로 인한 약물 장기 복용에 따라 약제성 소화장애에 걸렸을 때는 한약 치료를 받으면서 원래 치료를 병행해야 성장 장애를 효율적으로 완화시킬 수 있다. 흔히 양약을 먹으면 속이 깎인다고 표현할 만큼 장기적인 양약 복용은 소화기를 약하게 한다. 이때는 비위를 보하는 한약이 큰 효과를 발휘한다.

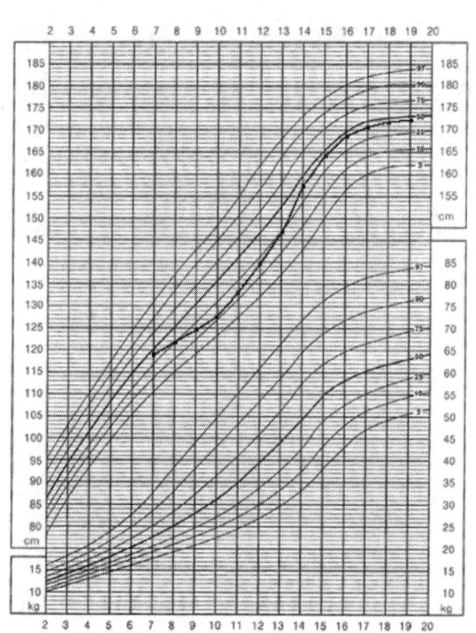

기생충 치료 후 회복된 성장곡선

왼쪽 그림은 영양성 저

신장의 특별한 예로 7~8세 때 기생충 감염으로 성장이 지연되었다가 치료 후 급속히 회복되어 정상 성장을 보이는 성장곡선이다.

내분비성 저신장

성장호르몬 분비 기전에 문제가 생겨 실제 성장에 막대한 영향을 받는 경우가 내분비성 저신장이다. 뇌하수체 기능부전을 일으키는 여러 원인들에 의해 발생한다.

특발성 뇌하수체 기능저하증은 어머니 뱃속에서 태어날 당시의 문제로 인해 발생하며 엉덩이부터 출산되어 태어난 남아에게서 비교적 많다.

이외에도 난산 중에 아기의 머리를 집는 집게가 과도한 압력을 가할 경우, 머리뼈 정중앙에 위치한 뇌하수체와 시상하부가 물리적으로 눌려 손상되면 이같은 내분비성 저신장에 걸리게 된다.

이는 뇌하수체가 뇌의 정중앙에 위치한 뼈 속에 들어 있는데 사방에서 머리에 힘이 가해질 때 이곳으로 힘이 몰리는 해부학적인 특징 때문에 생긴다.

기질성 뇌하수체 기능저하증은 시상하부나 뇌하수체에 종양이 생겼을 때 주로 발생하며 이 중 두개인두종이라는 종양이 대부분이다. 이외에도 생식세포종, 조직구증 등의 원인이 있을 수 있고 종양 이외에도 머리의 방사선 치료 후나 뇌염, 뇌막염의 합병증, 뇌의 물리적 손상 및 수두증의 합병증 등에 의해서도 기능저하증이 발생한다.

한 번 손상된 뇌하수체 및 시상하부는 다시 회복되지 않으므로 여러 호르몬이 결핍된 뇌하수체 기능 저하증은 평생 치료해야 한다. 뇌하수체 기능저하증의 경우, 저신장뿐 아니라 비만으로 인한 만성 대사 장애, 스트레스 발생시 쇼크 증상, 성욕 감퇴, 성기능 감소 및 불임, 탈수로 인한 성격 변화 등 여러 가지 합병증이 나타난다. 이는 뇌하수체가 우리 몸에 필수적인 여러 호르몬을 상당 부분 분비하기 때문이다.

선천성 성장 호르몬 결핍증은 대개 출생 당시의 체중은 정상으로 나타난다. 그러다가 영아기 때 이유 없이 혈당이 떨어져서 경련을 일으키기도 하고 신생아기에 황달이 심해지기도 하며 일단 황달이 생기면 오래 지속되곤 한다.

생후 2세부터 키가 자라지 않아 성장속도의 둔화가 드러나기 시작하고 생후 3세 경부터는 일년의 성장속도가 4cm 근처로 떨어지게 된다. 다른 병치레도 잦은데, 병약한 정도에 따라 이보다 키가 덜 자라는 경우도 많다.

성장호르몬은 성장작용뿐만 아니라 지방을 사용하는 작용도 하므로 성장호르몬이 적게 나오는 체질은 배에 지방이 많이 쌓여 볼록 나온 배를 갖게 된다. 이 '중심성 비만'으로 인해 성인이 된 이후에도 성인병인 고혈압, 당뇨, 고지혈증 등이 일어날 비율이 높아진다.

후천성 성장호르몬 결핍증도 선천성 성장호르몬 결핍증과 마찬가지로 성장속도가 결핍증이 생긴 이후 급격히 감소하며 키가 작은 저신장증의 원인이 된다.

이러한 저신장은 성장호르몬이 조금 나오는 정도에 따라 결정되며 이에 비례하여 중심성 비만도 심해진다. 후천성 성장호르몬 결핍증의 가장 흔한 원인은 뇌종양인데 종양이 뇌하수체를 직접 침범, 정상적인 분비 기능을 방해하기 때문이다. 이때도 마찬가지로 뇌하수체 호르몬이 여러 종류이므로 여러 가지 몸의 기능 장애가 생긴다.

뇌하수체뿐만 아니라 갑상선 기능 저하증도 우리 몸의 에너지 대사 효율을 떨어뜨려 성장 장애, 저신장증을 일으킨다. 갑상선 호르몬은 우리 몸의 세포가 에너지를 잘 사용하도록 돕는 작용을 하는데 이 호르몬에 문제가 생기면 성장이 저하된다.

뼈의 성장뿐만 아니라 뇌의 성장 및 발달 장애가 생겨 운동발달, 언어발달 및 지능발달 저하를 초래하며 학습 장애 증상도 흔히 나타난다.

성호르몬을 분비하는 기관인 성선의 기능이 떨어지는 성선기능 저하증이 생기면 사춘기의 발현이 안 되며, 성욕의 감퇴, 성적 기능의 감소 및 불임을 일으킨다. 이 경우에도 성호르몬에 의한 2차 급성장기가 존재하지 않아 저신장증의 원인이 된다.

뇌하수체 무형성증은 발생학적 과정 중의 문제로 인해 나타난다. 즉 모태에서부터 뇌하수체가 형성되지 않는 증상이다. 당연히 초기부터 성장장애가 나타나고 저혈당증, 갑상선 기능저하증이 흔히 보이며 신생아 황달이 자주 나타난다. 자기공명영상에서 뇌하

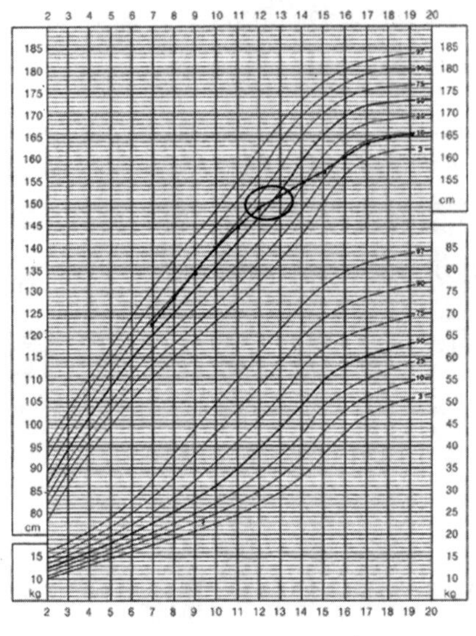

스테로이드 장기복용자의 성장곡선 |

수체를 담고 있는 뼈 부분이 작게 보이며 이 부분을 원래 충분히 채우고 있는 뇌하수체의 모습을 볼 수 없다.

이 같은 내부 원인에 의한 내분비 저신장증 외에도 부득이하게 질병 치료를 위해 외부에서 스테로이드 약물을 장기 투여함으로써 키 성장이 저해되는 경우가 많다. 이것도 우리 몸의 내분비계 교란으로 인한 저신장의 원인이 된다.

위 그래프는 정상 성장을 보이다가 스테로이드를 투여한 12세경부터 성장이 억제되어 최종 키가 줄어든 경우의 성장곡선이다. 내분비계에 스테로이드의 장기적인 영향이 성장에 어떠한 영향을 미치는지 잘 보여주고 있다.

염색체 이상 저신장

염색체 이상 저신장은 정상적인 유전적 변이를 넘어서 병적인 수준의 유전적 질환으로, 키에 좋지 않은 영향을 미치는 유전적 변

116

이를 보이는 질환들을 가리킨다. 쉽게 볼 수 있는 염색체 이상 저신장증으로는 터너 증후군이 있다.

터너 증후군은 여성에게만 나타나는 성염색체 이상으로 성염색체가 하나만 있는 경우가 많다. 정상인 여자는 22쌍의 상염색체와 1쌍의 성염색체 XX를 갖고 있는데 이 성염색체의 역할은 성별의 결정 외에도 여아의 성기와 외형적 모습을 관장하며 신장의 크기를 결정하는 인자도 포함한다. 터너 증후군에서는 임신시 X염색체가 완전히 없어졌거나 일부분이 떨어져 나간 결손 등 비정상적인 상태로 염색체가 존재한다.

연령별로 터너 증후군이 의심되는 특징을 보면, 신생아가 출생시 손과 발등에 심한 부종 및 기타의 신체적인 임상 증상이 있거나 어린 아동이 정상아의 연령에 비해 작은 신장, 2차 성징이 나타나지 않는 증상이 있다. 초경이 없는 경우에도 이 증후군이 일차로 의심된다.

터너 증후군은 여자 신생아 3,000~3,500명당 1명 꼴로 발생하는, 비교적 흔한 성염색체 이상이며 아버지의 나이가 많거나 어머니가 터너 증후군의 소인을 갖고 있는 경우가 흔하다.

터너 증후군에서 저신장은 가장 흔한 임상 증상이다. 출생시에는 약간 작은 편이고 3세까지는 정상아와 비슷하지만 그 이후로 성장속도가 정상보다 뒤떨어진다. 보통 연간 8~10cm 정도 자라야 하는 사춘기의 연령이 되어도 2차 급성장이 일어나지 않고 이차 성징 자체가 없게 된다.

물론 그 이전에도 키가 잘 자라지 않으며 14세 전후로 성인과 급격한 키 차이를 보인다. 이 증후군을 치료하지 않으면 통상 138~142cm 정도의 키가 된다.

터너 증후군은 성적 발달에도 장애를 가져와 방패형 가슴, 무월경, 유두 형성 부전 등을 보이며 이 밖에도 삼각형의 얼굴, 임파 부종, 두껍고 짧은 목, 앞쪽으로 향한 귀, 물고기 모양의 입, 뒷목 아래에 내려와 있는 모발선, 작은 턱, 높은 구개, 몸의 중심에서 밖으로 향한 팔꿈치, 손톱 발육 부전, 네 번째 발가락의 짧음 등 여러 증상을 보일 수 있다.

터너 증후군은 저신장과 성적 발달 장애 외에 기타 여러 합병증이 있을 수 있고 특별히 문제가 없을 수도 있다. 합병증으로는 중이염, 심혈관의 기형, 신장 기형, 갑상선 질환, 당뇨병, 만성 대장염, 비만 등이 있다.

이 외에도 성장하면서 사회와의 관계에서 정서적인 문제를 일으킬 수 있다. 이들의 수명은 일반인과 크게 다르지 않고 평균적인 지능도 일반인과 비슷하다.

자궁내 성장지연 저신장

자궁내 성장지연은 원인이 다양하며 전체 분만의 3~7%, 쌍둥이인 경우 12~47%를 차지한다. 임신 32~34주 이후에 주로 발견된다.

이 증상을 보이는 태아는 태아 가사, 태변 흡입, 대사산증, 저혈당 등 합병증에 노출될 빈도가 높아질 수 있다. 분만 중 혹은 분만 후의 신생아 사망 위험도는 정상아에 비해 6~8배 정도 높은 것으로 알려져 있다. 이를 치료하려면 적절한 시기에 분만을 유도해내는 것이 좋다.

임신 기간에 해당하는 평균 체중을 100으로 할 때 이 체중의 10% 미만일 때를 자궁내 성장지연이라고 한다. 이 수치는 인종, 국가, 지역에 따라 다른 값을 갖는다.

그러나 임상적으로 임신한 지 몇 주인가를 따져 해당하는 주의 평균 체중으로 평가한다. 예를 들어 28주에 860g, 32주에 1290g, 36주에 2050g, 38주에 2430g, 40주에 2630g, 42주에 2720g 등이 흔히 이용되고 있다.

태아는 전적으로 태반에 의지하여 성장과 발달을 하는데 태아 건강을 유지하기 위해서는 임산부의 자궁에 있는 혈관들로부터 충분한 산소와 영양을 공급 받아야 한다.

이러한 태아-태반-자궁의 관계가 유지되도록 하기 위해 수정란이 자궁에 착상하면 임신 초기 자궁 혈관들의 직경이 몇 배 늘어나는 변화가 온다.

이렇게 함으로써 태반과 태아에게 충분한 영양 및 산소를 공급하는 기초가 된다. 그러나 어떤 원인에 의해 자궁 혈관이 이같이 변화하지 못하면 태반과 태아는 산소 및 영양 공급에 장애가 생겨 결국 태아 성장 지연 같은 문제를 일으킨다.

자궁내 성장지연아의 발생요인은 임산부의 문제, 태아 자체의 문제 및 태반의 문제, 기타 원인 불명 등으로 나뉜다. 임산부의 문제로는, 연령이 너무 어리거나 고령일 때, 체격이 작은 경우, 만성적인 영양 불량이거나 흡연, 음주, 마약 등 습관성 약물을 복용하는 경우, 만성신장질환, 임신성 고혈압, 빈혈, 자가면역 질환 등에 걸렸을 경우를 들 수 있다.

태아의 문제로는 유전적 소인, 염색체 이상, 기형, 자궁내 감염, 다태아 등이 있다. 태반의 문제로는 탯줄이 태반 가장자리에 부착되거나 태반에 형태학적 이상이 있는 경우 등이다.

통상 2.5kg 이하의 체중으로 태어난 아이들은 3~4세경까지 대부분 평균 수준의 성장을 보인다. 이를 '따라잡기 성장'이라고 부른다. 이 기간 중 따라잡기 성장을 하지 않은 아이들은 나중에 최종 신장이 3% 미만에 들 확률이 굉장히 높아진다. 태어나면서 작게 태어난 경우라고 볼 수 있다.

이런 아이들을 진료해 보면 항상 작았고, 마디게 자랐다고 말하는 허약아인 경우가 많다. 주로 심혈관계와 소화기계, 호흡기계가 아주 약하며 잔병치레가 잦다. 이런 증상에는 지속적으로 한약을 복용한다 해도 성장이 잘 유발되지 않곤 한다.

골형성 부전증

골형성 부전증은 말 그대로 뼈가 제대로 된 모습으로 형성되지 않는 것이다. 신체에 큰 충격이 가해지거나 특별한 원인이 없이도 뼈가 쉽게 부러지는 유전 질환 중 하나이다. 뼈가 얼마나 약하게 형성되느냐에 따라 다양한 임상 증상을 보인다. 크게 4가지 유형으로 분류된다.

어떤 환자는 일생 동안 몇 차례 정도의 골절을 겪으며, 어떤 환자는 수백 차례의 골절을 경험하기도 한다. 브루스 윌리스가 주연한 영화 '언브레이커블'을 보면, 사무엘 잭슨이 바로 이 질환으로 항상 뼈가 잘 부러져 휠체어를 타고 다니는 것으로 나온다.

이 질환의 원인은 유전적인 것으로 Type Ⅰ, Ⅱ, Ⅳ는 상염색체 우성으로, Type Ⅲ는 상염색체 열성으로 유전되며, 특히 Type Ⅱ는 치명적이다.

골형성 부전증은 인체 내의 콜라겐 생성에 관여하는 유전자의 결손에 의해 기인된다. 콜라겐은 인체 내 결체 조직에서 중요한 단백질로서 건축 구조물의 뼈대와 같은 역할을 한다. 뼈 유기질의 대부분을 형성하는 콜라겐에 결함이 생기면 뼈 원래 특성을 보이지 못하게 마련이다.

골형성 부전증 환자들은 문제가 있는 유전자로 인해 정상보다 적은 양의 콜라겐을 생성하거나 결함이 있는 콜라겐을 생성함으로써 결과적으로 뼈가 쉽게 부러진다.

Type Ⅰ은 가장 흔하고 가벼운 임상 증상을 나타내며, 자주 골절되는 경향이 있는데 골절은 대부분 사춘기 이전에 생긴다. 정상이거나 거의 정상에 가까운 키, 헐거운 관절과 낮은 근육 긴장도, 눈의 흰자위가 항상 푸르거나 보라색 또는 회색을 띠고, 세모형의 얼굴, 척추가 틀어진 경우가 많다. 뼈의 변형이 현저하거나 오히려 미약할 수도 있고, 잘 부서지는 치아를 가질 수 있다. 20대에서 30대 사이에 귀의 뼈에 문제가 생겨 청각 손실이 올 수 있다. 콜라겐 구조는 정상이나 양이 정상보다 적은 경우가 많다.

Type Ⅱ는 가장 심한 유형으로 흔히 아기가 사산되거나 태어나서도 호흡기계의 문제로 단기간 내에 사망한다. 최근 Type Ⅱ의 몇 환자가 청장년기까지 생존하였다는 보고도 있으나 다수의 골절과 심한 뼈의 변형, 폐의 발달 부전을 지닌 작은 키, 콜라겐 구조의 이상으로 단명하는 예가 많다.

Type Ⅲ은 쉽게 골절되는 증상을 보이는데, 흔히 태어나면서부터 골절이 일어나며, X-ray 상 출산 전에 골절되었다가 치유된 골절들이 보이기도 한다. 작은 키, 푸른색 또는 보라색이거나 회색을 띤 눈 흰자위, 헐거운 관절과 팔과 다리 근육의 발달 저하, 술통형의 늑골, 세모형의 얼굴, 척추의 비틀림, 호흡기 장애가 있을 수 있다. 뼈의 변형이 종종 심하게 나타난다. 부서지기 쉬운 치아가 나타날 수 있으며, 귓속 뼈의 장애로 청각 이상이 있을 수 있다.

Type Ⅳ은 중증도이며 Type Ⅰ과 Type Ⅲ의 중간 정도이다. 뼈가 쉽게 골절되며, 대부분 사춘기 이전에 생기고, 평균보다 작은 키, 눈의 흰자위는 흰색에 가깝다. 뼈의 변형은 가볍거나 약간 진행된 정도이고, 척추 비틀림, 술통형의 늑골, 세모형의 얼굴, 부서지기 쉬운 치아가 나타날 수 있다. 청각 장애도 있을 수 있다. 콜라겐 구조의 이상이 원인이다.

그 밖의 특징으로는 보편적으로 땀이 과도하게 나며 쉽게 멍이 들고 고음의 목소리와 얇고 부드러운 피부를 지닌다.

현재까지 골형성 부전증의 완치법은 없다. 근본적으로는 골절의 관리가 필요하고 가능한 한 운동성과 독립성을 향상시키는 것이다. 조심스러운 생활과 장기간의 휠체어 사용은 나중에 뼈가 더 약해질 소인으로 작용하며 이로 인한 근육의 손실, 허약, 그리고 더 많은 골절의 원인이 되기도 한다.

연골무형성증

연골무형성증은 흔히 난장이라 불리는 특징적인 외형을 갖는 질환이다. 상염색체 우성으로 유전되며, 1/25,000의 빈도로 나타나는 성장판이 선천적으로 없어 긴 뼈의 길이 성장이 일어나지 않는 질환이다.

저신장으로 최종 성인신장이 125~135cm를 나타내며, 특징적인 외형을 보인다. 즉 짧은 사지, 큰 머리, 튀어나온 이마, 움푹 들어간 콧날, 비교적 큰 몸통, 허리뼈의 곡선이 앞으로 튀어나와 있으며, 배가 나오고 둔부가 튀어나오는 모습을 보인다. 걸음걸이는 어기적거리고 키는 성인이 되어도 140cm를 넘지 못한다. 어릴 때 수두증이 합병증으로 나타날 수 있는데 이러한 합병증만 없으면 수

명은 정상이다.

연골무형성증은 대개 출생시부터 알아볼 수 있을 정도로 명확한 장애이다. 출생 시 종종 등의 중하부에 작은 덩어리 같은 것이 있어서 돌출되어 보일 수도 있다. 그러나 걸을 때 덩어리는 사라지고 허리 부위가 눈에 띄게 흔들거린다. 허리 부위의 만곡이 앞으로 휜 것은 계속 유지되며 다리는 안으로 휜다. 아기의 근육긴장도는 저긴장성을 띠고 이 영향으로 근육발달이 정상인보다 뒤처질 확률이 높다.

연골무형성증 소아에서 발달 정도를 비교할 때는 일반 인구에서의 소아 발달 이정표 대신 연골무형성 소아들의 발달 이정표를 이용해야 한다. 연골무형성증 환자의 지적 능력은 전적으로 정상이다.

연골무형성증의 진단은 대부분 전형적인 신체적 특징을 토대로 내려진다. X-선, 초음파검사, 그리고 다른 영상학적 검사를 통해서도 특징적인 면이 나타난다. 초음파를 이용하면 때때로 출생 전부터 의심하여 진단할 수도 있다.

연골무형성증의 유전자 돌연변이의 수가 제한되어 있는 데다 쉽게 발견되기 때문에 산전 진단으로 나타날 수 있는 것이다. 산전 진단은 융모막 채취와 양막 천자를 통해 얻은 세포 검사로써 이루어진다.

3 스트레스와 성장_

스트레스가 성장에 미치는 영향

스트레스로 인해 부신피질에서 분비되는 호르몬인 코티솔은 성장을 억제하는 잠재적인 효과를 발휘한다. 그것은 DNA 합성을 방해하고 단백질 이화를 여러 기관에서 자극하며 뼈의 성장을 방해한다. 어린아이에게 있어 혈중 코티솔의 농도가 감염이나 스트레스로 인해 증가한다면 부분적으로나마 성장에 지장을 초래하며 질병을 유발하게 된다.

스트레스 호르몬인 글루코 코르티코이드는 뼈 성장, 해면골 양, 치밀골 두께, 뼈의 미네랄 함량, 뼈 합성 효소의 활성 등을 낮추는 역할을 한다.

흔히 스트레스를 만병의 근원이라고 하는데 키 성장에도 나쁜 영향을 미친다. 지금부터는 정신적으로 스트레스를 받는 것이 키 성장뿐만 아니라 몸의 여러 부분에도 악영향을 미친다고 막연히 알고 있는 사실을 체계적으로 살펴보겠다.

결론적으로 스트레스는 면역력을 떨어뜨리고, 수면의 질을 방해하며, 뼈나 기타 조직을 만드는 작용을 방해한다. 또 소화기능을 약화시키고 호르몬의 정상 분비를 교란시키는 등 여러 가지 좋지 않는 반응을 일으킨다. 하지만 스트레스가 꼭 나쁜 것만은 아니다. 적절한 스트레스는 오히려 도움이 된다. 다만 스트레스가 만성화되고 강한 강도로 지속될 때 문제인 것이다.

스트레스 연구에 대한 기원

1960년대 초기 러시아에서 진행된 연구는 뇌와 면역체계의 상호작용을 조절하는 데 뇌 안의 작은 구조물인 시상하부가 중심적인 역할을 한다는 것을 알아냈다. 시상하부는 뇌의 변연계와 신경 세포들의 연결이 많이 모여 있는 곳이다. 변연계는 뇌의 감정중추이

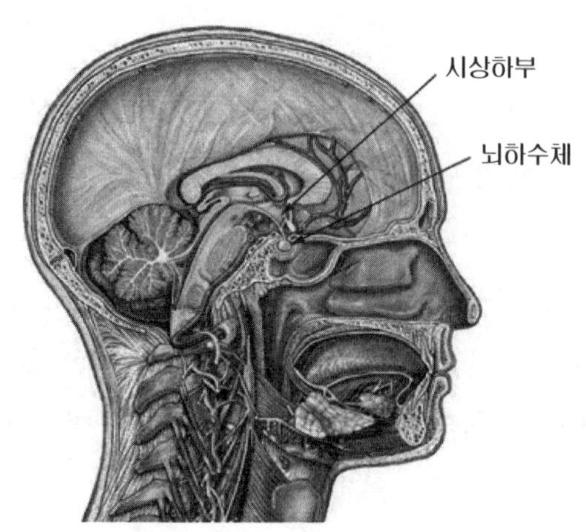

시상하부와 뇌하수체의 위치

므로 감정과 면역력이 어떤 관계가 있을 지도 모른다는 것을 시사
한다. 곧 밝혀지겠지만 이 부분이 스트레스 반응에 매우 중요한 대
목이다.

시상하부는 전체 뇌 부피에서 1%도 차지하지 않지만 핏속을 순
환하는 다양한 호르몬들에 대한 신호를 인식할 수 있는 수용기를
가지고 있다. 또 바로 그 밑에 있는 뇌하수체에 직접 영향을 미친
다. 시상하부와 뇌하수체는 우리 몸의 호르몬 대사에 너무나 중요
한 역할을 담당하며 아주 광범위한 효과를 나타내는 부분임을 앞
에서 살펴보았다. 성장호르몬도 여기서 분비되는 것이었음을 명
심하자.

당시까지의 여러 실험 결과를 보면, 시상하부에 외과수술로써

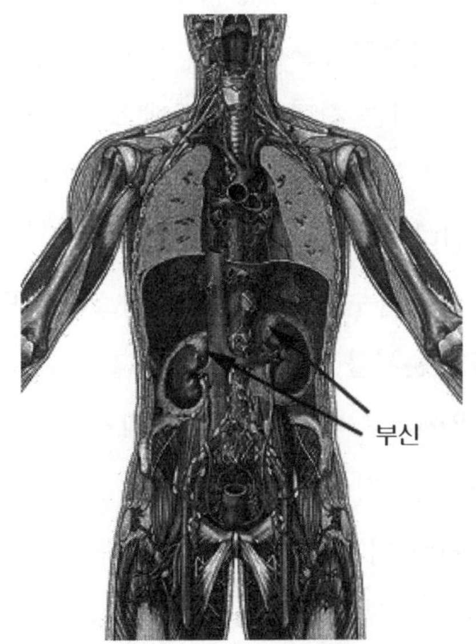

│ 부신의 위치

변화를 주면 면역반응이 파괴되는 반면, 같은 부위를 전기 자극하면 면역반응이 활발해짐을 알 수 있었다. 당시 과학자들은 시상하부가 뇌에서 아주 멀리 떨어진 말초의 면역 세포에까지도 영향을 미치는 중요한 기관임을 추측하고 있었다.

셀리(Selye)는 쥐에게 여러 가지 나쁜 자극을 줄 경우에 세 가지 일정한 신체 반응, 즉 부신피질(스트레스 호르몬을 분비하는 기관)이 커지거나 기능이 항진되고, 흉선과 림프 결절(모두 면역 기능을 담당하는 부위)이 위축되며, 위궤양이 일어난다는 것을 발견하였다.

그 뒤 열, 추위, 감염, 외상, 출혈, 신경 자극 등 여러 가지 스트레스 자극에도 항상 똑같은 몸의 반응이 나타남을 알게 되었다.

즉 스트레스에 의한 신체 반응이 스트레스의 종류에 관계 없이 일정한 패턴으로 이뤄진다고 하여 이 징후를 '일반적 적응 징후'라고 불렀는데, 나중에는 간단히 '스트레스 반응'으로 지칭하였다. 스트레스 반응은 우리 몸의 비밀을 푸는 데 매우 중요한 부분을 이해하는 열쇠가 된다.

여러분은 아마도 자주 사용하는 스트레스라는 단어에 얼마나 깊은 뜻이 숨겨져 있는지를 알고 놀랄 것이다.

스트레스 반응에는 크게 거시적 스트레스 반응과 미시적 스트레스 반응이 있다. 거시적 스트레스 반응은 스트레스 상황에서 우리 몸의 혈액이나 기타 기관들이 눈으로 볼 수 있는 반응을 나타내는 것이고, 미시적 스트레스 반응은 그보다 작은 단위에서 일어나는 신체 반응을 의미한다.

거시적 스트레스 반응

우리 몸은 항상 일정한 환경을 유지해야 생명 활동을 지속할 수 있다. 이런 성질을 '항상성'이라 하는데 체온이나 혈압, 호흡, 맥박수 뿐 아니라 세포 내의 전해질의 농도, 산염기 평형 등 아주 미세한 부분까지 항상성을 위한 조건들이 까다롭게 존재한다.

항상성은 기후나 온도 변화에 의해서도 흔들릴 수 있으며, 사자 같은 거대한 외부의 침입자가 나타나도 흔들릴 수 있다. 미생물 같은 작은 침입자에 대항하여 싸울 때도 항상성이 흔들릴 수 있다.

하지만 그 순간이 지나면 다시 일정한 범위 내로 몸이 회복하게 되며 이런 일정한 성향이 항상성이다. 실상 자연은 생물에게 가혹하리만치 혜택을 베풀지 않는다.

예를 들어 당신이 겨울에 벌거벗은 채 들판에 있다면 몇 시간도 못 버티고 생명을 잃게 될 것이다. 그래서 어떡하든 따뜻한 곳을 찾아 움직이려고 할 것이다. 이런 거시적인 움직임 또한 체내 환경을 유지하기 위한 항상성 조절의 한 방편이다. 항상성을 유지하지 못하면 결국 생명을 잃을 수밖에 없다.

항상성을 유지하려는 경향에 반대되는 방향, 즉 생물의 입장에서 보면 나쁜 방향으로 영향을 미치는 요인을 스트레스라고 한다. 흔히 스트레스라는 단어는 정신적인 의미로만 많이 사용되어 기분 좋은 정신 상태를 교란시키는 다른 외부 요인을 칭하는 경우가 많다.

여기서는 이런 심리학적인 좁은 뜻의 스트레스가 아니라 좀 더 넓은 뜻을 포함한 스트레스를 다루게 된다. 스트레스는 넓은 의미에서 생명의 항상성을 교란하려는 모든 외부적인 요인을 지칭한다. 앞서 예로 든 것처럼 부적절한 온도, 습도 같은 기상적인 외부 조건뿐만 아니라 사자 등 자연의 천적과 미생물 같은 작은 생물체도 그 요인에 포함된다.

심지어 눈으로 볼 수 없고 느낄 수 없는 방사선이나 자외선도 스트레스 영역에 포함된다. 물론 정신적인 괴로움도 협의의 스트레스로 포함된다. 이제 스트레스가 어떻게 우리의 항상성을 교란하며 이를 극복하기 위해 우리 몸은 어떻게 반응하는지를 살펴보겠다.

여러분이 진화의 한 단계에 있다고 가정하자. 이 단계는 지금처럼 문명이 발달하고, 먹을 것이 풍족하며, 냉난방이 잘 되는 시대가 아니다. 한마디로 원시적인 자연 환경의 시대이다. 여러분은 벌거벗은 상태로 수풀 속을 걷고 있을 것이다. 그때 눈 앞에 사자가 나타났다고 가정하자.

여러분은 먼저 공포심을 느끼면서 눈이 커지는 것을 느낄 것이다. 그리고 다리가 후들후들 떨리면서 털이 곤두설 것이다. 심장은 갑자기 쿵쾅거리며 뛰고 자신도 모르게 호흡이 빨라지며 흥분 상태에 빠져든다. 평상시보다 엄청나게 빠른 속도로 도망가기 시작할 것이다.

나중에 여러분이 다행히(?) 살아 있다면 그 당시 어떻게 그런 초인적인 속도를 냈는지 의아해할 것이며 사자를 처음 보았던 순간은 생생하게 기억하지만 어떻게 도망쳤는지는 잘 기억나지 않을 것이다. 이것이 거시적인 스트레스 반응이다.

이런 현상은 비단 인간뿐만 아니라 자연계의 모든 포식자와 피식자 간에 저 먼 옛날부터 지금까지도 흔히 일어나고 있다. 언뜻 보면 두 개체 간의 간단한 속도 싸움처럼 보이는 이면에는 이들의 신체에서 일어나는 수많은 기전들이 작용하고 있다.

예를 들어 이런 스트레스 상황에서 일어나는 호르몬 반응도 그 기전 중에 하나이고 심장의 반응도 그런 기전 중에 하나이며 호흡 또한 그러하다. 물론 도망가야겠다고 생각한 대뇌의 반응도 그러한 것 중에 하나이다.

거시적 스트레스 반응은 이런 기전 중에 혈액의 움직임과 심장의 박동, 호흡, 땀 등 우리가 쉽게 인식할 수 있는 관점, 즉 거시적인 관점에서 살펴보는 스트레스 반응이다.

혈액은 우리 몸에 필요한 영양분을 포함해 신체의 다른 곳에 필요한 여러 물질들을 운반해 준다. 적혈구는 뼈 속부터 피부까지 신체의 모든 세포에 산소를 공급하는 역할을 하며, 백혈구는 세균이나 미생물이 들어오면 이 부분으로 모여와 이들을 제거한다. 이들 혈구를 제외한 나머지 혈장 성분은 대부분 우리 몸을 구성하는 성분이나 에너지를 발휘하기 위한 성분 또는 면역이나 몸의 다른 부위를 조절하기 위한 성분들을 운반하고 있다.

이들 성분 중 우리 몸의 에너지를 발휘하기 위한 성분인 포도당과 지방산이 혈액에 의해 운반되는데 이들은 평상시에는 몸의 여러 부위에 보관되어 있다가 근육이 움직여야 할 상황이 되면 에너지를 쓰기 위해 혈액을 통해 운반되어 근육에 도착한다. 이곳에서

이 성분들이 운동을 일으키는 것이다. 흔히 아랫배가 나오는 것은 이같은 에너지원이 몸에 과다하게 남아 돌아 따로 저장하기 적합한 부분인 복부 주변에 에너지를 지방으로 전환하여 저장해 놓은 것이다.

이 지방을 없애려면 근육을 많이 써서 복부에서 그 에너지원들이 혈액으로 녹아 들어가 근육에서 소비되도록 하는 것이 생리적으로 바른 방법이다. 하지만 이들이 단지 근육의 움직임에만 사용되는 것은 아니다.

다른 많은 곳에도 에너지원으로 쓰이지만 근육을 사용할 때는 이 과정이 꼭 필요하다. 복부의 에너지를 빼내는 데 성장호르몬이 필요하다. 이 때문에 성장호르몬이 적게 나오면 중심성 비만에 걸리게 된다.

다시 숲에서 사자를 만났을 때로 돌아가자. 우리는 사자를 피해 빨리 뛰어야 한다. 그러려면 발의 근육에 많은 에너지가 공급되어야 하고 많은 혈액이 근육으로 공급되어야 한다.

혈액을 공급하려면 심장도 보다 빨리 더욱 강하게 수축하고, 더 많은 산소를 제공하기 위해 호흡은 가빠진다. 신체 바깥쪽, 즉 피부층의 혈액은 재빨리 혈관 속으로 들어가 근육에 혈액이 잘 공급되도록 해야 한다.

흥분 상태에서 털이 곤두서고 부르르 떨리며 피부 근육이 수축을 일으키는 이유는 혈관 밖으로 나와 조직으로 흘러간 혈액을 재빨리 혈관 속으로 회수하기 위해서다.

몸을 떠는 기전은 앞에서도 본 것처럼 체온을 올리는 데 도움을 주어 신체 내부의 여러 가지 화학반응을 보다 쉽고, 빨리 촉진시키게 된다.

흥분 상태에서 보이는 또 다른 반응 중 초기에 눈이 커지는 것이 있다. 이는 사자 같은 포식자를 더욱 정확히 보기 위해 동공이 확장되며 일어나는 반응이다. 이 순간에는 뇌에도 혈류량이 증가하여 현재 동공을 통해 들어오는 시각적 정보를 평상시보다 더욱 강력하게 분석한다.

그래서 사람들은 생존에 관계된 기억, 즉 죽을 뻔한 순간이나 충격적인 장면을 다른 기억보다 훨씬 더 잘 재생해 낸다. 왜냐하면 그 순간 동공이 확대되고 뇌혈류량이 증가하면서 뇌의 능력이 향상되기 때문이다.

하지만 일단 도망가겠다는 결정을 하고 달리는 순간에는 뇌보다 다리 근육에 더 많은 혈액을 보내기 때문에 뇌혈류량이 감소하게 되고 나중에 도망가는 순간순간은 잘 기억하지 못하게 된다.

외계의 자극에 대한 이런 신체 반응을 거시적 스트레스 반응이라고 한다. 이 스트레스 반응은 입장 바꿔 우리가 포식자가 되었을 때, 즉 우리가 토끼를 사냥하려 할 때에도 비슷하게 일어난다. 심장박동부터 호흡, 근육운동, 혈액순환이 빨라지는 것이다. 먹고 사는 것 자체가 스트레스인 생물학적인 이유는 바로 이것이다.

요즘은 이런 물리적인 환경보다 정신적인 것이 더 문제가 되는데 이같은 현상은 불과 100년도 안 된 일이다. 생각해 보라! 불과 50년 전만 하더라도 인간은 당장의 끼니를 걱정하면서 살았다. 우리 몸에 누적된 이런 스트레스 본능은 실제로 수백만 년 동안 먹고 사는 문제를 해결하려고 적응한 결과이며, 지금도 그 룰에 의해 우리 몸이 이 반응을 보인다.

하지만 지금은 이런 생물학적인 스트레스 반응이 아닌, 정신적인 스트레스에 의해 이런 반응이 유발되는 시대이다. 생존에 위험을 주는 사자 때문에 스트레스가 생기는 것이 아니라 성적이 떨어지거나 학교에서 소외되거나 직장에서 정신적인 스트레스를 받은 결과로 신체 반응이 유발되는 시대인 것이다.

지금까지 설명한 이 혈역동학적인 단위에서의 신체 반응은 교감신경에 의해서 활성화된 몸의 상태를 나타낸다. 우리 두뇌는 교감신경을 통해 머리에서 멀리 떨어진 장기들의 스트레스 반응을 명령한다.

여러분은 언뜻 지금까지의 결과를 갖고 교감신경이 우리 몸의 모든 운동을 증가시키는 방향으로 작용한다고 생각할지도 모른다. 하지만 교감신경은 우리 몸의 소화와 생식 작용을 감소시키는 방향으로 작용한다. 즉 모든 생명 활동을 증가시키는 방향으로 작용하는 것은 아니라는 의미이다.

교감신경, 부교감신경

교감신경과 전혀 반대의 작용을 하는 부교감신경이라는 것이 우리 몸에 존재한다. 이들은 눈의 동공을 축소시키고 심박동도 감소시키며 이와 반대로 소화관 운동은 활성화시킨다. 왜 이런 상반되는 기능이 우리 몸에 존재하는 것일까?

결론적으로 말하자면 교감신경은 진화상에서 생존에 관계된 거시적인 운동을 위해 발달하였다. 즉 다른 동물들이 대체적으로 빠른 움직임을 위한 신체구조로 진화를 하였기 때문에 인간도 그 먹이를 잡기 위해선 빠른 움직임을 위한 신체구조로 진화해야만 했다. 만일 그렇게 진화하지 않았다면 초식동물로 진화했거나 진작에 굶어 죽었을 것이다.

하지만 중요한 점은 이런 교감신경의 항진이 우리 몸의 평상시 항상성에 많은 스트레스로 작용한다는 것이다. 요컨대 평상시의 고요한 심박동이나 호흡, 그리고 안정된 상태와는 상반되게 매우 흥분된 상태로 몸을 만드는 일시적인 항상성의 교란은, 말 그대로 먹고 살기 위한 또는 포식자로부터 달아나기 위한 어쩔 수 없는 체내의 희생이다.

부교감신경은 이런 스트레스 상황에 효율적으로 대비하기 위한 평상시의 안정된 신체반응을 주로 유도하고 있다. 즉 교감신경이 우리가 격렬하게 움직여야 할 신체 반응을 유발한다면 부교감신경은 격렬하게 움직일 때를 대비하여 몸에 에너지를 저장하고 안정시키는 작용을 한다. 다음 면의 표를 보면 쉽게 이들의 작용을 비교하여 이해할 수 있다.

우리가 사냥하거나 사자에게 쫓기지 않을 때 우리 체내에서는 우리가 섭취했던 음식물을 대사하게 된다. 어찌 보면 음식물 섭취 자체가 외부 물질의 신체 반입이기 때문에 이것은 우리의 항상성을 교란하는 작용을 한다.

장기	교감신경 자극 효과	부교감신경 자극 효과
동공	확장	수축
심장	심박수 증가, 수축력 증가	심박수 감소, 수축력 감소
폐	확장	수축
선조직	약한 분비	풍부한 분비
소화관	약한 연동운동	강한 연동운동
간	포도당 유리	글리코겐 합성
담낭	이완	수축
신장	요 생산 감소	효과 없음
방광배뇨근	이완	흥분
혈액응고	증가	효과 없음
포도당 농도	증가	효과 없음
기초대사	100% 증가	효과 없음
기모근	흥분	효과 없음
골격근	당원 분해의 증가수축력 증가	효과 없음

생물체는 이 교란을 자신의 항상성을 유지하기 위한 에너지와 물질로 흡수하는 신체 구조를 진화시켜 왔다.

부교감신경은 우선 식사를 한 후에 소화관의 운동을 활성화시켜 소화가 활발하게 이뤄지도록 명령을 보낸다. 이를 위해 소화관 근육이 충분히 활동하도록 많은 혈액이 필요해진다.

그래서 신체의 다른 조직에 있는 혈액을 소화관 쪽으로 비중을 두어 분배하며 식사 후에 졸리운 것은 바로 이 때문이다. 머리에 공급되던 평상시의 혈액량보다-식사 후엔 소화관에 더 많은 피를 보내줘야 하기 때문에- 더 적은 피가 공급되기 때문에 뇌의 전체적인 활동량이 줄어들어서 졸음이 오는 것이다.

부교감신경은 이뿐 아니라 소화를 돕기 위한 여러 선조직을 활성화시켜 소화액을 분비하도록 하고 담낭도 수축시켜 담즙이 분비되어 지방질의 소화를 돕는다. 또 간에서 글리코겐의 합성을 촉진하는데, 글리코겐은 포도당을 저장하기 위해 포도당의 모양을 잠시 변형시킨 것이다.

즉 에너지를 사용하는 형태가 아닌 저장하는 형태로 바꾼다. 나중에 에너지를 사용해야 할 시기에 대비한 저축 작용이다.

또 부교감신경은 교감신경으로 항진된 신체를 진정시키는 작용을 하여 우리 몸을 최대한 빠른 시간 내에 안정시켜 항상성 회복을 돕는다.

스트레스 반응은 다른 이름으로 'Fight or Flee', 즉 싸우거나 도망가는 반응이라고 부르기도 한다. 스트레스 반응 자체가 몸을 이원화하여 물리적인 힘을 쓸 때 그 쪽으로 에너지를 집중시켜 주고, 힘을 쓰지 않을 때는 에너지를 저장할 수 있도록 이원화한 체계가 우리 몸에 있음을 알려주는 것이다. 이 이원화는 그렇지 않은 동물보다 훨씬 생존에 유리하기 때문에 자연계의 진화에서 살아남게 된 것이다.

그렇다면 스트레스 반응이 왜 키와 관련 있단 말인가? 현재 사자에게 쫓기거나 토끼를 잡기 위해서 뛰어다니는 사람은 거의 없다. 이 스트레스 반응이 현대에 무슨 의미가 있단 말인가? 이에 대한 답은 다음의 미시적 스트레스 반응을 살펴보면 알 수 있다. 스트레스에 많은 지면을 할애하는 이유도, 스트레스의 정확한 기전을 알아야 적절히 대응할 수 있고, 이 대응이 키 성장뿐만 아니라 평생 건강에 관계되어 있기 때문이다.

미시적 스트레스 반응

우리 몸은 스트레스 반응의 관점에서 크게 세 부분으로 나눌 수 있다.

첫째 에너지를 저장하기 위한 부분, 둘째 이들을 사용하는 부분, 셋째 이들을 연결해 주는 부분인 혈관이다.

안정된 휴식 상황에서는 앞에서 살펴본 바와 같이 체내에 동화 작용이 활발히 일어나 에너지를 저장하기 위한 기전들이 주로 일어난다. 즉 소화기 흡수 촉진을 위한 혈액의 재분배, 에너지 저장을 위한 호르몬 분비, 운동기로의 혈액 공급 감소 등이 일어난다.

이제 단위를 혈액의 역동적인 관점에서 좀 더 낮추어 호르몬 수준으로 내려가 보겠다. 호르몬은 혈액에 녹아 흘러가 신체의 다른 곳에 작용을 나타내도록 신호를 전달해주는 아주 작은 생체 분자들이다. 그런 만큼 대부분 작용을 나타내는 기관에서 먼 곳에서 분비된다.

예를 들어 앞에서 잠깐 살펴본 부신이라는 조직은, 매우 멀리 떨어진 머리 속 뇌하수체에서 분비된 호르몬의 영향을 받아 아드레날린이란 호르몬을 분비하게 된다.

이 아드레날린은 다시 심장과 뇌, 폐, 피부, 소화관에 퍼져 작용을 나타낸다. 이처럼 호르몬은 분비되는 곳에서 멀리 있는 곳에 어떤 작용을 나타내라는 신호만 보내준다. 물론 바로 옆의 세포나 스스로에게도 보낼 수 있지만 여기서는 주로 멀리 보내는 작용을 살펴본다.

호르몬의 이런 작용은 흡사 예전에 임금이 옥쇄를 찍은 문서를 각 지방의 관리에게 보내어 일을 지시하는 것과 같다. 만일 옥쇄를 찍은 문서에 어느 산골에 가서 언제까지 절을 몇 평 규모로 지어놓으라는 내용이 적혀 있다면 그 지방의 관리는 명령에 따라 충실하게 역할을 수행할 것이다.

얇은 종이 한 장에 적힌 글이지만 그것에 복종하도록 약속되어 있으므로 실제 엄청난 규모의 공사를 일으킬 수 있다. 호르몬도 마찬가지다. 인간의 신체는 호르몬이란 메시지에 충실히 따르도록 진화하여 왔다. 극소량의 호르몬이라도 대규모의 신체 반응을 유발할 수 있다.

하지만 이 작용이 일어나려면 전제 조건이 있다. 우선 호르몬이 정확히 그 작용을 일으킬 조직으로 운반되어야 한다. 흡사 옥쇄가 찍힌 문서가 지방의 관리에게 제대로 전달돼야 공사가 진행되는 것과 같다.

이를 위해 우리 몸의 세포 하나 하나에는 그 표면에 수용체라는 독특한 구조가 존재한다. 우체국에서 지정한 우편번호와 주소처럼 특정 물질을 세포 안으로 전달하기 위해 코드가 일치하는지를 확인하는 구조물이다. 호르몬이라는 우편물이 조직에 도달해도 우편번호가 다르면 그 호르몬은 세포에 흡수되지 못해 작용을 일으키지 못한다.

이렇게 각각의 세포는 저마다 적합한 신호코드를 갖고 있으며 호르몬은 그와 정확하게 맞물리도록 제작돼 있는 신호코드를 갖고 있으므로 정확한 지점으로 신호를 전달할 수 있다. 다음에 살펴볼 호르몬들은 이렇듯 필요한 기관에 찾아가 여러 가지 반응을 일으키는데 이것이 바로 미시적 스트레스 반응이다.

먼저 가장 흔히 알고 있는 아드레날린이란 호르몬은 부신에서 분비되어 피부근육을 수축시키고 털을 뻗치게 하는 작용을 한다. 앞에서 살펴본 교감신경과의 연계 작용이다. 또 지방의 저장소에서 지방산을 유리시킨다. 포도당과 글리코겐의 관계와 유사한 것으로 지방은 글리코겐처럼 저장에 유리한 모습이고, 지방산은 포도당처럼 직접 연료로 사용하기에 적합하다. 아드레날린은 간에서의 포도당 유리도 촉진시켜 결과적으로 지방산과 포도당이 혈액 속으로 유입되도록 한다.

이렇게 유리된 에너지원들(지방산과 포도당)은 근육조직과 뇌에 공급되어 활동력을 증가시킨다. 즉 지방산과 포도당은 자동차의 휘발유와 같은 역할을 한다.

이 밖에도 아드레날린은 심장과 뇌, 폐의 혈관을 확장시켜 이들 조직에 혈액이 보다 많이 올 수 있도록 물리적인 환경을 만든다. 물론 심장의 박동력도 증가시킨다.

이와는 반대로 중요성이 감소되는 조직, 즉 피부와 소화기관의 혈관은 수축시킨다. 밥을 먹고 바로 운동을 하면 소화가 잘 안되는 이유는 운동을 위해 손발의 근육으로 혈액이 분배되어 소화력이 떨어지기 때문이다. 알고 보면 이러한 혈액의 재분배에는 아드레날린이라는 호르몬의 작용이 밑바탕에 깔려 있다.

다음에 살펴볼 호르몬은 바소프레신이란 호르몬이다. 이 호르몬은 신장에서 수분이 빠지는 것을 지연시킨다. 운동할 때 땀의 배설 등 체액 손실을 보상하고 혹시 있을지도 모르는 혈액의 유출에 대비하는 것이다. 언제 사자가 달려들어 할퀼지, 언제 토끼를 쫓다 넘어져서 피를 흘릴지 모르므로 이에 대한 대비를 하는 것이다.

또 코티솔이라는 호르몬이 분비되는데, 이는 강력한 염증 억제 작용을 한다. 우리 몸의 모든 치유과정은 염증이란 과정을 거쳐 일어난다.

이런 염증을 우리가 쉽게 자각할 수 있을 때는 몸에서 국소적으로 열이 나고, 통증이 있으며, 벌겋게 부어 있는 부위가 있을 경우이다. 염증은 그 부위를 치유하는 인자들이 모여들어서 생긴다. 그러나 일단 만성화되면 그 자체가 병적인 작용을 나타낸다.

특히 스트레스 반응 상황에서는 상처가 생길 확률이 굉장히 높기 때문에 상처 염증을 빨리 가라앉힐 필요성이 있다. 코티솔이 이런 역할을 한다.

코티솔은 또한 일시적으로 근육조직의 포도당 이용을 감소시킨다. 신경세포가 포도당의 이용을 쉽게 하도록 하는 과정이다. 우리가 움직일 때 동작을 위해선 모든 명령이 대뇌에서 내려져야 하며 그 통로가 신경세포이다. 코티솔은 정보의 통로인 신경세포를 도와 움직임을 위한 명령 체계를 먼저 돕는다.

이뿐만 아니라 아미노산의 포도당 전환과정을 활성화시킨다. 이는 글리코겐에서 포도당을 만드는 것보다는 변칙적인 방법이다. 즉 스트레스 반응에서 신체는 포도당의 이용 요구가 급증하므로 다른 과정을 통해서도 포도당을 공급해야 하는데 이것을 돕는 것이 코티솔이다.

코티솔은 또한 포도당이 조직에 저장되는 것을 아주 제한시킨다. 포도당이 혈액으로 잘 유입되도록 하는 역할을 하기 위해서다. 즉 스트레스 반응을 위한 에너지 제공에 단단히 한몫을 한다.

코티솔은 또한 면역 조직인 임파구의 단백질을 포도당으로 전환시킨다. 이는 몸이 비상상태에서 면역조직을 희생시키는 것으로 아주 중요한 의미를 지니므로 잘 기억해 두길 바란다. 몸이 에너지원을 얻기 위해 면역조직을 희생시키는 이유는 면역 조직들이 간이나 심장처럼 특별한 구조적 체계를 이루지 않고 혈액이나 조직에 떠 있는 상태이기 때문에 일시적으로 감소시켜도 별로 구조적인 손해를 입히지 않기 때문이다.

만일 포도당이 필요하다고 심장의 조직에서 단백질을 포도당으로 전환시켜 공급한다고 생각해 보라! 스트레스 상황이 많아지면 심장 조직은 차차 녹아 없어져 버릴 것이다! 그런데 이런 면역조직의 희생은 코티솔의 염증 억제와 더불어 우리 몸의 면역력을 떨어뜨리는 데 아주 중요한 의미를 지닌다.

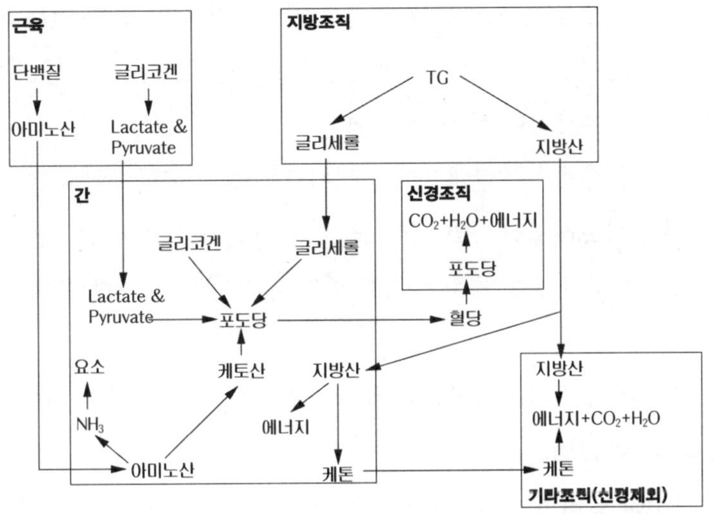

| 스트레스 상황에서 일어나는 몸의 에너지 사용

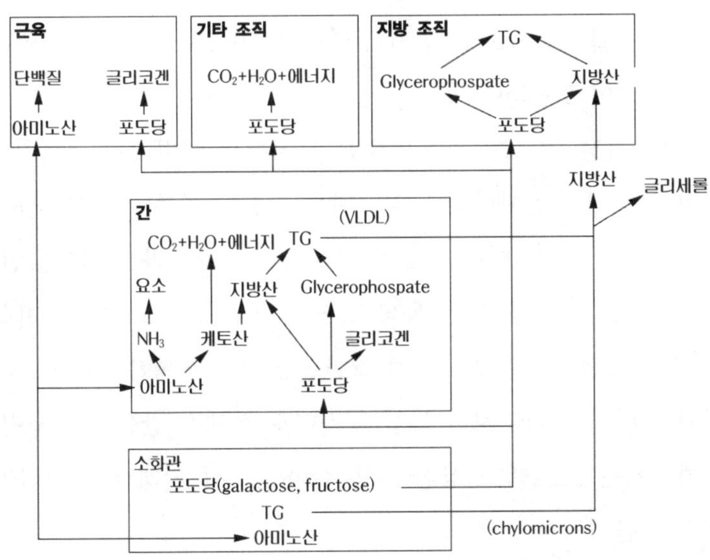

| 비스트레스 상황에서 일어나는 몸의 에너지 저장

그 밖에 스트레스 상황을 대뇌가 인식하면 머리 속에 있는 뇌하수체에서는 앞에 서술한 호르몬들 외에 성장 호르몬과 부신피질자극호르몬, 프로락틴 등을 분비한다.

이들이 지방산을 혈액으로 움직이도록 돕고 이렇게 분비된 성장 호르몬, 아드레날린, 코티솔 그리고 지방산이나 포도당 등은 결과적으로 혈액의 응고력을 증가시켜 상처가 났을 때 지혈을 돕기도 한다.

이제 머리가 복잡해질만큼 많은 반응들이 우리 몸에서 일어나고 있음을 살펴보았다.

간추려 말하면 스트레스 상황에서는 뇌하수체에서 몸을 깨우는 옥쇄 편지를 보내는데 그 내용은 우리 근육으로 영양분을 보다 많이 공급하여 신체적인 움직임을 좋게 하도록 하는 것이다. 그리고 혹시 일어날지도 모르는 상처나 기타 상황에도 효율적으로 대비하는 시스템이 포함되어 있다.

이때 가장 중요한 시작 명령은 두뇌에서 내린다는 것이다. 우리가 스트레스 상황이라고 인식하는 부위는 피부나 근육, 심장이 아니라 두뇌이다. 머리에서 이 상황이 스트레스라고 판단되면 시상하부-뇌하수체를 통해 옥쇄 명령을 내린다. 그 명령은 전화처럼 빠른 교감신경과 전보처럼 확실한 호르몬을 통해 온 몸으로 전달되고 명령이 떨어지기 무섭게 곧바로 신체적 반응들이 생긴다. 뇌하수체는 스트레스 상황이 종료되었을 때 원래로 복원시키는 역할도 한다.

다시 한 번 강조하는 것은 이런 스트레스 반응에서는 면역조직

을 희생시킨다는 점인데, 이는 자연계에서는 어쩔 수 없는 선택일
지 몰라도 현재의 인간에 이르러서 전혀 다른 의미를 지닌다.

현대의 스트레스 반응

직장에서 상사가 여러분에게 서류를 던지면서 이따위로 일하려
면 차라리 집어치우라고 소리를 질렀다고 가정하자. 여러분은 분
명히 갑자기 가슴이 두근거리면서 심장이 빨리 뛰고, 호흡이 가빠
지며, 눈이 커지다 못해 조금 있으면 뻘개지며, 몸이 부르르 떨리
고, 주먹에 힘이 들어가는 것을 느낄 것이다. 그날 밤은 잠도 잘 안
오고, 일단 잠들어도 깊이 잠들지 못하며, 다음 날 아침 매우 피곤
해진다.

일상적인 유머는 그냥 웃어 넘기고 쉽게 잊어 먹는데 상사가 소
리 지른 것은 지속적이고도 반복적으로 머리에 떠오른다. 꿈속에
까지도! 이런 스트레스를 자주 받다 보면 오래지 않아 여러분은 감
기 기운을 느끼며 몸이 쇠약해진다.

이제 여러분은 스트레스 반응이 왜 정신적인 것과 육체적인 반
응으로 결부되는지 감을 잡았을 것이다. 직장 상사가 고함을 지르
며 서류를 던졌을 때 우리 몸에서 스트레스 반응이 일어나는 것을
실제 느낄 수 있다. 그렇다고 직장 상사 멱살을 잡으며 한 대 후려
갈길 수는 없다. 그냥 조용히 자리로 돌아갔다가 몇 분 뒤 커피나
담배 한 대 피우러 나가거나 엉뚱한 곳에 화풀이를 할 뿐이다. 즉

즉각적인 Fight or flee 반응을 유발할 수 없는 사회에 우리는 살고 있는 것이다!!

하지만 우리 몸은 이렇게 몸이 흥분해서는 안 된다는 상황을 아직까지는 이해하지 못한다. 즉 아무리 직장 상사가 서류를 던지고 모욕을 주어도 마음 편안하고, 숨도 가빠지지 않고 심장도 평소처럼 뛰고, 정신적인 스트레스도 안 받으며 그날 밤 잠도 잘 자는 사람은 오히려 이상한 것이다.

이는 자연계에서 스트레스 반응이 공포나 폭력, 분노, 혐오스러운 환경을 빨리 회피하기 위해 발달한 반응이므로 감정과 매우 밀접한 관계를 갖고 있기 때문이다.

즉 실제로 육체적인 활동을 요구하는 상황이 아니더라도 이런 감정이 유발되면 우리 몸은 자연스럽게 그 환경에서 피하려는 육체반응을 시작하는 것이다.

하지만 당신은 직장 상사가 소리치자마자 그 자리를 박차고 도망갈 수 없다! 이 같은 정신적인 판단을 하는 종착지가 시상하부이고 이 시상하부의 명령에 의해 육체적 반응을 일으키는 부분이 뇌하수체이다. 즉 시상하부와 뇌하수체는 우리 정신상태와 육체상태가 연결되는 중요 통로이다.

이제 여러분은 왜 스트레스를 많이 받으면 나중에 심혈관계 질환이 몇 배나 더 잘 일어나는지를 이해할 수 있을 것이다. 스트레스를 받았을 때 우리 몸에서는 근육에서 잠재적으로 사용하게 될 막대한 에너지를 혈관으로 뿜어낸다.

하지만 그렇게 뿜어진 에너지를 근육활동(직장 상사의 멱살을 잡고 싸운다든가, 책상을 뒤엎고 발악(?)을 한다든가의 활동)에 쓰지 않고 그대로 사그라뜨린다. 그러면 혈관에 나온 에너지원들은 바로 쓰이지 못해 혈관 안에 많은 시간 남게 되며, 동맥경화를 잘 일으키는 환경을 만든다.

그렇다면 스트레스를 받았을 때 어떤 방법이 가장 효과적일지는 자명한 일이다. 바로 운동을 하는 것이다. 그래야 스트레스 호르몬이 빨리 분해된다!

우리 몸이 그렇게 진화해 왔기 때문이다. 이제부터는 스트레스를 받으면 담배를 피우거나(담배를 피우면 혈액이 더 끈적거려져 심혈관계 질환에 걸릴 확률이 훨씬 높다) 컴퓨터 모니터를 보면서 고민하지 말고 계단을 뛰어다니거나 줄넘기를 하는 등 육체 활동을 하면서 극복하자.

직장에서의 스트레스뿐만 아니라 학생들의 학업 스트레스도 마찬가지이다. 학생들이 그렇게 하면 혼자 고민하면서 담배를 피우는 학생들보다 훨씬 더 키 성장에 유리한 변화가 일어난다는 점을 명심하자.

정신적인 스트레스는 흔히 반복되어 기억된다. 우리가 중대한 스트레스 상황, 예를 들어 사자를 보고 다음에 절대 잊지 않도록 순간적인 기억력을 높였던 것처럼 우리 몸이 스트레스 상황을 잘 기억하도록 이뤄졌기 때문이다.

특히 자연계에서 스트레스 상황은 생존에 직결되었기 때문에 이들 기억은 매우 중요했다. 스트레스 상황은 몇 년이 지나도 잘 잊혀지지 않는다. 우리 몸이 스트레스 상황을 반복해서 재생함으로써 잊지 못하도록 하는 것이다. 그래서 심한 스트레스를 겪은 사람은 그 기억이 반복적으로 되살아나 극심한 고통에 시달린다. 이를 '외상 후 스트레스 장애' 라고 하며 예전에 삼풍 백화점 붕괴사고에서 살아남은 사람들이 계속해서 악몽을 꾸고 처참한 장면을 떠올린 것을 예로 들 수 있다. 비단 이처럼 심각한 지경은 아니더라도 정신적인 스트레스를 받으면 그 상황이 적어도 하루 이틀은 계속 떠오르게 된다.

스트레스 상황에서 분비되는 스트레스 호르몬은 우리 몸을 각성시키는데 이 작용 때문에 불면에 시달리게 된다. 물론 성장호르몬도 적게 나온다. 잠을 자도 스트레스 호르몬이 깊은 잠을 방해하므로 밤 사이에 우리 몸을 건강한 상태로 되돌려 놓지 못해 피곤한 아침을 맞이한다. 결국 이것도 면역력을 떨어뜨리는 데 일조한다.

필자가 아는 한 학생은 키가 작다는 고민에 빠진 나머지 밤에 잠도 안 자고 연습장에 고민을 낙서하느라 불면의 나날을 보내고 있었다. 진료실에 찾아온 그 학생을 상담하면서 필자는 '키 큰 사람 싱겁다', '키 큰 사람 속 없다' 는 속담을 들어본 적이 있느냐고 물어보았다. 그리고 스트레스로 자꾸 고민하는 사람보다 그것을 쉽게 잊는 성격이 키가 크는 데 좋다는 말이라고 설명해주었다.

예전에는 '작은 사람이 다부지다' 는 이미지를 갖고 있어서 상대적으로 허우대만 멀쩡한 키 큰 사람을 이렇게 빗대어 이야기했지만 필자의 생각으로 이 말은 다시 뜯어보면 참으로 뜻깊은 내용을 담고 있다고 본다.

이 말의 의미를 이해한 학생이 나중에 찾아와서 불면과 만성피로, 학업저하 등의 증상이 나아졌다고 감사 인사를 했다. 필자가 그 학생에게 권한 것은 조깅과 줄넘기였다. 차라리 고민할 시간에 육체활동을 하라고 했다.

왜 운동을 하도록 시켰을까? 스트레스 반응 자체가 육체 활동을 유발하기 위한 기전이기 때문이다. 이런 육체활동으로 혈중의 스트레스 호르몬을 날려버리면 학생의 몸의 키뿐만 아니라 마음의 키도 키우는 일석이조를 얻을 수 있다. 전보다 훨씬 밝아진 그 학생과 부모님의 표정이 아직도 생생하다.

대개 쥐에게 지속적인 스트레스를 주면 최종 성장이 줄어들며 이 스트레스는 누적효과가 있다. 쥐에게 줄 수 있는 스트레스의 종류는 첫째로 몸을 못 움직이게 하는 행동학적 스트레스, 둘째로 염증 반응 유발 주사를 놓는 면역학적 스트레스, 마지막으로 이들을 함께 주는 복합 스트레스가 있다.

이 가운데 당연히 복합 스트레스가 성장에 더 큰 지장을 가져온다. 스트레스 상황에서 증가된 혈중 스트레스 호르몬에 의해 성장에 써야 할 체내 에너지들이 쉽게 소진되고, 뿐만 아니라 여러 경로를 통해 성장에 대한 여러 기전이 억제되기 때문에 일어나는 현상이다.

'성장 에너지 효율성' 은 몸에서 성장에 사용할 에너지가 성장에 제대로 쓰이는 정도를 가리킨다. 스트레스 상황에서는 성장 에너지 효율성이 떨어지며 특히 소화능력이 약한 소음인 체질 아이들의 증상이 심해진다.

마지막으로 이와 관련된 내용, 즉 스트레스가 소화기계에 미치는 영향을 살펴보자.

스트레스를 받으면 식욕이 떨어지고 소화불량에 걸리기 쉽다. 우선 입맛부터 사라지는데 이것 또한 스트레스 호르몬의 작용이다. 스트레스 반응으로 인해 교감신경이 항진되면 부교감 신경이 자동으로 저하되어 소화에 불리한 환경, 즉 소화관 운동과 소화 효소 분비 등이 억제되는 환경이 만들어지고 이 증상이 만성화되면 소화불량에 걸리게 된다.

스트레스로 인해 교감 신경에서 분비되는 부신피질자극호르몬-유리호르몬, 아세틸콜린 등은 소화관 점막에 존재하는 비만세포에 영향을 미치는데 비만세포는 이들 호르몬의 영향으로 세포 안에 있는 여러 물질을 주변으로 방출하게 된다.

참고로 비만 세포는 주변 세포들에게 영향을 미치는 여러 물질을 합성하여 많이 갖고 있다. 일단 이러한 물질들이 방출되면 소화기 장관의 투과율이 증가하여 몸에 좋지 않은 것들도 쉽게 흡수되도록 한다. 즉 이런 스트레스성 반응이 있기 전에는 투과되지 않던 염증 유발 물질이나 항원, 독소 등이 스트레스로 인해 투과될 수 있다.

물론 스트레스 초기에는 이들 나쁜 물질에 대항하여 끈적끈적한 점액질의 물질이 분비되어 보호기능을 하지만 스트레스가 만성화되거나 강도가 높아지면 점액질 분비도 고갈되고 우리 몸에 좋지 않은 물질들이 쉽게 투과되어 체내로 들어온다.

따라서 병에 걸릴 확률이 높아지고, 알레르기 증상을 더욱 악화시키며, 광범위하게 신체에 나쁜 영향을 끼칠 원인이 생기는 것이다.

　스트레스 자체가 면역력에 부담을 주기도 하지만, 이렇게 소화기를 통해 병에 대한 감수성을 높이는 기전이 함께 존재한다는 것도 잘 알아야 한다.

　일반적으로 이들 소화기 질환을 동반한 성장 장애에는 한약의 치료 효과가 아주 좋다. 예민해서 조금만 기분이 좋지 않아도 밥을 잘 먹지 않는 아이들에겐 그래서 정기적인 한약 투여가 큰 도움이 된다. 그리고 몸에 열이 많은 소양인 아이들이 이런 기전에 의해 알레르기 증상이 심해질 때도 한약이 효과적이며 근래에 유행하는 아로마 요법과 병행하면 더욱 효과가 높아진다.

4 영양과 성장_

유전적인 것을 제외하고 키에 가장 큰 영향을 미치는 것이 영양이다. 흔히 운동을 통해 성장호르몬이 많이 분비되기 때문에 사람들은 영양보다 운동이 더 중요하다고 생각할지 모르지만 실제로는 그렇지 않다.

적절한 아미노산의 섭취로 성장호르몬이 유발될 뿐 아니라 실제 모든 물질적인 기초들은 모두 음식을 통해 이뤄진다. 그러므로 영양 섭취가 부실한 상태에서는 충분한 성장호르몬의 분비를 기대할 수 없다. 물론 영양과 함께 적절한 운동과 심리적 환경, 기타 여러 가지 여건이 조화를 이루어야만 적절한 성장이 이뤄진다.

요즘 사회에서 영양을 제대로 섭취하지 못하는 사람이 어디 있느냐고 반문할 수도 있지만 실제로는 그렇지 않다. 서구화된 식생활에 의해 칼로리는 높지만 정작 몸에 필요한 성분을 골고루 섭취하는 식단은 좀체 찾아보기 힘든 현실이다. 밥상 앞에서 반찬 투정을 하며 매일 과자와 인스턴트 음료수를 입에 달고 사는 수많은 아이들을 보라! 그리고 입이 짧아서 음식을 골고루 먹지 않는 아이들을 유혹하는, 입에만 맞는(몸에는 맞지 않는) 수많은 제품들을 보라.

진료실에서는 아이가 밥을 잘 먹지 않아서 걱정인 부모님들을 의외로 자주 보게 된다. 물론 자녀의 실제 적정 섭취량보다 부모님의 기대치가 높아 억지로 먹이려는 성향(food force)이 아직 우리 사회에 만연해 있기도 하다. 그러나 비위가 허약해서 잘 먹지 못하는 아이들이 많은 것도 사실이다.

그리고 일반적으로 간과하는 중요한 사실이 하나 있다. 그것은 식욕을 조절하는 기전에 대한 내용이다. 이 부분을 정확히 알아야만 우리의 자녀들이 어떤 식생활을 해야 하는지에 대한 관(觀)이 생길 것이다. 자연계에서 나오는 단 음식들은 대부분 풍부한 영양을 함유하고 있다. 우리가 흔히 떫거나 매우 쓴 자연계의 식품들보다 달고 맛있는 식품들을 좋아하는 것은 우연의 일치가 아니다.

훨씬 이전 지구상에서 진화를 거듭했던 우리의 조상들은 대지의 식물과 동물을 식량 삼아 먹게 되면서 생존에 유리한 음식 맛의 공통점을 알게 되었다. 그것이 바로 달고 맛있는 느낌이었다. 이런 맛은 우리 몸에서 기분이 좋게 느끼도록 보상해 주는 긍정적인 감정 반응을 일으킨다.

덜 익은 과일을 먹으면 영양분이 충분하지 않을 뿐 아니라 배탈이 난다. 그래서 덜 익은 과일이 내는 떫은 맛을 싫어하게 된 것이다. 또 썩고 있거나 불쾌한 냄새가 나는 식품, 즉 상한 식품의 맛이나 냄새도 싫어하게 되었으며 이런 감정의 기준은 모두 자신의 생존에 이 식품이 유리한가 불리한가를 평가하는 기준이었다.

거시적인 관점에서 눈으로 보아 색깔이나 모양을 평가하고, 냄새와 맛으로써 미세한 분자수준까지 식품을 검사할 수 있도록 우리는 진화한 것이다. 그리고 자연계에서 이렇게 좋은 감정을 유발하는 달고 맛난 음식들은 모두 자연식 그대로였기 때문에 풍부한 영양분이 골고루 들어가게 되었고 그런 본능은 수백만 년 동안 인간의 본능 속에 자리잡게 되었다.

하지만 불과 100년도 안 되는 사이 인간의 식품 문화는 급격히 변하여 아주 단 맛을 내는 식품들을 조합하여 우리의 구미를 자극하게 되었다. 간단한 예를 들어 식전에 초콜릿 아이스크림을 먹는다고 가정해 보자. 엄밀히 말해 초콜릿 아이스크림은 칼로리는 높으나 과일인 사과에 비하면 여러 영양소가 골고루 들어 있지는 않다. 그런데도 초콜릿 속의 많은 당분들로 인해 우리의 뇌는 포만감을 느낀다.

이는 매우 중요한 의미를 지닌다. 자연계의 당분은 포만감의 기준이 될 만큼 중요한 자원이었다. 당장 우리가 이런 글을 읽고 이해할 수 있는 두뇌 기능도 모두 포도당 에너지에 의해 가능하다. 자연계에서는 달콤한 식품을 먹게 되면 당분의 양과 비례해서 적절한 비타민과 미네랄 등 많은 영양소를 골고루 섭취할 수 있다.

하지만 인스턴트 식품은 그렇지 않다. 우리 몸은 초콜릿 아이스크림의 편중된 칼로리만 섭취하고도 많은 양의 당분으로 인해 포만감을 느낀다. 식전에 아이스크림을 하나 먹으면 식욕이 싹 사라지는 것도 이 때문이다. 실제로 몸에 필요한 다른 비타민이나 무기질들은 충분히 섭취하지 못했는데도 말이다.

불과 100년 안에 일어난 이 갑작스러운 외부 변화에 우리 몸이 착각을 하고 있다. 우리 몸은 칼로리뿐 아니라 여러 다른 영양소를 골고루 섭취해야 되는데 편중된 식생활을 계속한다면 높은 칼로리로 살만 찌고 건강은 약해지는 아이들이 생길 수밖에 없다.

한 가지 더 짚고 넘어갈 것은 식품의 장기 보관을 위한 냉장 식품의 폐단이다. 물론 신선한 식품을 냉장 보관하는 것이 나쁜 것은 아니지만 문제는 물도 차갑게 냉장했다가 마시는 시대가 도래하였다는 것이다. 소화기가 튼튼한 사람은 관계 없지만 소화기가 약할 때는 물리적으로 찬 음식을 자꾸 먹으면 만성적인 소화 불량에 시달리게 된다.

우리 위장은 몸에서 가장 따뜻한 부위의 하나이다. 여러 효소들에 의해 음식물을 삭히는 부위인 만큼 따뜻한 온도는 이런 효소의 활성도를 높이는 데 중요하다. 그런데 찬 음식물을 자꾸 먹으면 위의 활성도가 떨어져 소화시간이나 소화에 필요한 에너지가 많아질 수밖에 없다.

그렇게 되면 만성적으로 부담이 되는 소화기관을 활성화하기 위해 부교감신경이 불필요하게 항진하며 이에 따라 위장이 좋지 않을 때 만성적인 나른함, 무력감과 피로감에 시달리는 것이다.

흔히 '체했다'고 하는 말에서 '체(滯)'는 머물러 있다는 의미이다. 음식물이 빨리 내려가지 않고 위에 머무르는 시간이 많을수록, 그리고 그것을 악화시키는 찬 음식을 많이 먹을수록 건강에 나쁘다. 찬 음식은 일단 섭취되면 지속적으로 갈증을 유발하므로 악순환이 계속되곤 한다.

흔히 한방에서 말하는 소음인 아이들, 즉 항상 입이 짧고, 몸이 수척하고, 밥 투정 잘하고 맛있게 먹더라도 많이 먹지 못하는 아이

곡류	보리, 팥, 수수, 검은콩, 율무, 메밀, 녹두, 들깨
채소류	오이, 당근, 배추, 유색상추, 도라지, 더덕, 참마, 토란, 미나리, 샐러리, 깻잎, 케일, 신선초, 컴프리
버섯류	영지, 운지
과일류	참외, 포도, 배, 감, 수박, 곶감, 머루, 매실, 파인애플, 바나나, 메론, 키위, 모과
건과류	땅콩, 밤, 잣, 아몬드
해산물	새우, 굴, 조개, 게, 재첩, 바지락, 전복, 오징어, 낙지, 문어, 고등어, 청어, 꽁치, 정어리, 참치, 갈치, 멍게, 해삼, 어패류, 등푸른 생선
육류	돼지고기
기타	결명자, 구기자, 오미자, 어성초, 오가피, 들기름, 우유, 홍차, 소금, 밀가루, 흰설탕, 달걀

들은 찬 음식을 먹는 습관부터 버려야 한다.

또 한 가지 살펴볼 것은 소음인 아이들은 찬물이나 아이스크림, 탄산음료처럼 물리적으로 찬 음식뿐 아니라 성질이 찬 음식들도 조심해야 한다. 한방에서 성질이 찬 음식이라고 규정하는 것은 소화에 부담이 된다는 의미를 포함한다.

위의 표는 잠정적으로 소음인들에게 좋지 않은 영향을 끼칠 수 있는 성질이 찬 음식들이다. 그러나 표의 내용이 절대적인 것은 아니며 이 가운데도 자신이 소화를 잘 시키는 것이라면 굳이 가릴 필요는 없다.

다음의 표는 소음인들에게 비교적 좋은 영향을 주는 따뜻한 성

곡류	현미, 찹쌀, 백미, 차조, 강낭콩, 완두콩, 참깨, 메주, 메주콩(흰콩)
채소류	양배추, 푸른 상추, 시금치, 가지, 감자, 고구마, 무, 열무, 연근, 우엉, 쑥, 쑥갓, 근대, 취나물, 냉이, 달래, 씀바귀, 도라지, 비름, 익모초, 파슬리, 호박, 피망, 마늘, 부추, 생강, 양파, 파
과일류	귤, 오렌지, 자몽, 레몬, 살구, 유자, 무화과, 대추, 사과, 토마토, 딸기, 복숭아
건과류	호도, 은행
육류	소고기, 닭고기, 개고기, 염소고기
해산물	미역, 김, 다시마, 파래, 가자미, 도미, 조기, 굴비, 연어, 멸치, 미꾸라지, 잉어, 상어
기타	구연산, 로얄제리, 클로레라, 포도당, 인삼, 녹용, 겨자, 계피, 두부, 치즈, 두유

질의 음식들로, 소화에 별 무리가 없고 도움이 되는 것들이다.

아이들이 같은 용돈으로 같은 시간에 포만감을 느끼게 하는 간식을 먹더라도 라면이나 떡볶이로 한 끼를 먹는 것과 김밥이나 비빔밥을 먹는 것은 큰 차이가 있게 마련이다. 김밥이나 비빔밥처럼 여러 자연물이 골고루 들어간 음식을 먹는 습관을 가진 아이들과 라면이나 떡볶이처럼 입에만 맞고 몸에는 별로 좋지 않는 식품을 먹는 아이들과는 나중의 키 성장뿐 아니라 건강에도 큰 차이가 있는게 당연하다.

식사 때 좋아하는 음식만 먹는 아이들에겐 뷔페 식사로 편식을 교정해 주는 게 좋다. 부모님이 넓은 그릇에 적당한 양의 음식을 골고루 담아 주는 방식이다. 이렇게 하면 아이들이 편중되게 입맛에만 맞는 음식을 섭취하는 것을 막을 수 있다. 사소한 습관 하나도 모두 키 성장에 영향을 미치므로 우리의 생활을 되돌아볼 필요가 있는 것이다.

성장의 필수영양소 칼슘의 비밀

우리 몸의 칼슘 저장량은 꽤 많아서 1kg에 달하지만 평상시 혈류 속에 흐르는 칼슘의 총량은 0.7g에 불과하다. 그러나 우리는 이 소량의 칼슘이 없다면 신경이 마비되어 어떤 물리적 충격도 인식하지 못하게 된다.

또 혈액의 응고 기전에도 칼슘이 꼭 필요하기 때문에 적절하게 있지 않다면 지혈작용에도 큰 차질이 생기게 된다. 또 칼슘은 근육의 수축에도 필수이므로 심장에 적절한 농도의 칼슘이 존재하지 않으면 심장은 당장 그 박동을 멈추게 된다. 반대로 칼슘이 너무 몸에 많을 때는 신장에 쉽게 결석이 생기고, 이런 상태가 계속되면 결국 요독증에 걸리며 머지 않아 죽게 된다.

우리 몸의 전체 칼슘의 99%는 뼈 속에 포함되어 있다. 뼈는 칼슘의 첫 번째 저장 장소이다. 뼈 속의 칼슘 저장량은 수시로 변하지만 혈액이나 세포 조직에서의 칼슘의 농도는 항상 일정한 수준을 유지한다. 칼슘은 앞에 살펴본 것처럼 여러 가지 효소들의 활성이나 세포 내 신호전달 기전, 근육수축 및 신경자극의 전도 등에 매우 중요한 역할을 하므로 단순한 무기질 이상의 매우 중요한 분자이다. 이 밖에도 칼슘은 백혈구의 탐식작용, 호르몬 분비, 섬모운동, 수정, 세포분열에도 작용한다.

혈액 내의 칼슘과 뼈에 있는 칼슘은 계속 왕래하며 칼슘의 체내 항상성 유지에 매우 중요한 역할을 하고 정밀한 호르몬의 통제 아래 일정한 수준을 유지하도록 조절된다.

음식물을 통해 흡수된 칼슘은 혈액 내의 칼슘 농도를 증가시키고, 다른 한편으로는 뼈에 들어가기도 하며, 대변과 소변으로 배설된다. 만일 혈액 내에 일정한 칼슘 농도가 유지되지 않는다면 우선적으로 뼈에 있는 칼슘이 혈액 중으로 녹아 나온다.

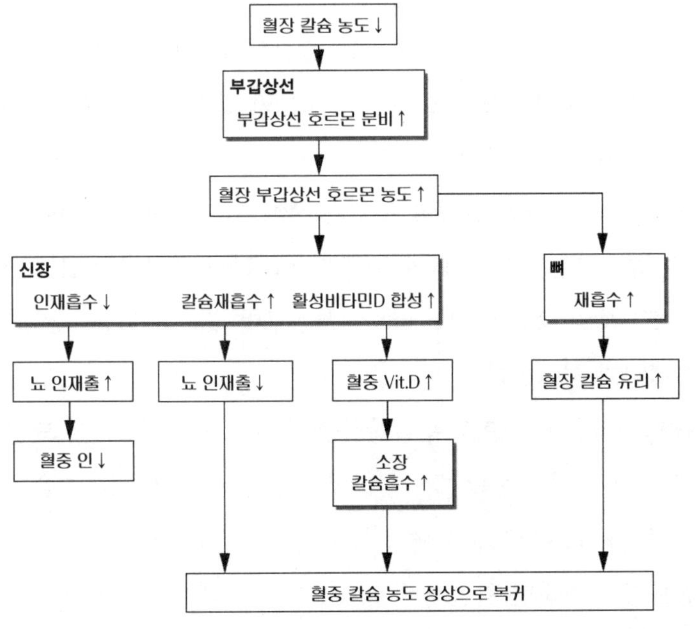

| 체내 칼슘 농도 조절 기전

뼈에 있는 칼슘은 빠른 기전과 느린 기전 등 두 가지 기전에 의해 유리된다. 빠른 기전은 무기질인 수산화인회석 결정으로부터 세포 밖으로 칼슘이온이 단순히 이동하는 것으로 칼슘이온은 곧바로 혈액으로 운반된다.

이는 순수한 물리적 기전인 '확산'을 통해 이동하는 것인데 치밀뼈보다는 해면뼈의 수산화인회석에 있는 칼슘이 주로 유리된다. 성인의 뼈처럼 완전히 성장이 멈춘 듯이 보이는 뼈에도 지속적인 리모델링이 일어나므로 칼슘은 끊임없이 뼈로 이동하고 뼈에서 나오고 있다.

칼슘을 유리시키는 다른 기전은 뼈에 영향을 미치는 호르몬의 작용에 의한 것이다. 부갑상선 호르몬은 조골세포를 통해 뼈의 파골세포를 활성화하여 뼈의 흡수를 촉진시키는데, 이 결과 칼슘이 유리된다. 이와 반대로 또 다른 호르몬인 칼시토닌은 갑상선에서 분비되어 뼈의 흡수를 방해한다.

조직과 혈액 내의 칼슘의 농도는 항상 일정하게 유지되어야 한다. 칼슘의 영양 결핍은 뼈의 약화를 초래하여 골절되기 쉽고, X선 사진으로 보면 촘촘한 하얀 색이 아닌 구멍이 많은 검은 색 쪽으로 음영 변화가 일어난다.

또 병리적인 반응으로 부갑상선 호르몬이 과다하게 생산되면 마치 뼈를 긁아 내라는 명령서가 많이 전달되는 효과를 내어 뼈의 흡수가 증가하고 혈액 내 칼슘의 농도가 증가한다. 비정상적으로 칼슘 농도가 증가하면 혈관벽과 장기에 비정상적인 칼슘의 침착이 일어날 수도 있다.

특히 성장하는 동안 뼈는 여러 가지 영양에 의해 영향을 받는데 가장 대표적인 것이 단백질과 칼슘이다. 음식에 단백질이 부족하면 아미노산이 결핍되어 뼈에서의 유기질 합성이 저하되고, 칼슘이 부족하면 뼈에서 석회화가 불완전하게 일어난다. 두 경우 모두 온전한 뼈 형성에 지장을 초래한다. 단백질과 칼슘이 콜라겐과 수산화인회석의 가장 중요한 두 가지 재료이기 때문이다.

소아의 칼슘 결핍은 구루병의 원인이 되며, 이는 어린이의 골연화증과 같은 것으로 비타민 D 결핍이 주원인이다. 구루병은 인공영양아에게 많고, 생후 3개월에서 6세까지의 시기에 발병하기 쉽다. 이 경우 뼈가 무르고 석회의 침착이 불충분하여 치아의 발생이 늦고, 중증이면 보행이 어려울 정도로 뼈의 변형이 온다.

이 병의 특징은 골격이 변형되는 것인데 특히 척추의 만곡이 두드러져 곱사등이 되기 쉽다. 그 밖의 증세로는 피부 창백, 두부 발한, 근육 이완, 복부 팽창, 운동기관의 발육 장애, 골단의 비후, 흉곽이나 두개골의 변형, 하지 내반 등의 변형이 일어난다.

이 병을 예방하려면 일광욕을 자주 하고, 적절한 영양을 섭취해야 한다. 이 병은 열대지방에서는 별로 볼 수 없는데, 연중 태양을 많이 쬐어 피부 속에서 비타민 D가 풍부하게 합성되기 때문이다. 아이러니컬하게도 햇볕이 가장 적은 북극지방에서도 구루병의 발생 빈도가 적은데, 생선을 많이 먹는 식생활로 비타민 D가 모자라지 않기 때문이다. 비타민 D가 많은 달걀이나 우유가 어린이의 주식이 되고 있는 유럽에서도 구루병은 드문 병이다.

우리의 뼈는 햇볕을 직접 받지 않으면서도 햇볕의 영향을 많이 받는 기관이다. 햇볕을 충분히 쬐지 못할 때는 식이성 비타민 D를 섭취하는 것이 좋다. 그 밖에 소아의 칼슘 결핍을 일으키는 다른 원인으로는 식이성 칼슘의 결핍, 만성 설사, 만성 신장염 등이 있으며 이 경우에도 비슷한 발육장애가 나타난다.

출생 후 1년 간은 뼈의 칼슘 성분을 100% 바꾸지만, 아동기에는 1년 동안 10%, 성인이 되면 2~4% 정도만이 새로운 칼슘으로 대체된다. 아동기에는 성장을 위해 뼈의 분해량보다 합성량이 크다. 성인은 분해와 합성 정도가 비슷하여 일정한 골격 크기를 유지하다가 갱년기 이후 분해량이 점차 증가하여 매년 0.7%의 골격이 감소한다. 그래서 골다공증이 발생하는 것이다.

우리 몸의 칼슘 흡수는 상당히 비능률적이어서 식품에 함유된 칼슘의 30~40%가 흡수되면 양호할 정도이다. 칼슘은 십이지장이나 소장의 입구에 있는 공장에서 가장 많이 흡수되고, 소화된 음식물에서 빠져 나와 체내로 흡수된다. 이 과정에서 흡수되지 못하고 남은 칼슘은 회장에서 흡수된다. 뼈에 좋다는 여러 식품들이 나와 있는 가운데 이들을 섭취하면 칼슘이 100% 흡수되어 '통뼈'라도 될 듯한 광고를 하고 있지만 실제로 그렇지 않다.

칼슘의 흡수를 촉진하는 여러 요인 중 신체의 요구량이 있다. 우리 몸이 요구하는 칼슘 수준이 높은 시기, 즉 성장기, 임신기, 수유기에는 칼슘 흡수율이 크게 증가한다. 고단백 식이와 비타민 C도 소화관 내의 환경을 산성으로 유지해 줌으로써 칼슘 흡수에 유리한 환경을 제공한다. 또 아미노산 중 리신과 아르기닌이 칼슘 흡수를 높인다는 보고도 있다.

그런가 하면 유즙에 포함된 유당이 칼슘의 흡수율을 15~50%나 증가시킨다고 한다. 이는 당과 칼슘 복합체가 형성되면 소장 벽의 투과율이 높아지고 소장 하부에서 알칼리성으로 인해 불용성 칼슘이 되면 흡수가 어렵게 되는데 이 과정을 억제함으로써 칼슘 흡수를 좋게 해 주기 때문이다.

칼슘 흡수의 조건을 만족시키는 1순위 식품으로 우유를 꼽는 것은 충분한 유당과 칼슘 및 무기질의 비율 때문이다. 칼슘과 인의 비율은 칼슘의 흡수에 영향을 주어 어느 쪽이든 다량이 있으면 다른 무기질 흡수를 방해한다.

즉 무기질의 종류에 따라 흡수 부위가 달라 적절한 양이면 충분히 흡수되나 한 쪽 여분이 많으면 서로 반응하여 인산칼슘염을 형성한다. 이들은 불용성을 띠기 때문에 잘 흡수되지 못하므로 두 원소의 섭취비가 1:1이면 체내 흡수율이 좋다. 우유는 이 비율을 잘 유지하는 식품으로 칼슘 섭취에 이상적이다.

국민영양조사 보고서에 따르면 한국인의 칼슘 섭취는 어패류(137.3mg), 채소류(93.3mg), 우유 및 유제품(58.4mg), 콩류 및 콩제품(57.0mg), 곡류(46.0mg), 해조류(34.3mg)순으로 이뤄진다. 칼슘 섭취량은 식물성 식품에서 287.9mg를, 동물성 식품에서 210.0mg을 각각 섭취하여 모두 497.9mg 정도를 섭취하는 것으로 나타났다.

서구에서는 우유 및 유제품으로 칼슘의 70% 이상을 섭취하는데 비해 우리나라에서는 이 비율이 11.7%에 그치고 있다. 다만 요즘엔 칼슘 보강 유제품이 지속적으로 나와 유제품 섭취가 증가하는 추세여서 이 비율이 급격히 높아지고 있다.

한국인은 멸치, 뱅어포 등 마른 생선류의 고칼슘 제품을 섭취할 때 말린 상태로 먹기보다는 끓여서 국물을 먹곤 한다. 이 때문에 국물 속에 녹아나는 정도가 매우 중요하다. 가장 대표적으로 많이 사용하면서도 우리의 뼈에 직접적인 도움을 주는 사골을 예로 들면, 한 번에 6시간씩 끓여 3번 정도 우려먹을 때는 충분한 칼슘이 국물로 나온다는 조사결과가 있었다.

그러나 이 횟수를 넘으면 녹아 나오는 양이 충분하지 않으므로 사골 국물 만들 때 참고하도록 한다. 표에는 나오지 않았지만 다시마, 미역도 칼슘이 잘 우러나는 식품으로 국물로 사용될 때 좋은 보조식품이다. 생리적으로 하루 필요한 양의 칼슘을 섭취하지 않을 경우, 우리 몸의 99% 칼슘을 미리 저장해 두는 뼈에서 칼슘이 빠져 나오는 현상은 당연한 것이다.

일반적으로 칼슘의 양을 제한한 식품을 먹인 동물 실험 결과, 실험 12시간 후에 부갑상선 호르몬의 혈중 농도가 증가하면서 해면골의 골밀도가 단 하루가 지난 뒤에도 크게 감소하는 것으로 밝혀졌다. 그러나 치밀골의 밀도는 실험 기간 동안 변화를 보이지 않았는데 이는 구조적인 안전에 가장 중요한 치밀골보다 해면골이 이 상황에서 분해되기 쉽기 때문임을 알 수 있다.

이때 뼈의 대사량은 크게 증가하는데, 이는 증가된 리모델링 기전 때문이다. 따라서 적절하고 일정한 칼슘의 섭취는 건강한 뼈 유지에 중요하다. 동물의 사료 성분 배합에도 반드시 칼슘을 보강하도록 하는데, 이 또한 칼슘의 중요성 때문이다.

식품	분량	칼슘함량
우유	1/2컵	100mg
고형요구르트	1/2컵	131mg
요구르트	1/2컵	120mg
아이스크림	1스푼	130mg
치즈	5장	613mg
순두부	1/2컵	120mg
두부	1/4모	181mg
뱅어포	7장	1056mg
중멸치	1,1/4컵	1290mg
동태	2토막	233mg
참치	2토막	235mg
꽁치통조림	2/3컵	277mg
정어리통조림	2/3컵	241mg
깨소금	1컵	1223mg
고춧잎	2컵	364mg
무말랭이	3,1/3컵	368mg
들깻잎	40장	215mg
케일	2장	181mg

성장을 촉진하는 5대 영양소

성장과 관련해 유전적인 것을 제외하고는 가장 많은 비중을 차
지하는 것이 영양이라는 것은 누차 강조되고 있다. '우리는 우리가

먹은 것 그 자체이다(We are what we eat).'

우리 몸을 이루는 모든 구성 성분은 공기를 제외하면 우리가 먹은 것으로만 만들어진다. 뼈뿐만 아니라 다른 모든 조직들도 먹은 음식을 통해 만들어지며 일반적으로 대부분의 세포가 6개월 안에 새로운 것으로 대체된다.

이런 면에서도 지속적으로 균형 잡힌 식사를 하는 것은 아무리 강조해도 지나치지 않다. 물질적인 기초는 곧 건강의 기초이기 때문에 뼈가 건강해지는 데 적절한 식이습관은 필수요건이다.

일반적으로 경구로 아미노산을 투여하면 성장호르몬 분비에 어느 정도 도움이 되는 것으로 알려져 있다. 이상적인 배합은 아르기닌:리신:오르니틴:글루타민이 2:1:2:1의 비율이다. 이 배합대로 섭취하면 결국 IGF-1의 레벨에도 영향을 주는 것으로 알려지면서, 미국에서는 이런 제품이 상품화되어 있지만 아직 우리나라에는 나와 있는 제품이 없다.

필자의 생각으로는 이 제품을 따로 복용한다 해도 음식을 골고루 먹는 습관보다는 틀림 없이 효율이 떨어질 것이다. 우리 뼈와 성장 호르몬은 아미노산으로만 이뤄지지 않기 때문이다. 또 다음에 서술하는 식품들에도 이를 만족시키는 성분이 충분하므로 구태여 외국 제품을 어렵게 구해 먹을 필요가 없다.

뼈에 좋은 식품으로 쉽게 먹을 수 있는 것이 바로 콩이다. 콩만큼 뼈에 도움이 되는 식품도 드물다.

콩에 다량 들어 있는 아이소플라본은 뼈를 튼튼하게 해 준다. 아이소플라본의 화학구조는 여성의 난소에서 분비하는 여성호르몬에스트로겐과도 비슷하다.

이는 성장기 아이들의 뼈 성장을 좋게 할 뿐 아니라 골밀도를 높여 골다공증을 예방한다. 두부, 된장, 두유 등 콩 가공식품 모두 좋지만 순두부에 아이소플라본이 가장 많으므로 순두부를 섭취할 것을 권하고 싶다. 칼슘 제품들이 뼈의 무기질 부분을 담당한다면 콩은 뼈의 유기질 합성에 뛰어난 역할을 하므로 우수한 식품이다.

호두와 땅콩 등 견과류도 뼈에 좋다. 마그네슘이 많이 함유되어 있기 때문이다. 마그네슘은 칼슘의 흡수를 돕는 미량 원소이면서 수산화인회석의 재료가 된다. 자두에 많은 보론도 뼈의 형성에 도움이 되고 호르몬 분비를 원활하게 하므로 한두 개씩 꾸준히 먹으면 좋다.

한창 성장기에 있는 아동들은 많은 양의 단백질을 섭취해야 한다. 쇠고기, 닭고기, 돼지고기 등 육류를 1주일에 1~2회 정도는 먹는 게 적당하다.

육류의 단백질은 필수 아미노산을 골고루 함유하고 있으며 다른 영양소와 함께 성장기에 흡수 이용률이 높아 뼈와 근육, 기타 기관의 형성에 반드시 필요하기 때문이다.

그러나 무슨 음식이든지 고도 비만이 생길 정도로 과다 섭취하면 성장호르몬 분비에 장애가 오고 일시적으로 과다하게 섭취하는 고기는 뼈에서 칼슘이 빠져나가게 하는 원인으로 작용하므로 주의한다. 적당량을 보통의 식사와 병행하는 것이 가장 좋다. 외식하면서 고기만 많이 먹는 식의 습관은 가급적 피하도록 한다.

의외로 육식을 못하는 아이들이 주변에 많다. 이 아이들에겐 식물성 단백질의 보고인 콩류 식품으로 대체하면 좋다. 콩에는 앞서 살펴본 아이소플라본뿐 아니라 리신과 아르기닌이 들어 있어 성장 호르몬 분비를 촉진하고 키가 잘 자라는 데 도움을 준다.

이 밖에도 몸에 필요한 칼슘, 당분, 인, 비타민 B 그룹 등이 들어 있어서 체내의 영양에 다방면으로 작용한다. 성장기에는 흰 쌀밥 대신 두세 종류의 콩과 현미를 섞은 밥이 좋다.

근래에는 우리가 우유를 너무 과대평가하지 않는가라는 목소리도 나오지만, 우유는 아직도 '완전식품'이라 불릴 만하다. 특히 우유의 풍부한 단백질과 칼슘은 아이의 성장을 촉진하는 데 가장 큰 역할을 한다. 우유 단백질은 필수 아미노산이 고루 들어 있어 콩과 함께 육류를 잘 먹지 않는 아이들에게 적절한 영양을 공급하는 성장식품이다.

우유에는 칼슘이 모유의 4배 정도 들어 있고 전체적인 칼로리도 모유보다 높아 키 크는 것만 따지면 모유보다 도움이 된다. 그렇다고 해서 유아기의 모유 수유가 갖는 중요성을 간과해서는 안 된다. 덩치가 큰 소가 송아지에게 먹이는 우유에는 덩치를 키우는 데 좋은 성분들이 많다.

이에 비해 모유에는 인간의 머리를 키우는 성분과 면역 강화 성분이 훨씬 더 많이 들어 있어 사람이 소와 달리 엄청나게 발달한 두뇌 활동을 할 수 있도록 하는 원동력이 된다. 하지만 아기가 젖을 떼고 난 후에는 우유가 현실적으로 더 나은 선택이다.

성장기 아이들은 하루 3컵 이상의 우유를 먹으면 충분한 칼슘을 섭취할 수 있다. 요즘은 칼슘 강화 우유가 많이 나와 한 컵에 하루 필요 칼슘이 들어간 경우가 많다.

만일 아이가 뚱뚱한 경우라면 칼슘 강화 우유를 한두 컵 마시게 하는 것이 도움이 된다. 그렇지 않다면 보통 우유를 석 잔 나눠 마시는 것이 더 좋다. 우유를 마실 때는 가능한 한 초코맛, 과일맛 등의 가공 우유를 피하고 흰 우유를 마시도록 한다.

가공 우유의 영양소는 흰 우유와 거의 다름 없지만 설탕이 들어 있어 칼슘 흡수를 방해하고 식욕을 감퇴시켜 다른 식품을 먹는 것도 방해하므로 좋지 않다. 우유를 싫어하거나 설사를 하는 아이들은 과일이나 콘프레이크 등에 말아 먹는 것도 방법이다.

소화력이 약한 소음인 아이들은 특히 우유를 마시고 설사를 하는 경우가 많은데 이는 우유 속 유당을 분해하는 효소가 적기 때문이지만 차게 마시는 습관 때문일 수도 있다. 이럴 땐 냉장고에서 꺼내 실온에 10분 정도 두었다가 약간 미지근한 상태에서 조금씩 입안에서 굴리며 마시면 된다.

뼈째 먹는 생선인 뱅어포, 멸치에도 다량의 칼슘이 들어 있다. 하루 필요 칼슘량을 섭취하려면 멸치는 큰 수저로 2개 분량을 매일 먹어야 하는데 이는 한국인의 식생활 습관상 어려운 일이다. 멸치는 국물을 내거나 맛을 내기 위해 첨가하는 방식으로 해서 먹으면 좋고, 아이들의 입맛에 맞게 볶음반찬을 만들어 주면 된다.

신선한 푸른 채소는 비타민 C뿐만 아니라 칼슘이 풍부하다. 시금치, 깻잎, 부추, 고춧잎 등 엽록소가 많은 짙은 색 채소는 항산화 물질도 함유하고 있으므로 좋다. 특히 시금치는 푸른 잎 채소 중 칼슘이 아주 풍부한 식품이다. 단 결석을 생기게 하는 단점이 있으므로 이를 완화하기 위해 데치거나 삶아서 먹도록 한다.

채소에 많은 섬유소에 대해 상식적으로 알아야 할 점이 있다. 예전에는 섬유소가 소화도 되지 않고 대변으로 나가기 때문에 영양상 별로 중요하지 않다고 여겼으나 이 섬유소는 비만과 변비를 예방하고 장 운동을 활성화시킨다.

하지만 섬유소를 과량 섭취하면 음식물 속의 칼슘이 섬유소와 함께 대변으로 잘 나가기 때문에 집중적으로 채식만 하는 것도 결과적으로 뼈에 좋지 않다. 성인의 경우, 골다공증 환자나 평소 칼슘을 적게 섭취하는 사람은 한 번에 너무 많은 섬유소를 섭취하는 습관을 고쳐야 한다.

대개 고등학교까지의 성장기 학생들에게 발육을 좋게 하고 체력을 강화하며 일생 동안의 건강의 기초를 다지도록 계획된 식사를 성장식이라고 한다. 성장식은 다섯 가지의 영양소를 골고루 함유하여 균형을 맞춘 식사이다.

이 책에서 특별한 조리 예를 들지 않는 것은 특정 식단만 좋다고 생각하면 성장에 방해가 될 우려가 있기 때문이다. 특별한 몇몇 음식이나 식품이 아니라, 성장식에 대한 원리를 알고 활용하는 것이 효과적이다.

5대 영양소는 우리가 매일 먹는 음식에 존재하는 다섯 가지 영양소로 키가 크고 살이 찌며 건강을 유지할 수 있도록 돕는 기능을 한다. 단백질, 무기질, 비타민, 당질, 지방 등 5대 영양소가 주로 함유된 5가지 기초 식품군은 성장을 위해 꼭 필요하다.

일반적으로 고등어, 당근, 시금치, 우유, 귤이 대표적인 성장

5대 영양소	하는 일	함유 식품
단백질	튼튼한 신체 조성의 원료 신체 발육의 에너지원 호르몬의 분비 촉진	닭고기, 달걀, 돼지고기, 소고기, 우유, 버터, 치즈, 대구, 연어, 팥, 콩, 아몬드
칼슘	뼈와 이를 구성하는 원료 신체내의 여러 대사 작용 보조	멸치, 생선포, 다시마, 미역, 파래, 참깨, 고추잎, 잣, 치즈, 우유
비타민 무기질	다른 영양소의 흡수를 도움 성장 발육과 신체기능 보조 신체내 대사 작용에 필수물질	지용성 비타민, 간, 버터, 황색 야채, 과일, 우유, 치즈, 푸른 채소
당질	두뇌활동의 기초 자원 신체의 가상 숭요한 에너지원	감자, 옥수수, 보리, 쌀, 현미, 조, 수수, 잡쌀, 호밀, 강낭콩, 팥, 완두콩
지방	신체 구성 성분 효율적인 에너지 저장 물질 비타민의 운반 생체기관의 보호	달걀, 돼지고기, 햄, 아이스크림, 치즈, 전지분유, 샐러드, 크림, 호두, 땅콩

식단이다. 외우기 쉽게 '고당시우귤'이라고 한다. 그렇다고 이것만 골라 먹어서는 오히려 성장에 방해가 된다. 고등어는 등푸른 생선과 풍부한 어류의 기름 성분이 뼈에 도움이 된다는 것을 알려준다. 당근, 시금치, 귤은 제철 과일로 제대로 된 비타민과 무기질을 섭취해야 한다는 의미이며 우유는 앞의 설명대로 종합적으로 도움이 되는 식품이다.

햇볕에 의해 피부에 생기거나 음식을 통해 우리 몸에 들어온 비타민 D는 소장에서의 칼슘 흡수뿐 아니라 뼈 발생에도 직접 영향을 준다. 실험상 칼슘은 풍부하나 비타민 D가 부족한 환경에서 뼈조직을 배양해보면 적절하게 석회화가 일어나지 않는다. 하지만 과량의 비타민 D는 독성을 나타내어 다른 많은 조직에도 석회화를 일으키므로 과다한 섭취는 피하도록 한다.

비타민 A는 뼈의 세포들을 만드는 조상세포의 형성과 뼈세포들의 분화와 활성에 연관이 있고 뼈의 생성과 흡수를 조절하는 데 영향을 끼친다.

이 비타민은 정상적인 성장에 필수적이다. 비타민 A가 결핍되면 뼈를 만드는 세포가 정상적으로 뼈의 재료 물질을 합성하지 못해 뼈의 발달이 더뎌진다. 또한 과량의 비타민 A는 성장판의 연골 성장에는 부수적인 영향을 주지 않고, 성장판의 뼈 발생만을 가속화한다.

이로써 성장판은 빠르게 뼈로 대체되고, 신체의 성장을 빨리 끝나게 할 가능성이 있다. 비타민 A가 결핍되거나 해가 될 양만큼 지나치게 많은 양을 섭취하면 뼈가 제 길이보다 짧게 형성되도록 한다.

뼈에 직접적으로 영향을 주는 다른 비타민으로 비타민 C를 들 수 있다. 이 비타민은 뼈를 합성하는 세포와 뼈세포에서의 유기질 합성에 필수적이다. 비타민 C가 결핍되면 뼈의 성장에 장애가 생기며 변형된 유기질을 생성함으로써 골절의 치유가 늦어지게 된다.

뼈에 나쁜 식품은 크게 4가지를 꼽을 수 있다. 술, 커피, 소금, 백설탕이 그것이다. 이들은 모두 칼슘 배설을 촉진해 뼈의 성장을 방해하고, 성인의 경우 골다공증을 악화시킨다.

특히 패스트푸드의 범람은 성장기 아동들과 차세대 여성의 뼈에 심각한 장애를 초래할 것으로 우려된다. 햄버거, 피자, 커피, 콜라 모두 뼈의 건강에 좋지 않다. 콜라 등 청량음료는 인을 다량 함유하고 있는데 이들이 흡수되어 혈중의 인 농도가 올라가면 뼈에서 칼슘이 빠져 나오게 된다. 어린이의 경우, 1주일에 4캔 이상의 청량음료만 마셔도 칼슘 부족 현상이 나타난다.

골다공증이 있다면 커피는 하루 두 잔 이내로 제한하고 음식은 싱겁고, 너무 달지 않게 조리하여 먹어야 한다. 이는 청소년에게도 마찬가지로 해당한다.

5 비만과 성장_

　'살이 키로 간다'는 말이 있다. 초등학교 시절 좀 통통하던 아이들이 나중에 키 성장이 훌쩍 일어나 키가 쑥쑥 크는 것을 보고 하는 말이다. 이는 대체로 사실이다. 영양상태가 좋아서 몸에 충분한 2차 급성장기의 에너지 축적이 이루어지면 성장이 잘되는 밑거름이 된다.

　문제는 살이 키로 가지 않는 아이들도 의외로 많다는 것이다. 그런 아이들까지도 이런 말을 믿고 나중에 크겠지 하면서 비만을 방치하면 좋은 성장의 기회를 놓치게 된다.

　정상적인 경우, 즉 부모님에 의한 예상 키도 좋고 현재 또래들과 비슷한 이차성징을 보이며 키도 그리 작지 않은 경우에 적당히 통통한 아이는 '살이 키로 갈' 확률이 높다.

　통통한 아이들은 마른 아이들보다 뼈도 실제로 굵은데 이는 좋은 영양상태가 우리 몸의 성장을 일으키는 여러 물질들을 풍부하게 생산하고 이용하기 때문이다.

　특히 앞에서 알아본 것처럼 성장호르몬과 함께 키 성장에 가장 중요한 IGF-1이 충분히 나와서 이차 성장기 때 세포에 충분한 에너지를 조달해 준다(p.66~67 참조).

하지만 부모님에 의한 예상 키가 작고, 현재 또래보다 작으면서 비만인 경우는 이야기가 달라진다. 대체로 성장호르몬이 적게 나오는 아이들은 중심성 비만, 즉 하체 비만이 아니라 아랫배만 볼록 나오는 비만인 성향이 있는데 이는 성장호르몬에 의한 복부 지방 이용에 문제가 있기 때문이다.

중심성 비만이면서 키가 작은 경우는 성장호르몬이 남보다 적게 나온다고 볼 수 있다. 특히 살이 많이 쪄서 고도 비만의 경우는 문제가 더욱 심각하다.

비만아의 경우, 우리가 휴식을 취할 때 분비되는 혈중 성장호르몬이 정상 아이들보다 적게 나온다. 이는 체지방이 많은 체내의 대사적 환경 때문인데, 이 경우 같은 운동을 하더라도 정상 아이들보다 성장호르몬 분비량이 떨어진다. 실험 결과, 운동하고 난 뒤 6시간 동안 합산한 성장호르몬의 혈중 분비량을 비교한 것을 보면 이를 명확히 알 수 있다.

정상인 : 1000±200 단위

하체 비만인 : 430±100 단위

중심성 비만인 : 190±30 단위

이들 비만인을 대상으로 16주간 유산소 운동을 실시토록 하여 최대 산소 소비량이 45±2에서 48.5±2로 증가하게 한 결과, 실제로 체중이 줄어들지 않는 한 성장호르몬의 분비량이 별로 변하지 않았다.

즉 짧은 시간 유산소 운동을 하더라도 기본적으로 체중이 감소하지 않으면 성장호르몬 분비량에 큰 영향을 미치지 않는다. 중요한 것은 운동량이 아니라 실제 감량이 일어나는 다이어트다!

성장호르몬은 항상 일정한 양이 분비되는 것이 아니라 박동적으로 분비되는 경향이 있다. 성장호르몬의 분비는 소마토스타틴에 의해 감소하고 성장호르몬-유리호르몬에 의해 증가한다. 성장호르몬은 스스로 음성되먹임 기전을 발동하고, IGF-1이라 불리는 인슐린양 성장인자에 의해서도 음성되먹임 기전이 발동한다.

비만인은 이 성장호르몬의 박동 횟수는 정상인과 비슷하나 1회 동안 박동적으로 분비되는 성장호르몬의 양이 적어서 결국 하루 총 생산되는 성장호르몬의 양이 적어진다. 이 비만적인 대사 환경은 체내 성장호르몬의 반감기를 줄이는 데도 어느 정도 역할을 하므로 성장에 좋지 않은 영향을 미친다.

갑작스럽게 강한 강도의 운동을 하면 정상인에서는 성장호르몬이 박동적으로 분비되기 시작한다. 그 분비량은 실시한 운동의 종류와 강도, 지속시간, 운동이 유산소인지 무산소인지 그리고 지속적으로 했는지 등과 밀접한 관련이 있다.

정상 체중을 가진 사람은 중등도의 운동강도(최대 산소 소비량의 60% 정도)로 적어도 20분 동안 운동하면 24시간 합산 성장호르몬 농도가 증가하는 것으로 나타난다. 비만인 경우도 성공적으로 체중 감량을 하면 혈중 성장호르몬 농도가 정상 수준으로 회복된다.

같은 비만이라도 중심성 비만과 하체 비만에 따라 성장호르몬 분비량이 다르다. 우리 몸이 복부를 지방의 첫 번째 저장 창고로 이용하는 것도 어떤 기전이 존재하기 때문에 생기는 현상 같다.

즉 하체와 복부 부위의 지방 대사 기전이 약간 다른 것으로 추측된다. 성별과 나이, 개인별의 유전적 특성에 따라 상대적으로 지방이 많이 저장되는 부위가 다를 수 있다는 말이다. 그래서 같은 나이의 여자라도 배가 유난히 나왔다고 불평하는 사람이 있고, 엉덩이나 허벅지가 두꺼운 사람도 있다.

수많은 연구들에 의해 비만인에서 IGF-1의 농도는 높고, 성장호르몬 농도는 낮으며, 말초 인슐린 수준이 높다는 것은 잘 알려져 있다. 저칼로리 식단을 시행하면 IGF-1 수준은 근육과 지방이 함께 떨어지게 된다. 이 경우 IGF-1이 성장호르몬보다 인슐린 수준에 더 영향을 받는 것 같다.

따라서 적당한 근육량을 유지할 수 있는 저칼로리 다이어트가 이 수준을 정상적으로 유지하는 데 보다 효율적이다. 성장기 아이들에게 다이어트를 시행할 때는 성장에 큰 지장이 없어야 하므로 식이요법과 운동요법이 병행되어야 한다.

비만이 잘 생기는 태음인 체질의 아이들에게 이 문제가 잦은데 유감스럽게도 임상적으로 관찰해 보면 아이들에게 운동만 시켰을 때 별다른 다이어트 효과를 얻지 못한다. 또 칼로리 조절을 통한 식이요법을 실시하려 해도 아이의 성장에 지장이 있을까 봐 망설여지는 것이 사실이다.

근래 한방 다이어트 요법들은 성장과 다이어트를 동시에 충족할 수 있는 훌륭한 대안이다. 키를 크게 하는 한약과 살을 빼는 한약을 병행 투여하면 효과가 매우 뛰어나다. 이런 복합 처방으로 키가 작으면서 뚱뚱한 태음인 체질의 아이들은 한방 성장 클리닉에서 충분한 효과를 보곤 한다.

6 운동과 성장_

운동을 하면 성장에 도움이 된다는 사실은 누구나 알고 있다. 하지만 어떤 기전을 통해 이뤄지는지 잘 모른다. 다른 내용들과 마찬가지로 운동을 통해서 뼈에 일어나는 현상들도 자세히 알고 보면 굉장히 복잡하며 알면 알수록 놀라울 뿐이다.

우리가 운동을 하면 뼈에 무게가 실리게 된다. 무게가 실리는 부분, 즉 물리적 스트레스를 받는 부분에 포함된 무기질로 인해 약한 전기장이 형성되고 이 전기장에서 생긴 신호를 인식하는 조골세포는 그 부분으로 이동하여 그 부분이 더욱 견고해지도록 뼈를 합성한다.

그래서 더욱 두껍고 단단한 부분으로 바뀌는데 이런 뼈의 합성은 마구잡이로 시멘트를 쏟아 부어 벽을 만드는 형식이 아니라 적절한 벽돌과 시멘트를 중력에 수직방향으로 쌓아올리듯이 실제로 물리적 스트레스에 가장 강하게 작용할 수 있는 방향을 가진 구조물들로 바꾸는 작업이다. 이는 뼈의 리모델링 기전과 연관된 일들이다.

호르몬	운동시 반응
항이뇨호르몬	증가
성장호르몬	지속적으로 운동할 때 증가
부신피질 자극호르몬	증가
프로락틴	증가
베타엔돌핀	증가
갑상선 호르몬	유리 T4 증가
칼시토닌	불명확

하지만 실제로 키 성장에 영향을 주는 뼈의 길이 성장을 유도하는 것은 뼈의 리모델링 기전이 아니라 성장판 연골의 분화 촉진을 유도하는 기전임을 앞에서 살펴보았다.

항상 적절한 운동은 성장이 끝난 후에도 뼈에 이로운 영향, 즉 골밀도를 높여준다. 골밀도를 올려주는 기전은 리모델링 기전과 직접적인 연관이 있으며 성장이 끝나기 전에는 리모델링 기전과 함께 성장판에 대한 자극 기전으로 키 성장에 도움을 주게 된다.

성장호르몬은 최대 산소 소비량의 40~50%의 역치를 넘어선 운동이 10분 이상 지속될 때 분비되며 그 양은 100배까지도 증가하게 된다. 너무 가벼운 운동보다는 좀 힘든 운동이 성장호르몬을 잘 분비시킨다는 의미다.

그러나 강도가 무조건 심하다고 좋은 것은 아니다. 성장호르몬은 많이 나오지만 성장판에 좋은 자극이 되지 않기 때문이다. 운동의 적절한 수준을 선택하는 것은 그래서 중요하다.

대체로 아주 강한 강도의 운동을 하면 숨이 차게 되는데 숨이 찬 정도를 넘어서는 강도의 운동, 즉 100m 전력 달리기 등의 운동을 하면 흡입하는 산소보다 더 많은 산소를 필요로 한다.

이 강도에서 일어나는 운동을 무산소 운동, 저산소증을 유발하는 운동이라고 하는데 이 운동은 매우 힘들어서 오래 할 수 없다. 운동에 의해 나오는 성장호르몬은 운동 강도와 지속 시간에 밀접한 관계가 있고 시기적으로는 유년기보다 청소년기에 더 잘 반응하게 된다. 그리고 운동 전에 먹은 음식 종류에 따라서도 영향을 받는다.

예를 들어 고지방식을 해서 혈중 유리지방산의 농도가 높아지면 성장호르몬의 분비는 낮아진다. 낮 동안에 운동을 어느 정도 시행하느냐에 따라서도 밤에 분비되는 성장호르몬의 양에 차이가 생긴다. 연구 결과, 양이 많아진다고도 하고, 별 변화가 없다는 연구도 있으며 오히려 감소했다는 연구도 있다. 이는 성장호르몬 분비 연구에서 운동강도와 조건이 각각 달랐기 때문에 나온 결과로 보인다.

이 부분에 대해서는 추가적인 연구가 필요한 실정이다. 낮 동안 너무 많은 성장호르몬이 분비되면 뇌하수체에서 밤에 분비할 호르몬이 고갈되어 적게 나오는 기전이 존재하므로 너무 오래 운동을 하는 것은 바람직하지 않다.

일주일에 세 번 정도 적당한 운동을 했을 때에 혈중 IGF-1 수준이 40% 정도 증가했다는 연구가 있다. 하지만 이렇게 증가한 혈중 IGF-1가 국소적으로 성장 조직에서 분비된 IGF-1와 어떤 관계가

있는지는 추가적인 연구가 필요하다. 성장을 일으킬 부위에 국소
적으로 전달된 성장호르몬은 세포 수용체에 결합하여 세포에게
IGF-1 생산을 늘리게 한다.

어떤 연구에서는 하루 종일 누적된 IGF-1의 양이 별 변화가 없
었다는 보고도 있는데 우리가 측정하는 혈중 IGF-1이 별 변화가
없더라도 조직의 국소적인 IGF-1 증가는 존재하므로 이들을 자극
할 적절한 운동이 필요한 것이다.

성장을 일으키는 성장호르몬과 스트레스 호르몬으로 알려진 코
티솔은 10분 이상 지속되는 운동을 하였을 때 분비된다. 이들은 다
음에 같은 물리적 자극이 왔을 때 몸이 더 잘 적응하도록 스트레스
를 받았던 조직의 회복과 재건에 작용하는 것으로 알려져 있다.

일단 신체적 적응이 일어나면 다음에는 더 적은 양의 호르몬이
분비되어도 충분히 그것에 대응할 수 있게 된다. 마라톤 선수가 일
반적인 사람들보다 심장 박동이 느리지만 그 심장 박출량이 많기
때문에 심장이 일반인보다 느리게 뛰어도 일상 생활에 전혀 지장이
없는 것과 같은 이치이다.

이런 식으로 근골격계를 더 튼튼하게 만들면 우리 몸은 하루 분
비될 성장호르몬의 양을 기하급수적으로 증가시킬 필요가 없다.
그래서 뇌하수체의 하루 성장호르몬 생산량이 어느 한계 이하로 정
해져 있으므로 너무 많은 운동으로 주간에 성장호르몬을 분비시키
면 밤에 아무리 깊은 잠을 자도 많은 양의 성장호르몬이 추가로 나
오지 않는다.

아마도 이 차이 때문에 낮에 시행하는 운동에 따라 밤에 분비되

는 성장호르몬 양이 연구마다 달리 나오는 것 같다. 그러므로 최적화된 적당한 운동강도와 양은 매우 중요하다.

이는 개인마다 절대적인 것은 아니고 운동을 할수록 몸이 적응하게 되므로 운동강도와 양은 조금씩 증가시켜야 이상적이다. 이런 반응은 여성보다는 남성에게 더욱 명확히 나타나는데, 남성에게 훨씬 많이 분비되는 남성호르몬의 영향 때문이다.

같은 100미터를 가더라도 뛰어가면 피로감이 심하고 걸어가면 전혀 피로감이 없다. 빠르게 피로감이 생기게 하는 것이 무산소 운동이다. 반대로 이렇게 급작스러운 피로감을 유발하는 강도가 아닌, 저강도 운동을 유산소 운동이라고 부른다.

무산소 운동의 경우, 호흡을 통해 들어온 산소가 근육에 충분히 전달되지 않아 젖산이 근육에 쌓이면 우리 다리는 근육통과 피로감을 느끼게 되고 젖산은 성장 호르몬 분비에 영향을 준다. 젖산이 쌓이도록 촉진하는 운동으로는 대개 근섬유를 비대하게 만드는, 짧은 주기와 높은 반복의 운동 형태가 많다.

그러므로 성장을 위한 운동을 할 때는 운동을 지속했을 때 근육이 좀 더 발달하고 운동이 끝났을 때 젖산으로 인해 적절한 피로감을 느낄 수 있는 강도의 운동이어야 한다. 물론 심한 통증과 극심한 피로감을 줄 정도의 운동은 피해야 한다.

운동하기 한 시간 전에 고지방식으로 식사를 하면 그렇지 않은 그룹보다 성장호르몬이 약 절반 정도 덜 나온다. 그리고 평상시 고지방식을 해도 하루 분비되는 성장호르몬의 양에 영향을 미치는 것으로 알려져 있다.

따라서 운동 전에는 고지방식을 되도록 피하는 것이 좋다. 일상 생활에서도 지방의 비율이 높은 식단을 지속적으로 유지하면 성장에 좋지 않으므로 주의하도록 한다.

근육이 성장에 미치는 영향

일반적으로 뼈 성장에 관련된 내용을 살펴볼 때는 근육 문제를 뒷전으로 하기 쉽다. 하지만 뼈에 실제적으로 물리적인 힘을 전도하는 데는 연골뿐만 아니라 근육의 역할도 매우 크다.

따라서 근육의 생리와 근육과의 고른 발전이 뼈의 길이 성장에 도움이 된다는 것을 알아야 한다. 운동으로 인한 성장호르몬은 뼈가 아니라 근육을 통해 이뤄지므로 뼈와 근육은 고르게 성장해야 최적화된 성장이 가능하다. 뼈만 길어지고 근육 성장이 따라가지 못한다면 허약체질 성장이기 때문이다.

그런데 성장판에 체중이 실리는 물리적 자극이 없는 수영이 키 성장에 도움이 되는 이유는 뭘까? 이는 신체 전반적인 근육의 운동을 통해 일어나는 성장호르몬 분비 촉진과 함께 근육 운동을 통해 간접적으로 주는 성장판 물리적 자극 효과가 좋기 때문이다.

근육은 우리가 마음 먹은 대로 움직일 수 있는 근육과 자동으로 움직이는 근육 등 두 종류로 나뉜다. 자신의 마음대로 움직이는 근육은 수의근이고 뜻대로 움직일 수 없는 근육은 불수의근이다. 근육은 기능과 구조에 따라 평활근, 심장근, 골격근으로도 분류된다. 평

184

활근은 우리 내장의 근육과 같이 마음대로 움직일 수 없는 불수의근이면서 심장근육이나 골격근육처럼 가로 무늬가 없는 근육이다.

심장근은 구조상 가로 무늬가 있어서 횡문근이라 불리며 우리 마음대로 심장 박동을 조절할 수 없으므로 당연히 불수의근이다. 골격근은 구조상 가로 무늬가 있는 횡문근이면서 기능상 우리가 마음먹은 대로 움직일 수 있기 때문에 수의근이다.

성장에 가장 중요한 근육인 골격근은 체중의 약 40~45%를 차지하는데 웨이트 트레이닝을 통해 체중의 50%까지로 늘릴 수 있다. 골격근은 육체적인 작용에 의해 상당 부분 영향을 받기 때문이다. 이에 비해 평활근은 정신적 작용에 의해 영향을 받는다. 예를 들면 스트레스 상황에선 리드미컬한 이들의 연동운동이 교란되어 소화불량 등을 유발한다.

안정시의 골격근은 혈류량의 약 15%를 사용하고 있으나 운동 중에는 혈류량의 80~90%까지도 사용한다. 식사 후에 바로 운동을 하면 소화관으로 가야 할 혈액이 이들 근육으로 가게 되어 소화가 잘 안 된다. 그런가 하면 식사 후에 몸이 나른해지고 힘이 빠지는 것은 소화기 운동을 위해 소화관 근육으로 피가 몰려 뇌와 사지의 근육에 혈액이 조금밖에 가지 않기 때문이다.

앉아서 생활하는 사람들은 각 근섬유들을 둘러싸고 있는 모세혈관이 평균 3~4개인 데 반해 운동 선수들은 남녀 모두 각 근섬유 주위에 모세혈관이 5~7개 정도 분포되어 있다. 운동을 하면 뼈가 튼튼해지고 근육이 단련될 뿐 아니라 혈액순환에 좋은 모세혈관도 증가하는 것이다.

반찬으로 먹는 장조림을 보면, 고기 근육이 실처럼 가늘게 잘 찢어진다. 이 같은 고기의 결은 근섬유들이 일렬로 배열되어 근육을 이루기 때문에 생기는 것이다. 근섬유도 종류에 따라 속근섬유와 지근섬유로 구별된다. 속근섬유는 횡단면이 흰색으로 보인다고 해서 백근이라고도 하고 지근섬유는 횡단면이 암적색으로 보여 적근이라고도 한다.

속근섬유는 운동신경이 굵어서 신경충격을 빨리 전달하고 근 수축력도 강하다. 따라서 강도 높은 신체 활동에 사용되며, 피로가 빨리 누적된다. 지근섬유는 운동신경이 가늘어서 신경충격 전달이 느리며, 근 수축력도 약하다.

강도가 낮은 신체 활동에 사용되며, 피로는 늦게 온다. 고강도 운동을 집중적으로 하는 운동선수는 몸 근육의 구성 비율상 속근섬유가 많고, 저강도 운동을 집중적으로 하는 운동선수는 지근섬유의 비율이 높다.

100m달리기를 하는 선수를 보면 굉장한 근육질의 몸매를 갖고 있지만 마라토너들은 같은 시간 운동을 한다 해도 마른 몸매들이다. 고강도 운동을 지속적으로 할 때는 근육질의 몸매를 구성하는 속근섬유를 쓰기 때문이다. 반대로 지근섬유는 폭발적인 힘보다 장기적인 지구력을 발휘하는 근육이므로 부피가 적어 근육질의 몸매를 만들지 못한다.

일반적으로 너무 고강도의 운동만 해서 속근섬유의 비율을 많이 올리면 성장에 바람직하지 않다. 한창 성장기에 근육질의 몸매를 만들려고 오랜 시간 운동하는 것이 좋지 않다는 뜻이다. 하지만 이런 기준은 거의 미스터 코리아 수준의 근육 형성을 의미하므로 집에서 아령을 좀 드는 정도로는 크게 걱정할 필요 없다.

앞서 말한 것처럼 운동을 단지 뼈 성장에 초점을 맞춰서 보는 것은 아주 단편적인 시각이다. 물리적 자극에 의해서 성장판의 세포가 좀 더 많은 수로 분화하는 것만이 아니라, 운동을 하면 수많은 효과적인 기전들이 성장에 직간접으로 관여한다는 것을 알아야 한다.

운동으로써 얻을 수 있는 효과는 모세혈관의 증가, 근력 강화, 내분비계의 강화, 면역력 증가, 정신건강 강화, 수면 효율 증대, 식욕과 소화력 증대, 정신적 스트레스에 대한 내성 증가 등을 들 수 있는데 이 과정들이 성장에 긍정적으로 작용하기 때문이다.

우리 몸의 세포들은 생물학, 유전학, 의학, 심리학도 공부하지 않았지만 어느 생물학자, 유전학자, 의학자, 심리학자가 아는 것보다 더 많은 기전을 알고 있으며 그것을 '자연스럽게' 이뤄내고 있다. 당장 여기서 살펴본 근육만 해도 외부의 물리적인 힘이 실제로 우리의 근골격계에 작용, 얼마나 많은 부분을 바꿔서 더 나은 적응을 하도록 애쓰는지를 알 수 있다. 우리는 이런 기전을 통해서 더 나은 키 성장 방법들을 알아갈 수 있다.

인간은 대부분 육체적 활동을 통해 자연계를 극복해오다가 근래 100년 간 사회가 인간의 노동력을 급격히 줄이는 방향으로 발달하면서 일정 수준 이상의 신체 활동이 이뤄지지 않는 사회로 바뀌었다. 특히 성장기 아이들을 보라. 자연계의 그 어떤 동물들이 유년기에 그토록 신체 활동을 자제하는가? 요즘처럼 컴퓨터 게임의 급증으로 인해 여가 시간 운동하던 모습이 점차 사라지고 있다. 하루 종일 책상에 앉아 있다가 좀 쉴만 하면 컴퓨터 앞에 앉아 잠을 잊어가면서 컴퓨터 게임이나 인터넷을 한다.

이런 현상은 일정한 육체 활동을 해야만 충분히 유발되는 우리의 정신적, 육체적 건강에 악영향을 끼칠 수밖에 없다. 우리는 정신 또한 적절한 육체적 활동의 바탕에서만 건전한 활동이 가능하다. 이들은 결코 떨어져 존재할 수 없는 것이다.

모든 과학적 사실들이 이런 사실들을 하나 하나 밝혀내고 있다. 이는 막연한 이상적 가설이 아니라 정신, 신경, 호르몬, 장부, 근골격, 면역계의 정밀한 대화인 것이다.

책의 서두에서 바른 키 크기는 절대로 특정 상품이나 비법이 아니라 전체적인 삶의 균형이라고 말했다. 이 사실은 육체적 활동을 줄이고 쾌락만을 좇게 만드는 비생리학적 환경들이 급증하는 시기에 꼭 명심해야 할 내용이다.

성장판에 대한 물리적 자극

흔히 물리적 자극이 우리 세포 조직의 형성과 세포 바깥 물질의 형성에 중요하게 관여한다는 것은 예전부터 직관적으로 알고 있던 사실이다. 성장기의 적절한 물리적 자극은 성장판의 능력을 향상시킬 뿐 아니라 뒤에서 살펴볼 뼈의 골절 치유 기전, 그리고 리모델링 기전을 통해 꾸준히 연구되어 왔다.

일반인들은 주로 사용하는 손이 더 크고 단단해지는 것을 보면서 이 사실을 알고 있다. 무엇보다도 놀라운 예시는 일리자로프 수술처럼 꾸준히 인장력을 뼈에 가했을 때 뼈가 10cm도 넘게 늘어나는 모습이다.

이론상으로는 적절한 조건, 즉 적절한 인장 폭과 강도 그리고 환경을 조성해주면 뼈가 무한히 길어질 수도 있다. 물론 이런 식으로 길어진 뼈는 중력에 의해 체중을 지속적으로 받는 뼈가 아니어서 쉽게 부러지므로 생체에 적용할 때는 매우 까다로운 조건들이 수반된다.

아이는 생후 2~3개월 정도에 목을 가누며 그 이전에는 목에 충분한 근력이 발달하지 못해 스스로 목을 뒤척일 수가 없다. 이 시기에 뒤통수를 예쁘게 한다고 아이를 엎어 재우면 질식사할 확률이 높다. 목을 가누는 것은 자신의 머리 무게를 중력에 이길 만큼 목 주변 근육과 이를 조정하는 신경계의 발달이 이뤄진다는 의미이다.

따라서 이 근력이 충분히 뒷받침되지 않을 때는 엎어 재우면 안된다. 뒤통수가 편편한 것보다 짱구머리처럼 둥근 것이 예쁘다고 보는 성향 때문에 아이를 엎어 재우는 것 또한 사람들이 뒤통수뼈가 중력이라는 물리적 환경에 적응하는 것을 경험적으로 알고 있음을 보여준다.

지구라는 물리적 환경은 인간의 모든 신체 전반에 100% 영향을 끼친다. 예를 들어 24시간의 자전 주기는 사람 몸의 내분비계의 순환 주기를 24시간으로 만드는 데 관여하였고, 지구의 전체 질량으로 생겨난 중력으로 인해 사람이나 기타 다른 동물들의 일반적인 뼈의 두께와 강도가 결정된다. 만일 지구가 훨씬 더 커서 중력이 더 강했다면 우리의 골격은 좀 더 강한 구조나 크기로 바뀌었을 것이다.

골격은 우리 몸의 뼈대를 이루는 것으로만 생각하기 쉽지만 실제로 골격의 기본은 세포 내의 골격이다. 흔히 생각할 수 있듯이 만일 세포가 골격이 없이 흐물흐물한 구조물이라면 어떻게 인체가 구성될 수 있겠는가?

세포골격은 우리가 아는 뼈와는 모양이 다르다. 세포는 인체 내의 3차원 공간 안에서 겹겹이 쌓여 있는 구조를 취하며 위에 있는 세포의 무게로 아래 있는 세포가 납작하게 눌리지 않는 이유는 세포 내부와 외부를 이어주는 세포 골격 때문이다. 우리 위장은 음식이 들어가서 무거워져도 위장 아래에 있는 소장을 눌러 소장이 활동을 못할 정도로 누르지 않는다. 일차적으로 모든 세포들은 뼈에 걸려있는 형태를 취하는데 뼈를 기둥 삼아 이런 세포 골격이 빨래줄처럼 다른 조직을 지탱해 주고 있다.

즉 이들은 세포가 3차원 공간에서 적절한 역할을 할 수 있는 물리적인 공간 지지를 훌륭히 수행하고 있다. 세포골격이 없었다면 우리가 점프해서 착지할 때 세포들이 우르르 바닥으로 떨어지게 될 것이다. 결국 우리 몸의 기본 단위는 세포이기 때문에 물리적 자극 또한 세포 수준으로 전달되고 세포골격은 이런 물리적 자극에 반응을 보인다.

근래의 유전공학과 세포생물학의 눈부신 발전에 의해 세포가 외부의 여러 자극 즉 화학적, 생물학적, 면역학적, 물리적 자극을 어떻게 인식하고 반응하는가에 대한 연구가 활발하다. 면역학적 자극을 예로 들면, 면역학적 자극을 일으키는 세균이나 바이러스가 우리 몸에 들어왔을 때 이를 인식하는 항체와 면역 세포들의 반응 연구를 통해 면역학이 발전되어 왔다. 세포는 이런 미생물이나 화학적 성분에만 영향을 받는 것이 아니라 물리적인 힘에도 세포 내부의 반응을 일으킨다.

이 세포의 반응 양식은 마치 사람이 아침에 일어나서 씻고 밥 먹고 일하고 잠자는 것처럼 일정한 패턴을 보인다. 외부조건에 의해 사람이 특유의 행동양식을 보이듯이 세포도 세포 특유의 행동 양식을 보이는 것이다.

비유하자면 사람이 외부 정보를 감각 기관을 통해 아는 것처럼 세포는 세포 외부의 자극이나 신호를 세포막에 존재하는 수용체를 통해서 인식하게 된다. 사람이 외부 정보에 의해 어떤 행동 양식, 즉 말하고, 행동하는 것처럼 세포는 수용체에 전달된 정보를 통해 세포 내부의 여러 신호 기전을 활성화시켜서 어떤 유전자를 발현시킬지 결정한다.

그렇게 발현된 유전자의 단백질을 통해 세포는 어떤 활동을 하게 된다. 그 세포 내 기전 중에 가장 중요한 활동이 바로 단백질의 인산화 과정이다. 이는 세포의 반응에 대한 스위치와 같다. 세포에 전달된 어떤 외부 신호가 그것에 반응하는 세포의 작용을 일으킬지 말아야 할지에 대한 주된 경계선이 바로 단백질의 인산화 과정이다.

성장판 세포에 물리적 자극을 주면 결국 그 자극이 성장판을 이루는 세포의 세포골격과 세포막에 존재하는 물리자극 수용체에 전달되어 세포 반응을 유발한다. 적절한 물리적 자극을 주면 성장판에서 다른 층에 비교될 정도로 증식층의 월등한 증식 반응이 유발되는 것이 관찰된다. 이는 물리적 자극이 다른 층보다 증식층에 더 특별히 큰 영향을 발휘한다는 의미이다.

각각의 성장판 세포층은 모양이나 역할이 다른 만큼 세포 내부에서 합성하는 물질도 구별되는데, 증식층에서의 type Ⅱ 콜라겐, 어그리칸 등의 합성이 늘어난다. 이런 물리적 자극은 비대층에서의 여러 물질 합성도 증가시키며 매트릴린-1이라 불리는 연골 기질 단백과 콜라겐 X의 합성도 증가시킨다.

이들은 자극을 가하지 않은 성장판 조직과 비교할 때 월등히 증가한 상태를 보인다. 그런데 이는 물질 합성이 빨라진 것이지 세포의 분화 속도가 빨라진 것은 아니다.

즉 세포는 물리적 자극에 물질 합성을 증가시켜 주된 반응을 보이는 것이다. 그래서 많이 쓴 팔뚝은 그렇지 않은 팔뚝보다 두껍다. 이런 반응은 칼슘의 이동을 억제하는 약물들을 투여하면 사라지므로 칼슘이 굉장히 중요하게 반응한다는 것을 알 수 있다. 칼슘은 단순한 무기질이 아님을 여기서도 살펴볼 수 있다.

성장판에 대한 이런 물리적 자극은 성장기 동안 일상 생활을 하면서 매우 자주 일어난다. 따라서 적절한 운동으로 성장판에 상쾌하고 주기적인 압박과 견인 등의 자극을 주고 성장호르몬이 충분히 나오게 하는 것은 물론, 수면에 도움이 되는 운동 시간과 양을 통해 이상적인 반응을 유도할 수 있다.

흔히 물리적인 자극에 반응하는 신체 기전으로는 세포 수의 증가, 세포 크기의 증가, 그리고 세포 외 기질 단백의 합성 증가를 꼽을 수 있다. 예를 들어 발바닥에 티눈이 생기는 것은 물리적 압박이 기대 이상으로 한 부분에 지속되면 그 부분의 세포를 보호하기 위해 발바닥 피부 세포가 증식하는 것이다. 그 부분의 세포를 과도한 물리적 압박으로부터 보호하기 위한 현상이다. 물리적인 자극에 세포가 반응하는 것은 우리 몸의 많은 조직에서 자주 일어난다. 손바닥에 힘을 자주 가하면 손바닥 살이 두꺼워져 굳은 살이 박히는 것도 그렇다.

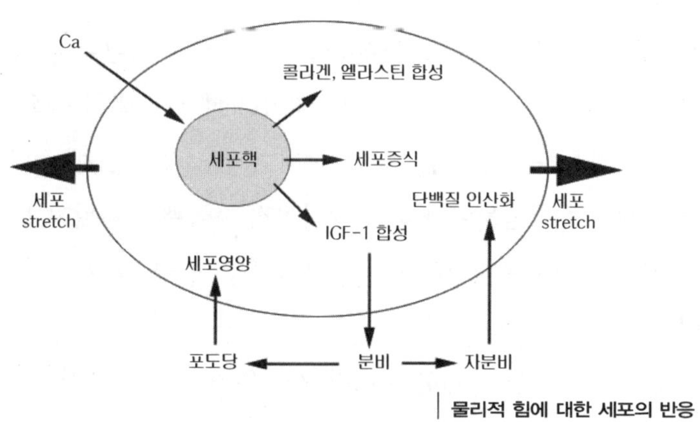

| 물리적 힘에 대한 세포의 반응

위의 그림은 세포가 물리적인 힘(stretch)을 받았을 때 어떻게 적용하는지를 보여준다. 물리적 자극인 stretch가 세포에 작용했을 때 칼슘이 세포의 채널을 통해 세포 내로 들어와 세포의 신호전달 기전을 활성화시킨다.

그러면 세포는 그 신호에 따라 물리적 힘에 적응할 수 있는 신체조직의 재료인 콜라겐과 엘라스틴을 합성한다. 이 반응을 보다 효율적으로 일으키기 위해 세포를 증식시키는 유전자를 활성화하며, 특히 IGF-1을 스스로 분비하여 자신에게 다시 영향을 미치도록 하는데 이를 자분비라 부른다. 즉 세포 반응의 에너지원인 포도당의 유입을 돕는 것이다.

특히 IGF-1은 이 반응을 위한 에너지 제공뿐 아니라 세포 내 다른 신호전달 기전에도 관여하여 단백질 인산화를 일으킨다. 단순한 물리적 힘에 적응하기 위해 우리 몸이 얼마나 다양한 경로로 반응을 일으키는지를 알 수 있다.

결과적으로 이런 세포 내 적응기전으로 인해 물리적 힘을 받는 부분은 더욱 두꺼워지고 튼튼해진다. 성장기 어린이의 성장판뿐만 아니라 성인이 되어 고혈압이 되었을 때 혈관벽이 높은 혈압에 어떻게 적응하여 혈관을 방어하는지까지도 잘 설명해 준다. 우리 몸의 세포는 미생물이나 다른 생화학적 자극뿐만 아니라 물리적인 힘에도 이렇게 부지런하게 대응하며 우리 몸을 챙겨주고 있는 것이다.

성장판에 대한 상쾌한 물리적 자극은 이처럼 긍정적인 세포 반응을 유발하지만 만일 상쾌하지 않은 과도한 자극이 지속된다면 오히려 세포의 반응이 억제된다. 유소년 운동 선수들 가운데 성장기에 과도한 운동량과 지나친 승부 스트레스 등으로 인해 자신의 키를 충분히 키우지 못하는 경우가 이 때문이다.

그리고 역기나 과다하게 근육을 키우는 운동이 키 성장에 방해가 되는 것도 성장판 세포의 적응기전을 넘어선 무리한 자극이기 때문이다. 우리 몸에서 성장 중인 뼈는 과도한 힘을 지탱하기 위해 길이 성장을 제한하고 두께 성장을 이루려는 경향이 일어난다.

뼈에 대한 물리적 자극

뼈가 물리적인 자극에 얼마나 민감한지를 보여주는 예시를 두 가지 더 살펴보도록 하겠다.

우주비행을 마치고 돌아온 우주 비행사들은 비행 시간에 비례하여 골다공증이 생기게 된다. 우주 비행을 하는 동안 중력이 우주비행사의 뼈에 미치지 않기 때문에 우리 몸에서는 뼈가 리모델링에 필요한 나침반을 잃어버린 것과 같은 현상이 생긴다.

그래서 뼈에 무기질 침착이 제대로 일어나지 않게 되고 결국 골다공증에 걸리는 것이다. 비단 우주 비행사뿐만 아니라 장기적으로 입원하거나 누워 생활하는 환자들에게서도 공통적으로 나타난다. 비록 운동은 아니어도 일상 생활에서 가볍게 돌아다니는 일이 우리 몸에 얼마나 지속적으로 영향을 미치는지 단편적으로 알 수 있다.

중력을 충분히 전달하지 못하는 기간이 길어지면 뼈는 골다공증에 걸릴 뿐 아니라, 뼈의 강도 감소, 치밀뼈 두께 감소, 골내강의 증가 등 종합적으로 약화되고 만다. 물론 이 경우 뼈뿐만 아니라 근육도 말라서 근력 약화를 보인다. 우리 몸은 단기간이라도 적절한 물리적인 자극이 없으면 바로 근육과 뼈가 약해진다.

그러므로 성장 운동은 꾸준히 지속해야 효과가 있다는 것을 명심해야 한다. 방학 동안 열심히 하고 나머지 기간 동안 쉬면 효과는 크게 일어나지 않는다. 운동은 틈틈이 쉬지 않고 꾸준히 하는 것이 효과적이다.

뼈가 이렇게 외부 중력이나 힘을 받는 방향에 적응하는 데는 일정한 공식이 있다. 쉽게 말하면, 받는 힘을 가장 효율적으로 분산하거나 전달할 수 있는 구조로 만든다. 뼈가 부러진 뒤 석고 지지대를 하고 뼈를 붙이면 뼈가 원래 모습과 달리 조금 휘어서 붙는 경우가 많다. 하지만 이런 뼈는 뼈가 붙은 다음 석고 지지대를 풀고 다시 걸어 다니면 점차 예전의 똑바른 모습을 찾아간다.

이 또한 뼈가 외부의 힘에 반응을 보이는 대표적인 현상으로 굽은 골에 힘이 가해지면 압박력을 받는 부위에서는 새로운 뼈가 생기고, 신장력을 받는 부위에서는 골의 흡수가 일어나게 되는데 이를 Wolff의 법칙이라고 부른다.

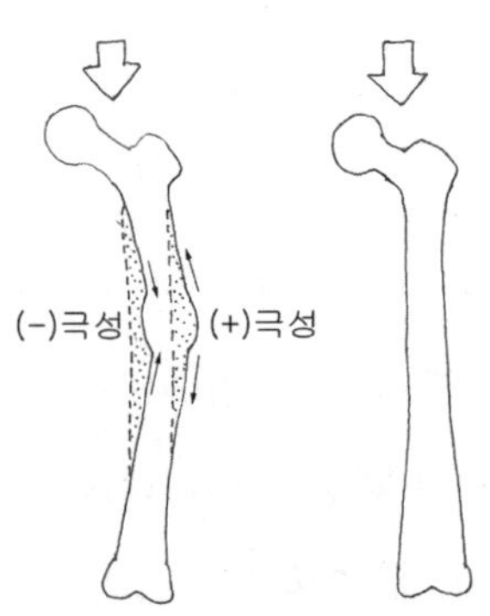

| 골절 후 융합된 뼈가 원래 모습을 되찾는 과정

왼쪽 그림을 보면 대퇴골절이 일어난 뼈가 나중에 흔적을 모를 정도로 원래 모습을 되찾는 과정이 나타난다. 오랜 고정을 통해 뼈가 붙을 당시에는 첫번째 그림처럼 휘어져 있는 상태인데, 이 상태로 보행하게 되면 이 뼈에 수직인 중력이 작용한다. 체중에 의한 중력 방향의 힘 때문에 뼈는 휘어진 부분에 두 가지 힘을 받는

다. 하나는 볼록 튀어나온 부분에 늘어나는 힘이 작용하고, 다른 하나는 오목 들어간 쪽으로 압박하는 힘이 가해진다.

이 때 휘어진 부분에는 서로 다른 미세 전류가 발생하는데 튀어나와 늘어나는 힘을 받는 부분에는 + 전하가 생기고, 오목 들어가서 압박을 받는 부분은 - 전하가 생긴다. + 전하를 띤 곳에서는 파골세포가 이동하여 파골 작용이 활발하게 일어나고, - 전하를 띤 곳에서는 조골세포가 이동하여 조골 작용이 활발해져 결국 오른쪽 그림처럼 원래의 모습을 찾는다. 수직으로 작용하여 체중을 효율적으로 전달할 수 있는 모습으로 변화하는 것이다.

이 기전으로 우리 조상은 자연계에서 그렇게 흔하게 골절이 일어나도 별 후유증 없이 살아갈 수 있었다. 물론 골절은 손상의 정도나 부위, 연령에 따라 변형이 심하여 그 후유증이 심할 수도 있지만 나름대로 우리 몸은 최적의 적응 방법을 찾아내기 위해서 노력한다.

성장에 기본이 되는 운동

성장에 도움이 되는 이상적인 운동은 여러 가지 조건을 충족시켜야 한다. 유산소 운동과 무산소 운동이 적절한 조화를 이루어야 하고, 성장판에 대한 적절한 압박과 신장이 이뤄져야 한다. 성장호르몬이 잘 나와야 하고, 지속적으로 즐길 수 있는 종류의 운동이어야 한다.

이 외에도 너무 고강도의 운동을 할 때 나타나는 식욕저하 효과도 피해야 한다. 뼈 주변 근육의 적절한 발달에도 효과적이어야 하고, 수면에 도움이 주며, 특정 근육만 쓰는 것이 아니라 전신 근육을 사용하고, 심장 박동과 호흡이 적당히 가쁜 정도를 유지하여야 한다. 관절에 무리가 가서는 안 되고 가볍게 땀이 날 정도의 운동 강도이어야 한다. 또한 무엇보다 재미있어야 한다.

운동 중 혈중 성장 호르몬 농도는 운동시작 10~20분부터 상승되고 VO_{2max}, 즉 최대 산소 소비량의 30% 이하에서는 상승이 불가능하며 40~50% VO_{2max} 강도 이상에서 상승한다. 성장에 적절한 운동강도를 이런 식으로 최대 산소 소비량 몇 %라고 이야기하면 쉽게 실천하기 어려우므로 다음의 신체 반응을 참고하는 것이 좋다. 성장에 적당한 강도의 운동을 할 때는 우선 몸에서 가볍게 땀이 나는 정도이며 스스로 심장 박동을 느낄 수 있다.

참고할 것은, 호흡은 주관적으로 판단해야 하므로 숨이 너무 헉헉대거나 전혀 숨가쁘지 않은 정도는 부적당하다고 여기면 된다. 적당한 호흡 정도는 운동하는 상태에서 노래를 하려고 하면 숨이 차서 노래할 수 없으나 옆 사람과 가벼운 대화를 할 수 있을 정도이다. 그런 상태가 꾸준히 20분 정도 지속되는 운동이 성장호르몬 유발에 좋다.

유산소 운동들은 대개 이 조건을 충족시킨다. 운동하면서 땀이 안 나거나 숨이 가쁘지 않다면 그 운동은 성장에 큰 영향을 줄 수 없다. 물론 체조 선수들처럼 지속적이고 바른 스트레치를 통해서 이 효과를 충분히 얻을 수도 있지만 건강한 근골격계를 위해서는 이런 강도의 운동이 병행되어야 한다.

유산소 운동에는 3대 원칙이 있다. LSD, 즉 Long, Slow, Distance이다. 이는 일정한 시간 운동을 지속하고, 천천히 몸을 워밍업하면서 일정한 거리를 소화해내라는 뜻이다. 일상 생활에서의 동작은 운동 강도가 30% 정도 이내이므로 건강유지와 증진을 위한 효과를 기대하기에는 부족하다.

집안 살림하는 주부들이 운동량이 많은 것 같지만 사실은 관절에 무리가 가는 노동이 대부분이어서 관절이나 뼈, 근육이 튼튼해지지 않는다. 이처럼 운동할 때 맥박수가 크게 증가하지 않는 저강도의 운동은 운동효과가 없다. 그렇다고 70% 이상 고강도의 운동은 보통 사람에게는 별로 필요하지 않다. 트레이닝을 목적으로 하는 운동선수의 경우에도 85% 이상은 피한다.

노동이 아닌, 적절한 강도의 운동을 지속하면 심장, 폐 등의 기능이 향상되어 전신지구력 능력이 개선되고 강화된다. 이런 운동의 전후에는 5~10분의 준비운동과 정리운동을 해야 하며 심장, 폐 등의 호흡계와 순환계 움직임이 안정상태에 들어갈 때까지 계속해야 한다. 하루에 필요한 운동시간은 가벼운 운동은 40~50분, 중간 강도는 30분 내외, 강한 강도는 15~20분 정도가 알맞다. 횟수는 1주일에 3~4회 이상이 좋고 기간은 3개월 이상 계속해야 효과가 있다.

운동의 효과는 1주에 5~6일 하는 경우 100%이고, 15일에 하루인 경우는 0%이다. 따라서 운동은 1주일에 3~6회(월 12~24회)가 알맞다. 1주일 동안 하루도 쉬지 않고 매일 계속하는 것이 효과가 가장 클 것 같지만 사실은 그렇지 않다. 이상적인 것은 6일 정도

하고 하루는 푹 쉬는 것이다. 운동 효과는 주 3일 이상, 약 3개월을 실행한 이후에 나타나기 시작한다.

가장 손쉽게 할 수 있는 운동으로는 걷기를 꼽는다. 호모 이렉투스(직립의 인간)인 인간의 고유한 보행 형태인 걷기는 적절한 요령만 갖춘다면 매우 효율적인 성장판 자극 방법이다. 걷는 데도 바람직한 방법이 있다. 우선 물건은 가능한 한 들지 않고 발에 맞는 편안한 신발을 신는다. 식후 2시간 경과 후가 좋고 턱을 잡아당기고 배를 집어 넣어 등을 곧게 펴는 자세를 취하고 무릎과 발꿈치를 쭉 펴는 동작으로 걸어야 바람직하다. 하루 만 보 걷기를 1분 간 100m 정도의 속도로 걸으면 다리, 허리 및 심장의 기능이 향상되고 별 무리 없이 성장판에 건강한 자극을 줄 수 있다.

빨리 걷기 운동은 다리의 근육발달과 더불어 심폐 지구력을 향상시킬 수 있는 가장 간편하고 경제적인 운동이며 성장판에 대한 물리적 자극뿐 아니라, 혈액순환을 돕고 내장기관에 적당한 자극을 주어 신체 컨디션을 좋게 하여 청소년들의 신체발달에 도움이 된다.

걷기는 쉽게 할 수 있는 반면 운동강도가 약하다는 단점이 있다. 성장호르몬이 충분히 나오도록 하려면 조깅이 더 좋다. 성장을 위한 적절한 운동강도의 범위는 최대맥박수의 50~70%로 본다. 조깅을 하면 이 범위에 들어간다. 조깅 때 호흡은 숨을 내쉬고 내쉬고, 들이 마시고 들이 마시는 '2박자 4걸음 1호흡' 형태가 좋다. 특히 들이마실 때는 코로 들이쉬고, 내쉴 때는 입으로 하는 코와 입의 병용 호흡이 더욱 효과적이다.

무턱대고 조깅을 하는 것은 바람직하지 않다. 다음의 원칙을 지키면서 안전하게 조깅을 해야 건강과 성장에 도움이 된다.

- 준비운동, 정리운동을 반드시 실시한다.
- 경사지지 않은 평탄한 코스를 선택한다.
- 달리면서 숨이 찰 정도로 호흡하고 대화를 나눌 수 있는 속도를 유지한다.
- 잠이 모자라고 피로감, 숙취, 식욕부진, 감기기운이 있을 때는 쉰다.
- 더위나 추위, 비나 눈이 오는 등 기상조건이 나쁠 때는 무리하지 않는다.
- 보폭은 신장의 50~60%로 시작하여 단계적으로 80~90%까지 넓힌다.

키가 잘 크도록 성장판에 도움을 주는 대표적인 운동으로 줄넘기를 빼놓을 수 없다. 줄넘기는 다리 성장판에 강하고 적절한 자극을 줄 수 있는 훌륭한 운동인데, 다리에 쉽게 피로를 가져오므로 적당량의 조깅을 한 직후 보강하는 차원으로 하는 것이 좋다.

줄넘기는 조깅에 비해 운동강도가 너무 강하고 지속시간이 충분하지 못하므로 조깅과 잘 배합하여 하면 상승 효과를 낸다. 줄넘기는 평지의 맨땅에서 실시하는 것이 가장 좋다. 쿠션이 좋아 충격을 적당히 흡수하는 신발을 신되 가벼운 소재일수록 좋다. 줄은 발로 밟았을 때 손잡이가 양쪽 겨드랑이까지 올라오도록 하고 무게 200~300g 정도가 알맞다.

하지만 너무 비만인 경우 오히려 관절 상해를 유발할 수 있으므로 비만을 먼저 해결한 다음에 실시해야 하고, 식사 후 1시간 이내에는 하지 않는 것이 좋다.

줄넘기하는 요령은 다음과 같다.

- 어깨에 무리한 힘이 가해지지 않도록 하며, 상체는 가급적 세워서 등 근육이 휘어지지 않게 하고 시선은 정면을 향한다.
- 너무 높게 점프하지 말고 5cm 이하의 높이로 뛰는 것이 좋다.
- 줄넘기만 실시할 경우에도 운동 전후에 5~10분 정도 준비운동과 정리운동을 해주며 특히 발목 부분과 무릎 부분의 스트레칭을 해준다.

대개 남성은 유전적으로 여성보다 강한 운동 능력을 타고난다. 여성은 임신하여 출산할 때 유연함을 확보해야 하므로 평생 유연하기는 하지만 남성보다 약한 운동기관을 갖게 된다.

이 경우 여성은 자신의 단점을 잘 극복할 수 있는 근육운동을, 남자의 경우 근육운동보다는 오히려 유연성을 기를 수 있는 에어로빅 운동이 좋다. 하지만 현실적으로는 여성이 에어로빅을 하고 남성이 근육 운동을 하는 경우가 많다.

남자가 근육운동만 하면 외형상으로 남자다워 보일지는 모르나 에어로빅을 할 때와 같이 지구력이 길러지지 않기 때문에 건강증진의 측면에서나 성인병의 예방 및 치료의 측면에서는 별 도움이 되지 않고, 키가 크는 데도 치우친 근육운동은 바람직하지 않다.

오히려 근육운동은 남성보다 여성이 더 많이 해야 하고 여성의 키 성장에는 근력 강화가 도움이 된다. 여성의 근육은 남성에 비해 전체 양이 50% 밖에 되지 않고 여성호르몬이 체내 근육 발달을 약하게 하는 요인이 있다. 여성은 대개 신체에서 근육이 차지하는 비율은 적고 지방이 차지하는 비율은 상대적으로 높다.

그래서 적절한 물리적 자극을 성장판에 주는 데 제한이 있으므로 근력 강화 운동이 오히려 좋다. 여성에게 근육운동을 권하면 대개 거부반응을 보인다. 근육운동이라면 체형이 많이 우람해지는 남자 보디빌더를 우선 연상한다. 그러자 여자 역도선수나 육체미를 자랑하는 이들은 특수훈련을 받기 때문에 그런 것이지, 일반 여성은 아무리 열심히 해도 그와 같이 되지 않는다.

운동강도 계산 방법을 통해서 자신의 정확한 운동강도를 측정하는 공식을 알아보자. 보통 무난한 강도인 운동강도 50%는 다음과 같이 계산할 수 있다.

운동강도 50% = 0.5 x (최대 맥박수 − 안정 시 맥박수) + 안정 시 맥박수

- **최대 맥박수** = 220 − 자기 나이
- **안정 시 맥박수** = 조용히 안정된 상태에서 1분 동안 측정한 맥박 수

이런 식으로 계산한 값을 알고 일단 운동을 시행한 직후 맥박을 측정하면 어느 정도가 적절한 강도인지를 체감할 수 있다. 그에 맞는 운동을 2~3개월 하면 몸이 적응하므로 다시 재측정하여 올라간 수준에 맞는 운동강도를 측정하면 된다.

성장통은 실제 의학적으로는 문제가 되지 않는 무릎 부위의 통증이다. 뼈의 발달 속도와 근육의 발달 속도가 약간 차이를 보이면서 느끼는 견인통의 일종이다. 특히 아이가 많이 뛰어놀면서 다리 근육을 많이 쓰는 날 저녁에 무릎이 아프다고 하면서 보채다가 얼음찜질을 해주거나 마사지를 해주면 잠을 잘 자는 경우에 해당한다. 단 실제로 무릎을 다쳤을 경우와 비교해서 주의 깊게 관찰할 필요가 있다. 우선 아이가 실제로 절뚝거리거나, 무릎 부위가 벌겋게 부어있거나 만져서 유난히 아프다고 하는 지점이 있을 때는 성장통이 아닐 확률이 높으므로 가까운 한의원에서 진료를 받을 필요가 있다. 또한 몸에 열이 오르면서 동시에 이런 증세를 보일 때도 정확한 진단을 받아야 한다. 하지만 2, 3일 후에 평상시와 똑같이 별 무리없이 보행하고 통증을 말하지 않는다면 정상 성장 과정에서 나타나는 성장통인 경우가 대부분이다. 이 경우 그냥 지켜보면서 아이가 장시간 무릎 꿇고 앉거나 쭈그려 앉지 않도록 한다.

7 흡연과 성장_

요즘 대한민국 청소년들의 성장을 방해하는 가장 큰 영향을 들라면 필자는 주저 없이 흡연을 꼽는다. 영양 상태나 운동부족보다 흡연이 훨씬 다양한 기전을 통해 막대한 지장을 초래한다. 흡연하는 청소년이 담배를 끊지 않고 키가 크고 싶어한다면 잘못된 생각이다. 자신의 키를 충분히 키우고 싶다면 첫 번째 전제조건은 당연히 금연이다.

다음 표와 같이 담배는 심혈관계, 뇌혈관계, 호흡기계, 면역계에 광범위한 피해를 준다. 내분비계도 교란하여 성장호르몬의 작용이 제대로 일어나지 못하게 방해한다. 면역력을 떨어뜨려 호흡기 감염에 쉽게 걸리게 하는데 감염이 생기면 치유를 위해 에너지를 쓰기 때문에 성장에 쓰여질 에너지가 소모된다. 성장을 위해서 금연하는 것은 권고 사항이 아니라 필수 사항이다.

담배의 중독성에 가장 관련 깊은 니코틴 성분은 담배 연기를 흡입할 때 폐포에서 혈관으로 아주 빠르게 흡수되어 7초 정도 후에 뇌에 직접적인 작용을 한다. 뇌에서 니코틴은 도파민이라고 불리는 보상기전에 작용하는 물질의 생산을 늘려 일시적으로 기분을 좋

심혈관계	심박동과 혈압 증가 심박출량 증가 심근 산소와 영양소비 증가 말초혈관 저항 증가 심부정맥, 심방세동 역치 감소, 관상동맥 혈류량 감소
	죽상동맥경화증, 근세포분화, 혈관내벽 손상
뇌혈관계	혈중 지방산과 LDL 증가 성장호르몬, 코티솔, 혈당, 항이뇨호르몬, 글리세롤, 젖산, 피루브산 증가 혈중 HDL, 콜레스테롤, 에스트로겐 감소 약물 치료 효과의 변이
	혈전증, 헤모글로빈의 산소 운반 능력 저하 프로스타글란딘, 혈소판, 피브리노겐, 플라스미노겐 작용의 변이
호흡기계	주기도의 섬모손실, 점액선 과증식, 조직학적 변화 말초기도의 염증과 위축, 세포 이형성, 평활근 과증식, 세기관지 섬유화 폐포 파괴, 세동맥 수 감소
	만성 폐쇄성 질환, 염증성 질환 유발
면역계	호산구를 포함한 말초 백혈구 수 증가 혈중 IgE 증가 피부 알레르기 반응속도 감소 흡입된 항원에 대한 면역 반응 감소

게 해 주는데 비록 코카인이나 암페타민처럼 강력하지는 않지만 강한 중독성을 나타낸다. 니코틴은 일시적으로 정신을 각성시키고 고양시킨다. 심혈관계에서 니코틴은 심박동수와 혈압을 올리며 심장으로의 혈류량을 감소시킨다. 또 'kick 작용'이라는 강력한 에피네프린 유발 작용을 하며 이 작용이 위에 예시한 신체 반응을 유발한다. 이에 따라 혈당이 올라가게 되고 에너지를 사용하는 방향

으로 몸이 작용한다. 몸에서 필요해서 생긴 반응이 아니므로 에너지가 아무 의미 없이 소모되어 버린다.

이 결과 나중에 우울, 피로를 경험하는데, 이를 보상하기 위해서 다시 흡연을 하게 된다. 흡연은 모노아민산(monoamine oxide)을 감소시키는데 이는 도파민을 분해하는 효소이다. 이 작용도 흡연의 중독성에 어떤 영향을 주는 것으로 추측하고 있는데 특히 반복되는 흡연에 내성이 생겨 더 많은 자극감을 위해 흡연량을 증가하는 것과 관련이 있을 것으로 생각된다.

과학자들은 니코틴과 우리 뇌의 콜린성 수용체 부분이 중독과 가장 밀접한 관련이 있다는 것을 알아냈다. 그래서 이에 작용하는 약물을 개발해 금연을 시도하는 연구를 계속하고 있다.

담배를 끊으려 할 때는 분노, 짜증, 적대감, 사회적 협력 저하, 우울, 정신집중, 인지능력 저하, 식욕저하 등의 반응이 평균 3~4주까지 나타난다. 이 상태에서 다시 스트레스에 노출되면 재흡연율이 크게 늘고 수 차례 금연 의지가 꺾이면 중독에서 헤어나오기가 훨씬 힘들다.

흡연은 일시적으로 심장 박동을 늘리고 성장호르몬을 나오게 하는 등 신체에 좋아 보이는 작용을 하나 전혀 쓸모없는 소모적인 반응이다. 흡연 시 나오는 호르몬은 실제 키 성장에 쓰이는 것이 아니라 낭비되어 없어질 뿐이다. 오히려 식욕 감소 효과로 인해 음식 섭취를 줄여 성장에 나쁜 영향을 미친다. 가장 중요한 기전으로 IGF-1의 생산량도 줄인다.

담배 성분에는 4,000여 가지의 화학물질이 들어 있다. 이 성분을 자세히 살펴보면 담배가 얼마나 나쁜 독극물인지를 쉽게 알 수 있다. 니코틴은 세포독성을 가지고 있고, 비소는 쥐약에 쓰이는 재료이며, 메탄은 로켓 연료이고 암모니아는 바닥 청소제에 쓰이는 재료이다. 카드뮴은 배터리에 쓰이고, 일산화탄소는 자동차 배기가스 성분의 하나이며, 포름알데히드는 방부제에 쓰인다. 부탄은 라이터 연료이고 하이드로겐 시아나이드는 가스실에서 쓰는 독성분인데 이것들이 모두 흡연을 통해 그대로 몸 안에 들어오는 것이다.

성장에 있어 흡연은 조골세포와 연골세포의 증식과 기능을 방해할 뿐 아니라 세포 자살을 유도하고, 골량 감소에 직접적인 영향을 미치며, 성호르몬을 감소시켜 간접적으로 뼈의 성장을 방해한다. 뼈에서의 물질 합성을 방해하며, 스트레스 호르몬 분비를 통하여 직접적으로 뼈의 성장을 방해한다. 또 뼈 안쪽으로의 혈액 공급에 영향을 미쳐 정상적인 혈액 공급을 악화시켜 부실한 뼈를 만들게 된다.

쌍둥이에 대한 연구에서도 흡연을 한 쌍둥이의 키가 작다는 명확한 사실을 볼 때 성장기 동안 흡연은 자신의 타고난 키를 깎아 먹는 확실한 기전임을 명심해야 한다. 흡연으로 인해 유발되는 체내 에너지 효율성 낭비는 청소년의 신체적, 정신적, 사회적 에너지를 깎아 낸다. 게다가 흡연의 영향은 평생 미치기 때문에 키가 작은 학생이 흡연을 한다면 다시 한 번 강조하지만 무엇보다도 먼저 금연하여야 키가 클 내부 환경이 마련된다.

8 수면과 성장_

수면은 인간이 가진 가장 중요한 본능의 하나이다. 자궁 안에서나 신생아들은 많은 시간 수면을 취하는데 점차 성장을 하면서 일정한 리듬을 가진 수면 경향을 보인다. 수면이 얼마나 중요한지는 수면을 박탈시켰을 때 사람이 건강 상태가 얼마나 악화되는지를 보면 알 수 있다. 지속적으로 수면을 박탈 당하면 사망에까지 이르게 된다.

성장의 관점에서 보면 수면 시간은 한마디로 '키가 크는 시간'이다. 우리 몸은 잠을 깼을 때와 잠을 자고 있을 때 전혀 다른 활동을 한다. 잠을 잘 때는 조직을 쉬게 하고, 회복시키고, 성장을 일으킨다. 따라서 잠을 잘 자는 것은 자연스레 성장호르몬을 주입 받는 것과 같은 것이다.

수면은 다양한 자세와 최소한의 움직임, 자극에 대한 반응 감소, 몸의 피로와 손상 회복 등 종에 따라 다양한 지속시간과 취침 타이밍을 보이는 경향이 있다. 사람은 눈을 감고 누워서 수면을 취하지만 소 같은 동물은 눈을 뜨고 취침하며 말이나 코끼리는 서서, 박쥐는 매달려서 취침을 취한다. 수면 중 움직임 또한 상대적이어서

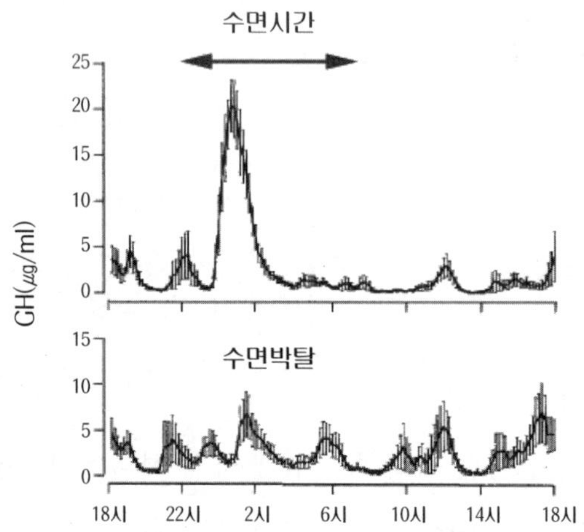

정상적인 성장호르몬 분비 곡선과 수면을 취하지 않았을 때의 분비 곡선

물고기는 제자리에서 헤엄치며 수면을 취하고, 대개의 포유동물은 약간의 규칙적인 움직임을 보이면서 수면을 취한다. 수면 장애가 있는 환자들은 말하고 걷기까지 한다. 수면시간 또한 기린처럼 2시간만 자는 동물도 있고 몇몇 박쥐처럼 20시간 이상 자는 동물도 있다. 사람에게는 8시간이 평균 수면 시간이다.

수면 현상의 이해

수면 과학의 발달로 사람의 수면은 눈을 빨리 움직이는 수면 주기(REM; rapid eye movement)와 그렇지 않은 수면 주기(NREM; non rapid eye movement)로 나뉜다. NREM 수면기는

210

뇌파 검사상 깨어있을 경우($10\sim30\mu V$의 전압과 $16\sim25Hz$의 뇌파)보다 느린 주기와 증가된 전압을 보인다.

이와는 대조적으로 REM 수면기에는 낮은 전압과 혼합된 뇌파 양상을 보여준다. 이렇게 눈을 움직이는 REM기에 꿈을 꾸며 이때 척수 운동 신경의 후연접의 억제로 인해 주요 근육들은 마비된다. 그래서 싸우는 꿈을 꾸더라도 자면서 옆 사람을 때리지 않는다.

수면의 지속시간이나 양상에 가장 큰 영향을 미치는 것은 나이이다. 신생아는 $16\sim18$시간 수면한다. 1살 때는 14시간, 3살 때에 12시간 정도로 그 수면량이 감소한다. 1살 때까지는 REM 수면이 총 수면 시간의 50%나 차지하지만 3살 때는 20%까지로 감소하여 이 비율이 평생 유지된다. NREM 수면은 유년시절 $25\sim30$%로 풍부하게 유지되다가 점차 감소한다. 우리가 태어나서 처음 $1\sim2$년간 큰 성장 폭을 이뤄내는 것은 수면량과 무관하지 않다.

누가 시키지 않아도 아침에 눈이 떠지고, 저녁에는 잠이 오면서 눈이 감긴다. 과연 우리 몸은 잠자는 상태에서 어떻게 아침이 오는 것을 알게 될까? 저녁이 되면 왜 나른해지면서 피곤함과 함께 취침 욕구가 증가하는 것일까? 수면에 대한 기전을 알기 위해 우리가 스트레스 반응에서 살펴본 내용을 되돌아 볼 필요가 있다.

우리가 스트레스 반응을 느낄 때 몸에서 나오는 스트레스 호르몬은 우리 몸의 운동기에 에너지를 공급하기 위해서 교감신경 항진과 더불어 몸을 깨우는 작업을 한다고 했다. 그래서 우리가 화가 나거나 운동을 할 때는 늦은 저녁이라도 잠이 오지 않는다.

다음에 나오는 두 개의 그림은 가로축 방향이 하루 24시간을 나

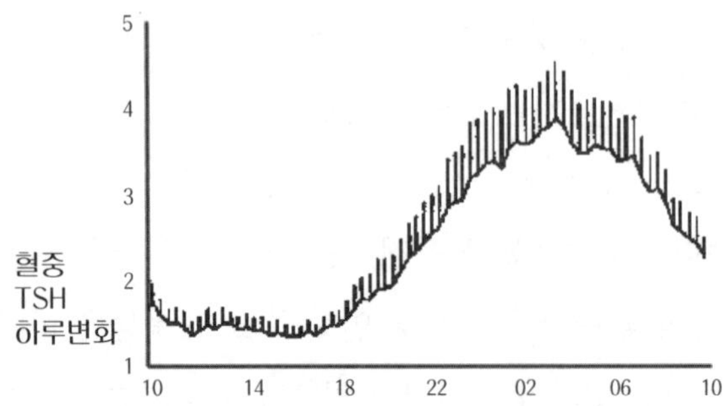

갑상선 자극 호르몬의 하루 분비곡선

타내고 세로축은 각각 혈중 농도를 의미한다.

첫 번째 그림에서는 우리 몸의 열대사와 관련 있는 갑상선 자극 호르몬의 일주기를 보여준다. 오후에 적은 분비량을 보이다가 해가 지고 기온이 내려가는 시간에 맞춰 분비량이 늘어난다.

잠을 잘 때는 낮처럼 활발히 움직여 체온을 올리지 못하므로 체온을 올리는 기전들이 약해지는 것을 보완하기 위해 밤에는 호르몬의 분비량을 늘리도록 작용한다. 지구가 자전하면서 태양의 반대편으로 회전한다는 것을 정확히 알고 체온 유지에 대비하는 기전을 발전시켜 온 것이다.

두 번째 그림은 스트레스 호르몬의 일종인 코티솔의 일주 리듬을 보여준다. 코티솔은 저녁에 분비량이 최소가 되고 아침이 될 때까지 점점 증가하고, 아침부터 저녁까지 점점 감소하는 것을 볼 수 있다.

스트레스 호르몬이 우리 몸의 에너지 대사를 활성화시키면서 신체를 각성시키는 작용을 하기 때문에 아침에 그 양이 많아지면서 잠에서 깨고, 저녁이 되면 이 양이 감소하면서 졸립게 되는 것이다.

212

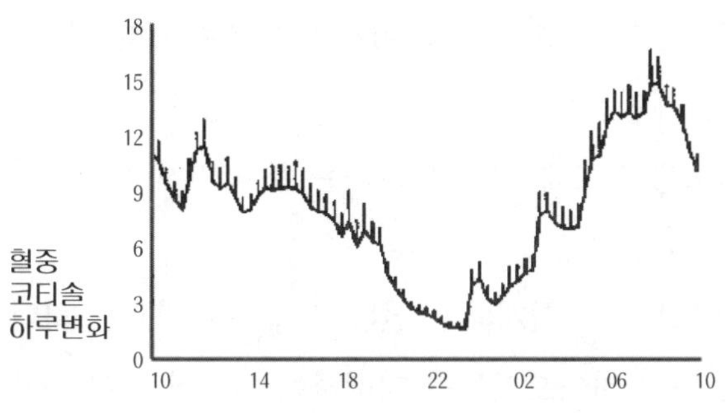

| 코티솔의 하루 분비곡선

물론 졸립거나 잠을 깨는 기전에 관여하는 호르몬 등의 기타 물질
늘은 여러 가지이다. 코티솔이 주되게 잠을 깨우고 잠이 오도록 하
는 기전에 관여하는 것은 아니다. 다만 여기서는 이해할 수 있도록
전술했던 스트레스 호르몬의 예를 들어 설명하는 것이다. 한마디로
코티솔은 잠이 깰 기본적인 대사 환경을 조성하는 것이다.

바이오리듬과 수면의 관계

모든 생물의 생명 활동은 하루 24시간을 1주기로 하여 동일한
생리현상이 매일 동일한 시간대에 반복적으로 나타난다. 이를 바
이오리듬(Biorhythm), 또는 생체 시계(Bioclock)라 한다. 바이오
리듬은 기존에 많이 알려진 이론, 즉 신체리듬, 감성리듬, 지성리
듬이 거의 한 달 코스로 사인 곡선처럼 변한다는 이론과는 별개임
을 먼저 밝혀둔다.

여러분은 대부분 상업적으로 이용된 그 바이오리듬을 알고 있을 텐데 저자는 개인적으로 그 이론에 큰 신뢰를 갖지 않는다. 이 책에서 말하는 생체 시계, 바이오리듬은 이와 별개로 24시간 주기의 신체리듬을 의미한다.

수면은 이런 생체 시계의 계산된 스케줄에 따르는 하나의 현상일 뿐이다. 최근 바이오리듬을 지배하는 이른바 인체 시계에 해당하는 유전자들이 발견되었으며 인간의 생명 활동을 시간별로 정리한 주기율표가 발표되었다.

이들 발견에 의해 병마다 악화되는 시간이 일정하며 마찬가지로 약마다 약효가 강하게 나타나는 시간이 일정하게 반복되는 직관적 사실을 이해할 수 있다. 출산의 진통이 시작되는 시간이나 월경이 시작되는 시간대가 많은 부분 일정한 것도 일정한 주기를 가지고 일어나는 체내 호르몬이나 신경조절 물질들과 이들을 근본적으로 조절하는 유전자들의 주기성 때문이다.

이 모든 리듬을 시계처럼 지배하는 곳이 있다. 뇌의 시상하부에 있는 상교차핵이라 불리는 곳이다. 이곳에서 명령을 내릴 때마다 리듬 지배 유전자가 특정 단백질을 만들어 내면서 주기적 생리 현상을 재현한다.

지금까지는 태양 광선이 이곳을 자극할 때마다 리듬 변화가 일어난다고 생각했으나 최근의 실험 결과 태양 광선이 없는 상태에서도 리듬 유전자는 주기적으로 발동하고 있음이 밝혀졌다. 하지만 이 시간이 길어질수록 주기성에 교란이 오게 되는 것을 보아 일정한 태양 광선의 자극 주기가 이런 체내 시계 주기성을 적절히 보정해 주는 것으로 추측된다.

우리 몸 안에 이런 일정한 주기성이 생기게 된 이유는 지구가 24시간 주기로 자전을 하고 인간이 대부분의 정보를 주간에 시각을 통해 얻게 됨으로써 주간 활동과 야간활동의 생리적 역할을 분담하는 것이 진화생리적으로 더 유용했기 때문이다. 이는 인간 이전에 원시 진화단계에서 시각을 사용하면서부터 거듭된 본능이 누적된 결과이다. 만일 지구의 자전주기가 더 길었다면 이 주기 또한 자전주기에 맞춰 현재와 다를 것이다.

만일 인간이 주간보다 야간에 더 잘 볼 수 있는 시력을 가졌다면 지금과 달리 밤에 몸을 활성화시키는 체계로 시간 조절 유전자가 맞춰졌을 것이다. 인간이 전등을 발견하여 밤을 밝힌 것은 불과 100년밖에 안 되는 일이므로 이전에 시각을 주된 정보원으로 사용했던 우리 선조들은 낮에 주로 활동하고 밤에는 낮 동안의 동적인 상태로 인한 몸의 상태를 재정비하는 시스템을 갖추게 되었다.

이와 대조적으로 박쥐처럼 가시광선보다는 자체적으로 발생하는 초음파를 통해 정보를 얻는 경우는 오히려 가시광선을 주로 사용하는 동물들의 감각이 무뎌지면서 자신에게 유리한 환경, 즉 밤에 생활을 하도록 체내 시계가 맞춰져 있다.

비행기 여행을 자주 하는 사람들은 이런 체내 시계의 교란이 자주 일어나게 되어 건강에 좋지 않은 영향을 받는다. 야간 근로자들은 아무리 규칙적으로 수면과 작업을 하더라도 나중에 평균 수명이 줄어들고, 질병에 대한 감수성이 높아진다는 보고서도 있다. 인간이 늘 무심하게 생각하는 태양 빛에 의한 체내 정보가 얼마나 중요

시간	주로 나타나는 신체 반응
새벽 1시	임부가 진통을 시작 면역 임파구가 가장 활발하게 활동함
새벽 2시	성장호르몬의 혈중 농도가 가장 높은 시간
새벽 3시	대부분의 신체기능이 최하 상태 청각은 가장 예민함
새벽 1~3시	혈압, 심박동수, 항스트레스 호르몬이 최저 상태 심장마비 등 사망 빈도가 최하
새벽 4시	천식 발작이 가장 많은 시간 체온이 최하, 추위를 가장 많이 느낌 산업재해 빈도 최고 (교대 야간 근무자)
새벽 5시	병적 세포분열이 왕성함 (암이 증식)
오전 6시	월경이 시작되는 시간 인슐린의 혈중 농도가 가장 낮은 시간 혈압과 맥박이 올라가기 시작함 스트레스 호르몬(코티솔)의 혈중 농도가 증가 수면도입 호르몬인 멜라토닌의 혈중 농도가 감소하는 시간
오전 7시	알레르기 증상(콧물, 두드러기 등)이 가장 악화되는 시간 부신피질 호르몬. 각성 호르몬 분비량 최고 체온 상승. 맥박 증가
오전 8시	심장마비나 뇌졸중 발작이 가장 빈번한 시간 류머티스 관절염의 증상이 가장 악화되는 시간 면역 T-임파구 활동이 가장 낮은 시간 성호르몬 분비 최고 (여성보다 남성에서 뚜렷)
오전 7~9시	자살 이외의 대부분의 사망률이 가장 높음 부신피질 호르몬 혈중 농도가 최고 천식 약의 약효 발휘 최고
오전 10~11시	통증, 불안에 대한 인내력 최고 의사 결정력, 문제 해결력, 정신 집중력 최고 단기간의 암기 능력 15% 정도 상승

낮 12시	헤모글로빈의 혈중 농도가 가장 높은 시간 시력이 최고조
오후 1~2시	기력, 체력이 일시적으로 저하
오후 2시	체내 호르몬성 변화로 쉽게 식곤증을 느낌
오후 3시	근력, 호흡률 증가 반사 신경의 예민도가 가장 높은 시간 창조력, 관찰력 최고, 업무 능률 최고조
오후 4시	체온, 맥박, 혈압이 가장 높은 시간 신진대사 교체되는 시간 얼굴 붉어지기 쉽고 발한, 숨가쁨 등이 나타나기 쉬움
오후 3~4시	운동하기에 가장 좋은 컨디션 장기간의 암기능력 증가
오후 5시	미각, 취각이 가장 예민해짐. 식욕이 가장 왕성 가정 불화, 싸움이 가장 많음 (저녁 식사 전)
오후 6시	배뇨량이 가장 많은 시간 물리적인 힘이나 스태미나가 가장 왕성
오후 7시	정신적 신체적으로 가장 불안정 호르몬 변화로 인해 혈압이 불안정
오후 6~7시	섭취한 칼로리가 지방으로 변하기 쉬움
오후 8시	소화작용 가장 활발. 체중 증가 가장 많은 시간
저녁 9시	통증 예민도가 가장 심함. 통증이 가장 심한 시간
저녁 10시	각종 호르몬 분비 감소. 체온 하강, 혈압 강하, 호흡 수 감소, 일 수행력 감소
저녁 11시	알레르기 반응이 가장 잘 일어나는 시간
저녁 8~11시	체온 하강, 신진대사 저하 청각 신경 최고로 예민(밤 내내 지속)
밤 12시	세포 재생력 최고. 신진대사 최고

한지를 보여주는 대목이다.

앞에서 말했던 것처럼 인간이 전등을 발견해서 밤에 활동적으로 살아온 지는 불과 100년도 되지 않는다. 무엇보다 최근 강한 빛의 모니터를 밤늦게까지 보면서 인터넷이나 자극적인 게임 등을 통해 자꾸 뇌를 각성시키는 것은 이런 내부환경 교란에 직접적인 영향을 끼친다.

특히 게임을 많이 한 사람의 뇌의 일반적인 성향, 즉 '게임뇌'를 가진 사람의 성향은 인내심이 없고 그것을 하지 않으면 자꾸 불안해하는 정신적인 측면을 넘어 이런 몸의 정상적인 시간 조절 항상성에도 영향을 받는다.

즉 건강을 해칠 뿐 아니라 성장기 동안 이 효과가 누적되는 만큼 성장에도 영향을 미치게 된다. 잠 안 자고 컴퓨터를 많이 보는 것이 성장에 안 좋은 이유가 바로 이것이다.

수면과 일과시간 가운데 언제 어떤 운동을 해야 좋은지에 대해서는 상반된 의견들이 많다. 저녁에 운동을 하고 자는 것이 좋다는 논문도 있고, 일과 중에 운동을 하는 것이 좋다는 논문도 있다. 저녁에는 코티솔 농도 자체가 낮기 때문에 고강도의 운동은 생리적으로 무리가 될 소지가 많다.

더 많은 연구가 있어야 하겠지만 직관적인 추측으로 낮 동안에 운동을 하는 것이 밤 늦은 시간이나 새벽에 하는 것보다 더욱 생리적이고 효율적일 것이란 결론을 조심스럽게 내려본다. 모든 주간 활동 동물들이 그러한 것처럼 일과 중 가장 왕성하게 반응을 보이는 우리 신체 주기를 자연 그대로 따르는 것이 가장 효율적이라고 판단되기 때문이다.

흔히 일과 중에 적절한 운동이 충분히, 더 좋은 질의 수면을 유도하는 것을 우리는 경험적으로 잘 알고 있다. 육체적으로 힘들게 일했던 날 저녁의 수면의 질을 생각해 보라! 아무리 깨워도 깨지 않고 푹 자는 그런 밤엔 우리 몸의 회복 기전도 왕성하게 작동하고 있는 것이다.

물론 너무 무리한 운동을 하면 성장보다는 몸의 회복에 더 많은 에너지를 쓰기 때문에 적당한 운동이 좋은 것이다.

커피나 술, 담배 등 섭취되는 물질에 의한 수면의 방해 또한 무시할 수 없다. 이들은 서파 수면의 양을 감소시킨다. 깊은 수면의 양을 감소시켜 전체적인 수면의 질을 떨어뜨릴 확률을 높인다. 술 먹은 다음 날 많이 피곤한 것은 술을 마신 날 밤, 알코올이 수면의 질에 어떤 영향을 끼치는지 보여주는 좋은 예시이다. 술을 마실 경우 일반적으로 긴 REM 수면 뒤에 짧게 존재하는 NREM 수면 시간이 짧아진다.

즉, 서파 수면 시간이 감소하고, 서파 수면 중 델타 뇌파가 생성될 때의 시상하부-뇌하수체에서 일어나는 박동적인 성장 호르몬의 분비가 줄어든다. 담배 또한 여러 가지 나쁜 기전 중에 수면에도 좋지 않은 영향을 미치는 것으로 알려져 있다.

커피 역시 너무 늦은 시간에 마시는 것을 가급적 피해야 한다. 특히 카페인에 예민한 반응을 보이는 사람은 성장기 동안 커피를 습관처럼 마시면 안 된다.

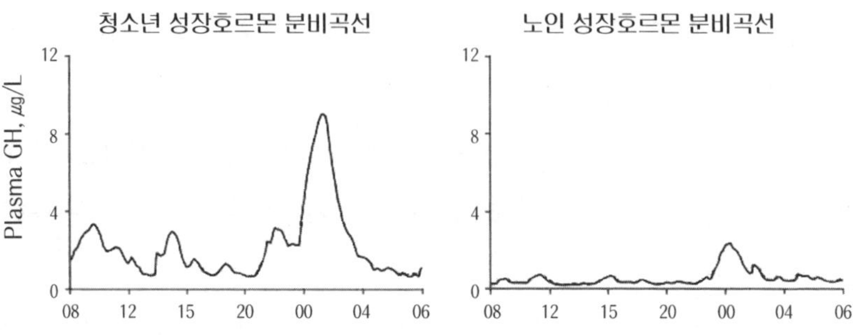

젊은 사람의 하루 성장호르몬 분비 곡선과 늙은 사람의 하루 성장호르몬 분비 곡선

수면부족이 성장에 끼치는 악영향

일반적으로 나이를 먹게 되면 신체의 건강이 떨어지고 수면의 질도 낮아진다. 깊은 수면의 표지가 되는 서파 수면의 전체 양이 감소하게 되어 자주 깬다. 잠을 자도 몸이 개운하게 회복되지 않는다. 그래서 노년에는 주간 수면 양이 늘어나게 되고, 새벽에 자주 깨는 것이다.

흔히 늙으면 새벽 잠이 없다고 하는데 이런 생리적 원인 때문이다. 깊은 수면의 양 감소와 함께 성장 호르몬의 전체 분비량도 감소되어 몸의 회복력까지 떨어진다. 특히 노년에는 저녁에 코티솔 분비량이 증가하여 서파 수면으로 도입하는 것을 방해한다. 이는 코티솔의 음성되먹임 장치가 나이를 먹어서 제기능을 하지 못해 일어나는 현상으로 추측되고 있다.

건강한 정상인이 수면을 취하면 수면이 시작되고 나서 첫 3~4시간 동안 깊은 수면을 취하는데 이는 새벽에 이뤄지는 수면과 비교하여 훨씬 질 높은 수면 상태를 유지한다.

그래서 우리는 일반적으로 초저녁에 잘 깨지 않지만 새벽에는 작은 소리에도 잠을 깨게 된다. 흔히 오후 10시부터 새벽 2시까지가 성장호르몬이 가장 많이 나온다고 알려져 있지만 시각이 중요한 것은 아니다. 깊은 수면에 들어가는 시간이 성장호르몬이 가장 많이 나오는 시간으로 하루 생산량의 60~70%에 달하는 굉장한 양이다.

따라서 이 시간의 수면은 매우 중요한 의미를 지닌다. 예를 들어 매일 밤 아이들이 잠이 들만할 때 부부가 싸우는 가정이 있다면 직접적으로 숙면에 영향을 미쳐 아이의 성장에 나쁜 영향을 미친다. 부모의 싸우는 소리는 아이의 스트레스 호르몬 분비를 증가시켜 숙면을 더욱 방해하는 기전으로 작용한다. 그렇게 해서 아이가 깨는 날이 많을수록 그에 비례하여 아이의 키는 작아질 것이다. 가정 불화가 심한 집에서 아이들의 평균 키가 작은데 이러한 수면 장애 요인도 무시할 수 없다.

몸이 아프면 밤에 매우 깊은 숙면을 이루거나, 오히려 잠을 설치곤 한다. 이 또한 신체의 염증산물이 수면에 크게 영향을 준다는 의미이다.

특히 쿠싱 증후군처럼 스트레스 호르몬인 당류코르티코이드 등이 만성적으로 증가하는 경우, 서파 수면의 감소와 수면의 연속성이 자주 끊기는 것이 관찰된다. 당연히 성장 호르몬의 분비에도 좋지 않은 영향을 미치게 된다. 참고적으로 당류코르티코이드는 일시적인 투여 시 성장호르몬 분비를 증가시키지만 이 농도가 지속적으로 높아지면 증가된 소마토스타틴을 통해 성장호르몬 분비가 오히려 억제된다.

수면과 관계된 중요한 물질 중의 하나가 멜라토닌이다. 멜라토닌은 주로 밤에 분비된다. 어두워지면 분비가 증가하고 밝을 때는 분비가 줄어든다. 얼마나 수면을 잘 취할 수 있는가는 분비되는 멜라토닌의 양에 비례한다. 멜라토닌은 트립토판이라는 필수 아미노산을 통해 생성되는데 섭취하는 음식을 통해서 얻게 된다.

트립토판은 또한 정서와 관계가 깊은 세로토닌으로 바뀐다. 이 세로토닌은 다시 멜라토닌으로 바뀐다. 주간에는 주로 세로토닌으로부터 높은 에너지 수준을 유지하고 야간에는 멜라토닌을 통해 휴식 상태에 대한 신체 상태를 유지한다. 멜라토닌은 주간보다 야간에 5~10배 정도 증가하며 노화가 이뤄지면 멜라토닌의 분비량이 줄어들어 노인 불면증에 직접 관여한다.

대체로 비행기를 오래 타면 시차에 의한 피로가 생긴다. 장거리 여행자들은 불면증, 감기와 유사한 증상, 집중력과 지남력의 둔화 등을 자주 겪는다. 이런 신체 리듬의 변화는 혈압, 혈당, 기분, 에너지 수준, 각성, 호르몬 수준 등 광범위한 영향에 의한 것이다. 통상적으로 생기는 시차 적응은 멜라토닌에 의해 훌륭하게 극복되는데 이는 멜라토닌이 신체의 생물학적 시계를 훌륭하게 재조정하기 때문이다.

수면이 시작되면 증가하는 또 다른 물질로 IL-6가 있다. 이 물질

은 1~2 단계 수면과 REM 수면에 관계하여 증가한다. 이 물질은
면역계와 굉장히 밀접한 관련이 있다. 보통 수면 도입과 관련하여
증가하는 것이 성장 호르몬과 IL-6인데, 이들은 수면 도입 여부와
관계 없이 일주 리듬을 보이는 코티솔이나 멜라토닌과는 약간 구별
된다. 수면은 자율신경계, 내분비계, 면역계의 항상성을 위한 회복
기능에 필수적인 기전이다. 특히 면역계에 대하여 살펴보면 수면
중에는 순환하는 임파구들의 체내 재분배가 일어나고 몇몇 세포성
면역 기전이 더욱 증가한다.

하지만 스트레스로 인한 수면 장애나 우울증으로 인한 수면장
애, 알코올 과용, 후천성 면역 결핍증, 몇몇 감염 질환에서 수면의
체계적 구성이 교란되면서 면역력의 회복에 문제가 되는 것을 자주
볼 수 있다. 2~3시간만 수면을 박탈해도 면역력의 약화는 쉽게 관
찰된다. 이 증상이 반복되면 감염질환에 대한 내성이 낮아지고, 암
발생률은 높아지며, 염증성 질환의 호전이 지연된다. 키 성장에도
악영향을 미치는 것은 당연하다.

일시적인 수면 박탈이 일어나면 다음 날 더욱 깊은 수면을 취하
게 된다. 성장호르몬은 깊은 수면에 비례해 증가한다. 이는 전일
누적된 체내 대사 환경을 되돌리기 위해 회복을 위한 성장호르몬의
분비가 일어나는 현상이지 키 성장에 더욱 유리하다는 의미는 아니
다. 평소와 다르게 밤늦게까지 공부하거나, 컴퓨터를 하거나, 기타
다른 일로 수면 시간을 줄이면 다음 날 저녁의 혈중 코티솔 농도는
감소한다.

이는 무기력감을 느낄 만한 체내 대사 환경과 더욱 깊은 잠을 잘

수 있게 되는 체내 환경이 된다는 것을 의미한다. 몸의 회복을 위해 더 깊은 수면에 빠지는 것에 비례해서 성장호르몬은 더 많이 분비된다. 이런 현상이 불규칙하게 지속적으로 일어난다면 호르몬계의 교란으로 몸에 해로운 결과를 초래한다. 즉, 키 성장에 써야 할 성장호르몬이 불규칙한 생활로 더욱 교란된 체내 환경을 되돌리는 데 더 많이 쓰여지기 때문이다.

수면에 미치는 주변 환경의 영향 가운데 '익숙하지 않은 잠자리'가 좋은 예시이다. 수면 연구를 위해 실험자들을 수면 실험실에서 첫날밤을 보내게 하면 익숙하지 않은 잠자리 탓에 수면에 들어가는 시간이 지연되고 자주 깨어나며 얕은 수면시간이 증가하는 동시에 서파 수면은 감소한다. 낯선 곳에서 무의식적으로 깊은 수면을 피해 잠재된 위험으로부터 우리 몸을 자동으로 보호하기 위해서다.

소음 또한 수면 환경의 가장 중요한 변수이다. 수면 중 소음에 대한 감수성은 개인별로 차이가 크고, 상황과 몸 상태에 따라 달라진다. 천둥소리가 나도 잠을 잘 자던 여성이 아이의 작은 울음소리에 잠을 깨기도 하고, 코고는 소리가 들려도 잘 자는 사람과 그렇지 않은 사람이 있다. 수면 중 소음에 노출되면 몸의 움직임이 많아지고, 각성의 빈도가 증가하며, 수면 뇌파의 교란이 일어난다.

이는 다음 날에도 직접 영향을 미친다. 모기 한 마리가 지속적으로 귓가를 움직였던 경우를 떠올리면 이 사실을 쉽게 이해할 수 있다. 소음뿐 아니라 적절하지 못한 온도, 침대 환경, 잠자는 자세와 각도 등도 편하지 않을 경우 마찬가지의 결과를 가져온다. 알코올,

카페인, 암페타민, 코카인 등의 약물도 정상적인 수면 리듬에 영향을 미친다.

결국은 정상적인 수면 시간과 수면 리듬에 교란이 생기면 다음 날 수면에 대한 욕구 증가, 각성 상태의 저하, 주의력 감소, 기억력 감소, 피곤함 증가, 교통 사고 위험 증가, 더 많은 수면 시간의 요구 등이 나타난다. 이 현상이 불규칙적으로 장기화되면 면역력 감소와 성장 방해 등의 영향을 가져온다. 따라서 잠을 푹 잘 수 있는 안정된 환경 또한 키 성장에 매우 중요하다.

이미 2000년 전 한의학 서적에는 태양 주기에 맞춰 기상 시간과 취침 시간을 함께 하는 것이 건강에 좋다고 쓰여진 유명한 구절이 있다. 요즘처럼 자연주의를 갈구하고, 따라 하려는 사람이 많은 시대에 아마도 가장 어려운 것이 태양에 맞춘 자연스러운 수면 습관일 것이다. 성장호르몬이 잘 나오게 하는 수면 습관은 24시간 주기로 일정한 시간에 취침하는 것이다. 하루 8시간씩 잠을 잔다 해도 취침 시간이 불규칙하면 좋지 않다.

규칙적인 취침이 가장 중요하고 총 취침 시간도 충분할수록 좋다. 특히 밤 늦은 시간에 컴퓨터를 하는 습관은 규칙적인 수면 리듬에 큰 교란 작용을 하는 것으로 보고되고 있다. 적어도 취침 시간 한 시간 전에는 강한 빛을 내며 정신을 각성, 흥분시키는 컴퓨터 화면을 보지 않는 것이 중요하다.

9 자세와 성장_

자세란 우리가 앉고 서고 눕고 걸을 때 우리의 모든 동작과 상관된 신체 구조물의 상대적 위치를 뜻한다. 이 구조물들이 바람직한 위치에서 바람직한 동작을 보일 때 자세가 좋다고 하며 그렇지 않고 부자연한 동작을 보일 때 자세가 좋지 않다고 한다.

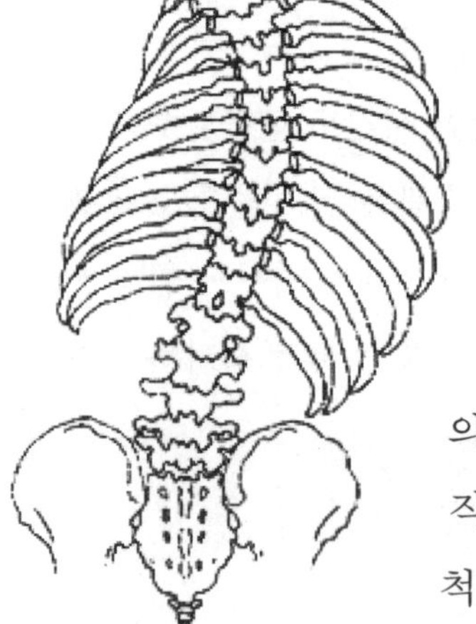

잘못된 자세는 인체의 뼈대에 부담을 주고 여러 가지 광범위한 영향을 일으킨다. 우리 몸의 뼈, 근육, 인대, 관절, 디스크, 신경들은 이런 자세에 의해 상호 영향을 받는 중요한 부분들이며 키를 결정하는 주요 구조물이기도 하다.

이 그림은 척추 측만증 환자가 자신의 키를 충분히 발휘하지 못하는 이유를 직관적으로 보여준다. 이 환자의 구부러진 척추를 펴면 키가 5cm 이상 늘어날 수 있다. 일반적으로 측만 소견이 있는 사람들은 비

척추 측만증 환자의 척추 모양 |

록 성장이 끝났다 해도 틀어진 척추 곡선을 정상으로 회복하여 숨겨진 키를 찾을 수 있다. 대표적인 예로 탤런트 L양이 키를 키우는 TV 프로그램을 통해 성장이 끝난 뒤에도 교정 효과로써 키가 클 수 있다는 것을 보여 주었다. 사회적으로 센세이션을 일으켰던 이 프로그램을 통해 숨겨진 키를 찾기 위한 관심이 계속되고 있다.

척추 측만증은 앞에서 볼 때 척추가 좌우로 휘어져 있는 변형과 옆에서 볼 때 척추가 앞뒤로 휘어져 있는 변형으로 대부분 같이 일어난다. 척추뼈 자체도 비정상적으로 회전되어 있는 복합적인 변형이다. 척추 측만증을 일으키는 원인으로는 소아마비와 같은 신경질환이나 근육 질환, 선천성 기형, 종양, 척추 감염 등 수십 가지 질환이 있다.

그러나 대부분(80~90%)의 척추 측만증은 원인을 알 수 없다. 원인 불명일 때는 특발성 척추 측만증이라 부른다. 특발성 척추 측만증의 대부분은 청소년기에 발견된다. 특발성 척추 측만증은 아주 심하지 않으면 생명에 지장을 주거나 하반신 마비, 출산 등과 관계가 없다. 가장 문제가 되는 것은 한 쪽 등이 툭 튀어나오고 서 있을 때 자세가 바르지 못하며 어깨의 높이가 다른 신체적 변형과 이로 인한 내부 장기의 물리적 압박 등이다.

척추 측만증은 서서히 진행되어 본인과 가족도 잘 모른다. 등이 옆으로 휘고, 어깨나 골반의 높이가 달라지거나, 한쪽 어깨뼈나 엉덩이가 돌출된 것을 우연히 발견하여 병원을 찾는 경우가 대부분이다. 특발성 척추 측만증의 예후는 성별, 발생 연령, 성장 정도, 발견 당시 만곡의 각도, 만곡의 유형, 만곡 첨부에서의 척추뼈의 변화 등으로 알아낼 수 있다. 척추 성장이 끝나는 시기인 남자 18세, 여자 16세 정도에는 측만증의 만곡 진행이 크게 감소할 것이라 예상할 수 있다. 하지만 한창 성장기일 때 발견하면 만곡이 더 커질 가능성이 많으므로 6개월마다 지속적인 추적 조사가 필요하다.

만곡이 20도 미만인 경우, 추나 요법에 의한 척추 교정을 시도해야 한다. 만곡이 20~40도이고 성장 기간이 2년 이상 남아 악화될 가능성이 클 때는 보조기 착용과 추나 요법의 병행이 필요하다. 만곡이 40도를 넘거나 성장이 거의 완료되어 유연성이 떨어진 만곡은 보조적인 치료 효과가 별로 없어 우선적으로 수술을 고려한다.

그러나 치료를 꼭 해야 하는 측만증은 실제로 그리 많지 않다. 다수의 학생들은 매우 가벼운 척추나 골반의 틀어짐 현상을 보인다. 척추나 골반의 틀어짐은 만성적인 근육질환, 인대질환, 디스크 질환, 관절 질환 등 운동기 질환을 일으킬 확률이 높다. 또한 척추를 통해 전신으로 나아가는 신경로에 영향을 미쳐 내부 장기 질환을 유발할 수도 있다.

바른 자세는 서서 정면에서 보았을 때 어깨의 높이가 같고, 고개가 한쪽으로 기울지 않으며 허리가 한쪽으로 휘지 않고 골반의 높이가 같으며 발이 너무 벌어지지 않고 11자에 가까운 모습이어야 한다. 옆에서 보았을 때는 귓구멍과 어깨의 정중앙, 골반 중앙, 발목까지 일직선으로 위치해야 한다. 대개 목이 앞으로 쭉 빠져 귓구멍의 위치가 어깨 중앙보다 앞으로 나와 있는 경우가 많다. 이런 자세는 만성적인 목 통증의 원인이 될 확률이 높다.

책상에 앉는 바른 자세는 의자의 뒷부분에 엉덩이와 허리가 충분히 닿고, 무릎과 발목이 90도가 되어야 한다. 발바닥이 바닥에 닿되 발뒤꿈치가 들리거나 무릎이 너무 위로 올라오지 않도록 한다. 허리를 똑바로 세우고 책상과 자신의 배 사이에 주먹이 하나 놓일 정도의 간격으로 앉는 것이 바람직하다.

바닥에 앉을 때 한쪽 다리가 안쪽으로 들어가는 자세가 되기 쉬운데, 이러한 자세는 허리 건강에 나쁘다. 웬만하면 의자에 앉는 자세가 더 바람직하다. 한국인의 생활 습관상 바닥에 앉을 때는 다리를 교대로 바꾸는 것이 좋다. 치마를 입은 여학생들은 한쪽 무릎을 꿇고 앉는 경우가 많은데 골반에 편중된 힘이 전달되어 골반과 척추의 배열에 좋지 않은 영향을 미친다. 이왕이면 바로 무릎 꿇고 앉거나 한쪽으로 앉으면 다리를 바꿔 반대쪽으로도 같은 시간만큼 앉도록 한다.

뼈의 배열은 근육의 좌우 비대칭 사용과도 어느 정도 관계가 있다. 한쪽으로만 많이 사용하면 근육이 한쪽만 발달함으로써 뼈대가 영향을 받는다. 따라서 성장기에는 되도록이면 좌우가 대칭인 운동을 하도록 한다. 골프, 볼링, 야구의 스윙처럼 한쪽만 지속적으로 사용하는 운동은 가급적 피한다. 물론 충분히 근골격계가 잘 갖춰진 학생이라면 상관 없지만 뼈대와 운동기가 약한 체질의 학생의 경우, 지속적으로 치우친 동작은 바람직하지 않다.

흔히 취하기 쉬운 나쁜 자세로는 무거운 가방을 한쪽으로만 메거나 드는 것, 고개를 숙이고 어깨를 앞으로 둥글게 하는 구부정한 자세, 장기간 앞으로 치우친 상태에서 컴퓨터를 사용하는 것, 한

쪽으로 치우친 자세로 악기를 연주하는 것, 한 쪽으로만 엎드려 자는 버릇, 다리를 꼬고 앉는 습관, 높은 굽의 신발을 신는 것 등이 있다.

자신이 이런 나쁜 자세를 취한다고 생각되면 먼저 가볍게 반대 자세를 취해주는 것이 필요하다. 바른 자세라도 오래 동안 유지하면 근육이 피곤하고 불편해지기 때문에 서 있거나 앉아 있을 때 좌우로 조금씩 규칙적인 미동을 해주도록 한다. 같은 자세를 오래 취할 때 가벼운 맨손 체조를 규칙적으로 해주는 것도 만성적인 척추 관련 질환을 예방하는 데 큰 역할을 한다.

10 한방과 성장 _

최근 키를 키우는 약들이 붐을 이루고 있다. 키에 좋다는 성분만 모아 놓은 종합 영양제가 키를 키우는 비방처럼 판매되고 있다. 하지만 개개인의 체질을 고려하지 않고 무턱대고 일률적으로 투여하는 약이라는 점에서 부작용과 함께 큰 효과를 발휘 못할 확률이 높다. 아무리 키에 도움이 되는 약이라도 체질을 고려하여 알맞게 골라서 투여되어야 가장 큰 효과를 발휘한다. 모든 약을 함께 먹는다면 오히려 부작용이 생기게 된다.

따라서 키를 크게 하기 위한 한약을 복용할 때는 전문가에게 진료를 받고 개인에 맞는 맞춤 약을 복용하는 것이 중요하다. 예를 들어 소화기가 약한 학생에게 소화가 어려운 여러 성분을 복합 투여하면 오히려 소화장애를 유발하여 성장에 방해가 될 수도 있다.

키를 키우는 한약

_ **녹용** : 한의학적으로 몸의 양기를 북돋고, 골수를 튼튼하게 하

며, 근골을 강하게 하고, 발육을 촉진한다. 약리학적으로는
콜라겐, 인산칼슘, 탄산칼슘, 단백질, 콜레스테롤, 팔믹산,
아미노산 등이 함유되어 있어서 세포에 영양을 공급하고 적혈
구 수를 증가시키며 조혈기능을 촉진한다.

난포호르몬과 성호르몬이 포함되어 있어서 성장발육을 촉진
하고 성기능을 강화한다. 녹용의 주성분인 판토크린은 근육
의 기능을 강화하고, 내분비 기능을 강화하며, 심장혈관과 심
근에 영양을 주고, 소화기관의 기능을 촉진한다. 부신과 신장
기능을 강화하고 근육의 피로 회복을 촉진한다.

_ **숙지황** : 보혈, 자음 작용이 있다. 약리학적으로 철분이 함유
되어 조혈 작용을 돕고, 비타민 A가 풍부하여 피부와 뼈에
도움이 되며, 간 기능 개선과 장점막 수복, 세포에 자양강장
효과를 나타낸다.

_ **산조인** : 한의학적으로 간담을 보하고, 마음을 편안하게 해주
며, 땀을 멈추게 한다. 약리학적으로 지방유 성분이 중추신경
흥분을 억제하는 작용이 있어 스트레스에 민감한 사람에게 도
움이 된다.

_ **귀** : 보혈 작용이 있고, 생리를 이롭게 하며, 장 운동을 도와
변비를 예방해 준다. 약리학적으로 비타민 B_{12}, 엽산, 철분이
들어 있어서 조혈작용을 하며 혈액의 헤마토크리트치를 높인

다. 비타민 E가 많이 함유되어 있고 자궁의 발육을 촉진한다.
정유 성분은 혈관을 확장하여 혈압을 저하시키고 뇌 혈류를
증진시키며, 말초혈관 혈류 순환을 좋게 한다. 또 페룰릭산이
들어 있어 항혈전작용을 하고 각종 아미노산이 풍부하게 함
유되어 면역능력 증강작용이 있으며, 간 기능을 강화하는 보
간 작용이 강하다.

두충 : 간신을 보하고 근골을 튼튼하게 하며, 안태 작용이 있
다. 약리학적으로 부교감 신경 흥분성 작용을 하여 혈압을 강
하하고, 혈관을 확장하여 혈류를 증진시키며, 진정 작용을 하
고, 스트레치에 의한 근골 재형성에 도움을 준다. 당류와 유
기산, 리놀릭산, 비타민 C 등의 함량이 풍부하고, 비특이적
면역력 증강 작용, 강장 작용이 있다.

맥문동 : 열을 식혀주고 자음 작용이 있으며, 폐를 이롭게 하
고, 진액을 생성시키며, 이뇨 작용이 있다. 약리학적으로 비
타민 A를 다량 함유하여 피부각질을 완화시키고 점막의 저항
력을 강화하며, 진해 작용과 호흡기 보호 작용이 있어 감기에
잘 걸리는 체질에 좋다.

백작약 : 간에 이롭고 통증을 줄여주며, 피를 기르고 음을 보한
다. 약리학적으로 여러 종류의 당, 점액질, 유기산과 미량의 미
네랄을 많이 함유하고 있어서, 영양부족으로 인한 수면 중 땀

흘리는 증상에 도움이 된다. 면역능력 조절작용이 있고 간 기능 보호 작용, 항균, 항염증, 항혈전, 항알레르기 작용을 한다.

_ **감초** : 비위를 보하고, 해독 작용이 있으며, 기를 보한다. 폐를 이롭게 하여 기침을 멈추게 하고, 모든 약을 조화롭게 한다. 약리학적으로 대식세포의 탐식능을 활성화하고 면역기억세포의 생성을 촉진한다. 심근 세포에 영양을 공급하고 심장 운동 능력을 정상화한다. 소화관 평활근 경련을 억제하며, 위점막 보호 작용을 한다. 간 손상을 억제한다.

_ **인삼** : 우리 몸의 기를 보하고, 비위를 이롭게 하며, 진액을 생성하게 하고, 마음을 편안하게 한다. 약리학적으로 다양한 아미노산을 함유하고 있고, 비타민 B_{12}, 엽산 등이 함유되어 세포에 영양을 제공하고, 빈혈을 개선한다. 피로를 회복시키고, 면역기억세포 생성을 촉진한다. 소화액 분비를 촉진하고, 항알레르기 작용이 있으며, 말초혈류 순환을 개선한다. 다양한 경로로 자양강장, 체내 에너지 대사에 관여함으로써 성장에 큰 도움이 된다.

_ **백복령** : 비장을 이롭게 하고, 수분대사를 도우며, 마음을 편안하게 한다. 약리학적으로 단백질, 지방, 칼륨, 레시틴 등을 함유하고 있어 세포에 영양을 공급하고, 뇌세포를 활성화하여 정신을 안정시키며 허약 체질을 개선한다. 콜린이 혈중지

질 지방분해를 촉진하고, 아세틸콜린의 원료가 되어 뇌세포를 활성화 한다.

_ **건강** : 속과 폐를 따뜻하게 하여 담을 삭혀주고, 경락을 따뜻하게 하여 지혈 작용을 한다. 약리학적으로 혈관 운동 중추를 강화하여 혈액순환을 촉진하고 소화액 분비를 항진하여 소화를 돕는다.

_ **백출** : 비위를 보하여 기운을 북돋고, 수분대사를 원활히 하고, 피부를 보한다. 약리학적으로 중추신경 흥분을 억제하여 진정작용을 하고, 소화액 분비를 항진하며, 제산 작용, 과도한 위산 분비 억제 작용이 있고, 비타민 A, D가 함유되어 자양작용을 하며, 피부와 점막을 윤택하게 한다. 간장 작용과 질병에 대한 저항 능력을 올려주고, 혈관을 확장한다.

_ **건지황** : 혈과 음을 보한다. 약리학적으로 철분이 함유되어 조혈 작용을 한다. 비타민 A도 들어 있어 피부를 좋게 한다. 완만한 사하 작용이 있어 변비를 치료한다. 심장을 튼튼하게 하고, 암모니아를 해독하여 간 기능을 개선한다. 글루타믹산이 장점막 수복 작용을 돕는다.

_ **대조** : 비위를 조화롭게 하고 기를 북돋우며 진액을 생성하고 마음을 편안하게 한다. 약리학적으로 당류, 칼슘, 비타민 C,

단백질, 지방 등이 풍부하여 세포에 영양을 공급하고 대사를 활성화 한다. 항알레르기 작용이 있고, 스트레스성 궤양을 억제하며, 신경을 안정시킨다. 소변의 배설을 촉진하고 히스타민에 의한 장 경련을 억제한다.

_ **맥아** : 음식을 삭혀주며 산모의 젖을 줄인다. 약리학적으로 당분과 단백질 분해 효소인 다이아스타제, 펩티다아제, 프로테아제, 인버타제, 리파아제 등의 효소와 베다인, 콜린 등이 함유되어 소화를 촉진한다. 맥아당, 비타민 A, B, D, E가 있다.

_ **백두구** : 하기(下氣-흥분을 가라 앉히고 소화를 돕는 것)작용이 있고, 구토감을 없애 준다. 속을 따뜻이 하고 습을 제거하여 소화를 돕는다. 약리학적으로 보르네올, 캄파 등의 정유가 건위 작용, 가스배출 촉진 작용, 장 연동 운동 촉진 작용을 하여 만성 소화기 불량 소아에게 도움이 된다.

_ **계지** : 땀을 내고, 경락을 따뜻하게 하며, 양기를 북돋는다. 약리학적으로 뼈에 대한 혈액 순환을 강화한다. 위장점막의 혈류 부족에 의한 소화불량과 속이 냉하여 오는 복통을 완화한다. 항균 작용과 이뇨 촉진 작용이 있다. 항산화 작용과 항혈전 작용이 있다.

_ **백편두** : 더위 먹었을 때 좋고, 비장을 도와 설사를 막는다. 약

리학적으로 비타민 A, B, C, 니코틴산 등이 풍부하여 자양 효과가 있다. 소화와 이뇨를 증진하여 만성 소화불량에 도움이 된다.

_ **산약** : 폐, 신, 비, 위 등 많은 장부를 보하는 좋은 약이다. 약리학적으로 점액질이 풍부하고 아르기닌 등 각종 아미노산과 당질이 풍부하여 자양작용을 하고, 근육을 강화한다. 아밀라제 등의 소화효소가 함유되어 소화작용을 증진하고, 호흡기 점막에 영양을 공급하여 만성 호흡기 질환에 도움을 준다.

_ **오미자** : 폐를 수렴하고 신장을 자양하며, 진액을 만들고 땀을 멎게 만든다. 약리학적으로 관상동맥 혈류를 증가시켜 강심작용을 하고, 장의 과민성 설사를 억제한다. 간 기능 보호, 각종 유기산과 영양 물질이 함유되어 강장 작용, 피로회복, 뇌 활동 강화 작용을 한다. 위궤양을 낫게 하고, 거담, 인체의 노화지연 효과가 있다.

_ **별갑** : 음을 보해 잠양(潛陽 - 양기의 항진을 내림)시키고 복부에 맺힌 것을 풀어준다. 약리학적으로 비타민 D, 칼슘, 아교질, 단백질, 글루틴을 함유하여 만성 소모성 질환으로 인한 체력 저하, 면역력 저하에 대해 영양을 공급하고 면역기능을 증진하며, 조혈 작용을 돕는다.

_ **육계 :** 속을 따뜻하게 하고 양기를 보한다. 약리학적으로 방향성 건위작용, 소화기 혈액 순환 촉진, 내장 평활근 경련 완화, 항균, 강심, 항산화 작용이 있다.

_ **용안육 :** 심장을 보하고, 정신을 안정시킨다. 비장을 이롭게 하면서 혈을 보한다. 약리학적으로 비타민 A, B, 당 등이 다량 함유되어 진정, 건위, 자양 작용이 있고 에너지 생성을 촉진한다.

_ **산사 :** 음식을 소화시키고, 체한 것을 풀어주며 어혈을 사라지게 한다. 약리학적으로 소화를 촉진하고, 장관내 세균성 하리(下痢-이질)를 억제하며, 담즙분비 촉진과 소화관 운동 능력을 항진시킨다.

_ **원지 :** 담을 제거하여 이규 작용이 있고, 정신을 편안하게 한다. 약리학적으로 사포닌 성분이 대뇌피질의 흥분을 억제하여 진정작용을 한다.

_ **구기자 :** 간과 신(콩팥)을 보하고, 눈을 이롭게 한다. 약리학적으로 면역력 증강 작용이 강하여 감염성 질환에 대한 저항력을 강화한다. 하이드록시프롤린이 풍부하여 인체의 노화를 지연하고 피로를 회복시키며 식욕을 끌어 올려 잠을 잘 오게 한다. 카로티노이드와 비타민 B_1 등이 함유되어 간 기능을 강화하고 피로회복을 도우며 강장 작용을 한다.

_ **육종용** : 신양을 보하고, 장을 윤활하게 하여 변비에 좋다. 약
리학적으로 면역 세포를 활성화하고, 내분비 기능을 강화하
여 인체의 대사를 촉진하고, 뇌하수체에 작용하여 성호르몬
분비를 활발하게 한다.

_ **길경** : 폐를 이롭게 하여 담을 제거하고, 몸에 농이 있으면 잘
나오게 한다. 약리학적으로 기관지 점막 분비를 증가시키고
거담 작용, 진해 작용이 있어 만성적으로 감기를 달고 사는
체질에 도움이 된다.

_ **신곡** : 위장을 이롭게 하여 소화를 돕는다. 약리학적으로 발
효균 및 그 구성 성분으로 아밀라제, 프로테아제, 효모균, 비
타민 B 복합체를 함유하여 식욕을 증진하고 소화를 돕는다.

_ **아교** : 혈을 보하고, 안태 작용, 자음 작용이 있다. 약리학적
으로 글루틴, 콘드로이틴, 콜라겐, 리신, 아르기닌, 히스티딘
등이 함유되어 세포에 영양을 공급하고 조혈작용을 돕는다.
또 칼슘 평행을 조절하고 비타민 E가 항산화 작용과 근육의
영양장애를 예방하기도 한다..

_ **향부자** : 정신적으로 울체된 것을 풀어주고, 여성의 생리를 이
롭게 한다. 약리학적으로 신경성 식욕부진, 우울증을 개선하
고, 간 기능을 강화하며, 내장의 평활근 경련을 완화하기 때

문에 배가 자주 아픈 아이들에게 도움이 된다.

_ **목향** : 기를 소통시켜 통증을 가라앉히고 비장을 돕는다. 약리
학적으로 내장 내 항균 작용이 강하고, 소화관 벽의 혈관을
확장하여 혈액 순환을 촉진하며, 기관지 확장 작용과 거담 작
용이 있다. 강심 작용과 정장 작용으로 아랫배가 냉한 체질의
아이에게도 좋다.

_ **사인** : 중기를 이롭게 하고 비장을 따뜻하게 하며 설사를 멎게
만든다. 약리학적으로 캄퍼, 보르네올, 네롤리돌 등의 정유성분
이 방향성 건위 작용을 하며, 장관 내 혈액순환을 촉진시킨다.

_ **산수유** : 간신을 보하며, 땀을 수렴한다. 약리학적으로 여러
유기산과 비타민 A를 풍부하게 함유하고 있어서 세포에 영양
을 공급하고, 항히스타민 작용으로 알레르기에 도움이 되며,
항균 작용도 있다.

_ **천궁** : 혈을 보하며 행기시키고 통증을 줄여준다. 약리학적으
로 중추신경계에 진정 작용이 있으며, 말초 혈류 개선과 강
심, 항혈전 작용과 담즙 분비 촉진 작용을 한다.

_ **천문동** : 보음 작용이 있어 진액을 생성하고 열을 떨어뜨려 준
다. 약리학적으로 아스파라긴 성분이 세포에 영양을 공급하

며 갈증을 완화한다. 상기도 점막에 자윤 작용을 하여 만성 호흡기 질환에 도움을 준다.

- **하수오** : 간신을 보하고 정혈을 보한다. 약리학적으로 다량의 레시틴으로 혈중 지방 대사를 좋게 만들며 항알레르기 작용이 있다. 뇌와 심장 혈관의 혈류 공급에 관여한다.

- **황기** : 기를 보하고, 땀을 멎게 하며, 피부농을 제거하고 수분 대사를 돕는다. 약리학적으로 성호르몬과 비슷한 작용을 한다. 면역 증강 기능, 신경 완화 기능, 간 손상 보호 작용과 당류, 엽산, 아미노산, 콜린 등의 풍부한 영양분 함유로 강장 작용을 하고, 신경계 기능을 활성화하며 세포 내 에너지 대사를 원활하게 한다. ㅡ(박영순 저, 한방의 약리해설, 아카데미서적에서 발췌)

성장에 도움이 되는 아로마

아로마는 향기 치료를 할 수 있는 향유 성분이다. 주로 식물의 정유 성분을 순수하게 분리해 낸 물질을 말한다. 순수 자연 식품을 통해 인체의 질병을 치료하는 동양의 한의학과 서양에서 많이 발전한 아로마 요법이 최근 서로 결합되어 임상 치료에 적극적으로 활용되고 있다.

아로마는 코로 흡입하거나, 피부에 바르거나, 목욕할 때 첨가하는 등의 방법으로 인체에 흡수하도록 한다. 일반적으로 대뇌에 긍정적인 심리 반응을 유발함으로써 스트레스에 강한 정신력을 유지하는 데 도움이 된다. 그뿐만 아니라 각각의 아로마들이 갖고 있는 약리적 작용은 부작용이 거의 없어 아이들 치료에 도움이 된다.

성장에 좋은 아로마는 다음과 같다.

숙면을 유도하는 아로마

– 라벤더, 마조람, 클라리세이지, 네롤리

베개 옆에 한두 방울 떨어뜨리거나, 발향기를 통해 방 안에 퍼지게 한다. 향이 너무 진하지 않게 하는 것이 요령이다.

스트레스를 줄여 심리적 안정을 주는 아로마

– 라벤더, 일랑일랑, 샌달우드, 클라리세이지

휴지에 한 방울 떨어뜨려 스트레스가 생기는 즉시 맡도록 한다. 일반적으로 신경을 빠르게 안정시키는 데 도움이 된다.

식욕과 소화능력에 도움을 주는 아로마

– 버가못, 진저, 카모마일, 페퍼민트, 블랙페퍼, 펜넬

휴지에 떨어뜨려 식전에 맡거나 식탁 주변에 발향시키면 좋다. 페퍼민트는 물에 희석해서 마셔도 도움이 된다.

불안을 해소하여 예민한 성격의 아이에게 도움이 되는 아로마

– 버가못, 베이질, 샌달우드, 라벤더

불안한 상황에서 휴지에 한 방울 떨어뜨려 맡거나 주변에 발향시키면 좋고, 희석한 용액을 눈 옆 양쪽에 천천히 문질러 주는 것도 좋다.

알레르기 비염에 도움이 되는 아로마

– 유칼립투스, 티트리, 파인, 사이프러스, 페퍼민트

공기 중에 발향하거나 아주 옅은 농도로 희석하고 코 안에 분사해 주면
좋다.

알레르기 피부염에 도움이 되는 아로마

– 카모마일, 티트리, 제라늄, 라벤더

염증이 심할 때는 카모마일을, 2차 감염 때에는 티트리를, 피부 보호와 회
복을 위해서는 라벤더와 제라늄을 사용하며 아이의 상태에 따라 이들을
적절히 배합하여 사용한다.

면역력을 높이는 아로마

– 로즈마리, 라벤더, 프랑킨센스

잠자리나 공부방에 발향하면 도움이 된다.

감기에 잘 걸리는 아이를 위한 아로마

– 페퍼민트, 유칼립투스, 티트리, 파인, 제라늄

호흡기 점막을 튼튼하게 해주어 감기가 걸려도 쉽게 낫게 하고 감기에 잘
걸리지 않도록 도와준다. 방안에 은은하게 발향하는 것이 좋다.

11 체질과 성장_

한의학에서는 사상체질이라고 하여 사람을 크게 네 가지 체질로 나눈다. 즉 태양인, 태음인, 소양인, 소음인으로 분류하는 학설이 있다.

사람에 따라 타고난 장부의 기능의 차이, 외모, 체형, 용모, 심성, 재능 등을 종합적으로 고찰하여 나누고 이에 맞추어 체질별로 다른 치료 방법을 쓰는 것을 말한다.

기존 의학에서 병에 따라 일률적으로 치료를 하던 데서 진일보한 개념이다. 아이들도 체질별 치료를 통해 단점이 되는 부분을 보강해주는 한약으로 도움을 받을 수 있다. 먼저 체질을 구별하는 방법을 살펴보자.

태양인

태양인 아이는 머리가 크고 얼굴이 둥근 편이며 이마가 넓다. 몸은 대체로 말라 살집이 없는 편이며, 뒤통수가 발달하여 튀어나오고 목이 길며 엉덩이가 작다.

일반적으로 몸의 상체에 비해 하체가 부실한데, 허리가 약하여 구부정해 보인다. 오래 걷거나 서 있지 못하고, 여자의 경우 나중에 불임이 되기 쉬운 체질이다.

성격은 뒤도 돌아보지 않는다고 할 정도로 결단력이 강하고 독점력이 강하다. 일반적으로 CEO나 정치인처럼 리더십을 가진 성격이다. 독창적이고, 사회에서도 뛰어난 능력을 발휘하는 경우가 많다.

개척정신과 모험정신이 강하고 대체로 두려움이 없으며 머리가 명석하고 창의력이 뛰어나다. 하지만 일을 추진할 때 끝까지 추진하는 경우가 드물고 쉽게 다른 사람의 의견을 무시하며 과소 평가하는 경우가 많다.

체질적으로 간 기능이 떨어지므로, 스트레스를 받고 갑자기 화를 내거나 감정의 기복이 생기면 한의학적 개념으로 간이 손상되어 건강에 좋지 않다. 평소 동양적인 정신 수행 방법이 도움이 된다. 화를 가슴에 쌓아두면 가슴이 두근거리거나 빈혈에 걸리기 쉽고 잠자면서 잘 놀라는 증상이 생길 우려가 있다.

한의학적으로 간 기능은 약하지만 신장 기능이 좋아 소변을 잘 보고 건강한 편이다.

성인에게는 채식 위주의 식단이 좋다. 하지만 성장기에는 너무 많은 육류 식단은 피해야겠지만 적당한 육류 섭취는 필요하다. 폐의 양기가 강하고 하부 장기가 약하기 때문에 장부의 기운을 보해주는 약들과 음식이 도움이 된다.

태음인

태음인 아이는 키가 크며 살찐 경우가 많고 손발도 큰 편이다. 얼굴 윤곽이 뚜렷하고 입술도 두툼한 경향을 보인다. 상부는 하부에 비해 약해서 목덜미의 기운이 약한 경우가 많다.

태음인 아이는 진중하고 대체로 속내를 드러내지 않을 정도로 내성적인 경우가 많으며, 온화한 성품이다. 하지만 겁이 많고 한 번 마음에 들지 않으면 남들보다 지속되는 경우가 많으며 욕심이 많아 무엇을 모으기를 좋아한다.

체질적으로 간의 기능이 좋아 성인이 되어 술을 마셔도 별로 취하지 않는다. 순환기 계통의 고혈압이나 저림증, 부종, 가슴 두근거림 등이 잘 나타나기 때문에 너무 고지방식을 하는 것은 좋지 않다. 태음인 아이들은 땀을 많이 흘리기 때문에 진액이 모자라지 않도록 주의하고 패스트푸드를 좋아하므로 인스턴트 식품을 자제할 수 있도록 부모님이 관여해야 한다.

소양인

소양인 아이는 일반적으로 이마가 솟아 있고 눈, 코, 입이 크지 않으며 피부도 부드럽다. 하체가 어깨에 비해 약해 보이며 가슴 부분이 잘 발달되어 있어 체형이 역삼각형 모양으로 보인다. 엉덩이는 빈약하지만 하체가 날렵하고 민첩해 보인다.

일을 처리함에 있어 임기응변이 능하고 다혈질인 경우가 많다. 일을 잘 저지르지만 뒤끝이 좋게 끝까지 처리하는 힘은 약하다. 머리가 영민하고 판단이 매우 빠르지만 계획성이 부족하고 성격이 급해 실수를 자주 한다. 대체로 과시욕과 승부욕이 강한 편이다.

체질적으로 비장의 기능이 좋지만 신장의 기능이 약해 신장을 보하는 약제들이 도움이 된다. 열이 많은 체질이라 고추, 생강, 파, 마늘, 카레, 겨자 등 뜨거운 성질의 식품은 되도록 피하는 것이 좋다. 특히 알레르기 체질일 때 음식을 주의하여야 한다.

소음인

소음인 아이는 몸이 대체로 마르고, 입술이 얇으며 턱이 뾰족한 편이다. 하체 쪽이 발달하여 상체는 빈약하나 엉덩이 쪽이 커보이는 스타일이다.

내성적이고 수줍음이 많으며 겁이 많고 유순하나 이기심이 많다. 특히 가정과 자신의 일에 대한 집착이 강하며 일반적인 생활 테두리에서 벗어나지 않으려는 성향이 강하다. 예민하고 까다로운 성격일 확률이 높고 부모님에 대한 의존도가 크다.

체질적으로 기가 허해 쉽게 피로를 느끼며 위장이 약하고 속이 냉하여 부모님의 기대만큼 식성이 좋지 못한 경우가 대다수이다. 만성 소화불량과 설사, 복통을 자주 호소하고, 한눈에 허약체질로 보이며 추위를 쉽게 탄다.

일반적으로 소음인 아이들은 소화가 잘되고 따뜻한 성질의 식품 위주로 식단을 구성하는 것이 바람직하다.

체질과 음식

자신의 체질을 알고 체질에 맞는 식단을 짜는 것은 건강한 삶의 기본 상식이다. 무조건 골고루 먹는 것이 능사는 아니다. 골고루 먹되 체질에 맞는 영역 안에서 먹어야 도움이 된다.

하지만 체질에 맞는 식단이라고 해서 100% 유익한 식품만 먹고 유익하지 않은 식품은 피하라는 뜻은 아니다. 개인마다 식품 감수성에 약간씩 차이가 있기 때문에 잘 맞지 않는 사람도 있다. 이럴 때는 다음의 표에서 그 식품을 제외하면 된다.

다음에 나오는 표는 나침반처럼 방향을 제시하는 것이지, 반드시 그렇게 골라 먹어야 한다는 뜻이 아니다. 참고하면서 자신만의 음식 표를 만드는 것이 가장 정확하다. 자신의 표를 만드는 기준은, 먹으면 속도 편하고 몸의 컨디션도 좋아지는 식품을 체질에 맞는 식품으로 분류한다.

반면에 그것만 먹으면 속이 불편하고, 몸의 컨디션이 안 좋아진 다고 느끼는 식품은 제외한다. 이 기준은 간단하면서도 가장 뛰어난 안내자가 될 것이다.

곡류	백미, 보리, 검은콩, 강낭콩, 완두콩, 검은팥, 메주, 옥수수, 메밀, 녹두, 들깨
채소류	양배추, 배추, 무, 열무, 푸른 상추, 가지, 시금치, 연근, 우엉, 오이, 토란, 쑥, 쑥갓, 근대, 취나물, 냉이, 달래, 씀바귀, 깻잎, 돌나물, 비름, 마늘, 익모초, 미나리, 샐러리, 파슬리, 케일, 컴퍼리, 신선초, 어성초
버섯류	송이, 표고, 영지, 운지, 팽이
과일류	참외, 포도, 수박, 토마토, 딸기, 복숭아, 곶감, 멜론, 키위, 유자, 매실, 배, 파인애플, 바나나, 살구, 무화과
견과류	잣, 땅콩, 아몬드
육류	소고기, 돼지고기
해산물	새우, 조개, 굴, 게, 재첩, 바지락, 전복, 오징어, 낙지, 문어, 고등어, 청어, 꽁치, 정어리, 가자미, 도미, 갈치, 삼치, 연어, 멸치, 잉어, 장어, 미꾸라지
기타	구연산, 로얄제리, 클로렐라, 포도당, 구기자, 오미자, 결명자, 들기름, 치즈, 초콜릿, 두유, 쑥차, 녹차, 솔잎차

곡류	현미, 찹쌀, 차조, 율무, 수수, 메주콩(흰콩), 붉은팥, 참깨
채소류	유색 상추, 당근, 감자, 고구마, 도라지, 더덕, 참마, 콩나물, 부추, 생강, 양파, 파
과일류	귤, 오렌지, 레몬, 자몽, 모과, 머루, 대추
견과류	호도, 은행, 밤
육류	양고기, 닭고기, 개고기, 염소고기
해산물	미역, 김, 다시마, 파래, 조기, 굴비, 멍게, 해삼
기타	꿀, 인삼, 오가피, 계피, 참기름, 카레, 후추, 겨자, 흰 소금, 흰 설탕, 흰 밀가루, 우유, 달걀, 홍차, 커피

곡류	현미, 찹쌀, 차조, 수수, 메조, 율무, 강낭콩, 완두콩, 참깨, 메주, 콩, 붉은팥, 옥수수
채소류	당근, 오이, 양배추, 시금치, 푸른 상추, 가지, 감자, 고구마, 도라지, 더덕, 무, 연근, 우엉, 토란, 근대, 쑥, 쑥갓, 참마, 콩나물, 호박, 취나물, 냉이, 달래, 씀바귀, 돌나물, 비름, 마늘, 부추, 생강, 익모초, 파슬리, 피망
버섯류	송이, 표고, 느타리, 팽이
과일류	귤, 오렌지, 자몽, 레몬, 복숭아, 토마토, 딸기, 무화과, 유자, 살구
견과류	아몬드, 잣, 밤, 은행, 땅콩, 호도
육류	모든 육류
해산물	해삼, 멍게, 연어, 멸치, 삼치, 굴비, 조기, 도미, 가자미, 파래, 다시마, 미역, 김
기타	인삼, 녹용, 꿀, 솔잎, 쑥차, 녹차, 두부, 겨자, 참기름, 따뜻한 성질의 식품

곡류	보리, 들깨, 녹두, 메밀, 검은콩, 검은팥
채소류	컴퍼리, 신선초, 케일, 샐러리, 미나리, 깻잎, 유색 상추, 배추
버섯류	영지, 운지
과일류	참외, 포도, 모과, 멜론, 배, 곶감, 머루, 대추, 바나나, 키위
해산물	새우, 굴, 조개, 게, 재첩, 바지락, 전복, 오징어, 낙지, 문어, 청어, 고등어, 정어리, 꽁치, 갈치, 모든 어패류, 등푸른 생선
기타	결명자, 구기자, 오미자, 포도당, 어성초, 오가피 ,들기름, 소금, 숙주 나물, 우유, 달걀, 밀가루, 초콜릿, 홍차, 커피

곡류	현미, 찹쌀, 백미, 차조, 강낭콩, 완두콩, 참깨, 메주, 메주콩(흰콩)
채소류	양배추, 푸른 상추, 시금치, 가지, 감자, 고구마, 무, 열무, 연근, 우엉, 쑥, 쑥갓, 근대, 취나물, 냉이, 달래, 씀바귀, 비름, 익모초, 파슬리, 호박, 피망, 마늘, 부추, 생강, 양파, 파
과일류	귤, 오렌지, 자몽, 레몬, 살구, 유자, 무화과, 대추, 사과, 토마토, 딸기, 복숭아
견과류	호도, 은행
육류	소고기, 닭고기, 개고기, 염소고기
해산물	미역, 김, 다시마, 파래, 가자미, 도미, 조기, 굴비, 연어, 멸치, 미꾸라지, 잉어, 장어
기타	구연산, 로얄제리, 클로레라, 포도당, 인삼, 녹용, 겨자, 계피, 두부, 치즈, 두유

곡류	보리, 팥, 수수, 검은콩, 율무, 메밀, 녹두, 들깨
채소류	오이, 당근, 배추, 유색 상추, 도라지, 더덕, 참마, 토란, 미나리, 샐러리, 깻잎, 케일, 신선초, 컴프리
버섯류	영지, 운지
과일류	참외, 포도, 배, 감, 수박, 곶감, 머루, 매실, 파인 애플, 바나나, 메론, 키위, 모과
견과류	땅콩, 밤, 잣, 아몬드
육류	돼지고기
해산물	새우, 굴, 조개, 게, 재첩, 바지락, 전복, 오징어, 낙지, 문어, 고등어, 청어, 꽁치, 정어리, 참치, 갈치, 멍게, 해삼, 어패류, 등푸른 생선
기타	결명자, 구기자, 오미자, 어성초, 오가피, 들기름, 우유, 홍차, 소금, 밀가루, 설탕, 달걀

태양인에게 유익한 식품

곡류	쌀(백미), 보리, 검은콩, 강낭콩, 완두콩, 검은팥, 메주, 옥수수, 메밀, 녹두, 들깨
채소류	양배추, 배추, 시금치, 푸른 상추, 숙주 나물, 가지, 감자, 고구마, 연근, 우엉, 오이, 토란, 쑥, 쑥갓, 취나물, 냉이, 달래, 씀바귀, 깻잎, 비름, 근대, 마늘, 파, 양파, 파슬리, 익모초, 케일, 컴프리
버섯류	송이, 표고, 느타리, 팽이
과일류	귤, 오렌지, 자몽, 모과, 파인애플, 토마토, 딸기, 복숭아, 포도, 감, 바나나, 곶감, 배, 키위, 유자, 살구, 머루, 무화과
견과류	잣, 아몬드
육류	모든 육류가 해로움
해산물	미역, 김, 다시마, 파래, 새우, 굴, 조개, 게, 재첩, 바지락, 전복, 오징어, 낙지, 문어, 고등어, 청어, 꽁치, 정어리, 멸치, 가자미, 도미, 연어, 바다장어, 조기, 참치
기타	구연산, 로알제리, 오가피, 포도당, 녹차, 쑥차, 솔잎차, 황설탕, 초콜릿, 치즈, 두유, 두부

태양인에게 유익하지 않은 식품

곡류	현미, 찹쌀, 율무, 수수, 메주콩, 흰콩, 붉은팥, 참깨
채소류	당근, 더덕, 열무, 도라지, 무, 상추, 생강, 부추, 콩나물, 참마, 미나리, 샐러리, 어성초, 신선초 등 대부분의 뿌리 채소
버섯류	운지, 영지
견과류	호도, 은행, 밤, 땅콩
과일류	사과, 수박, 메론, 매실, 대추
해산물	미꾸라지, 민물장어, 잉어, 멍게, 해삼, 모든 민물 생선
기타	꿀, 인삼, 녹용, 결명자, 구기자, 오미자, 계피, 참기름, 카레, 후추, 겨자, 소금, 우유, 달걀, 홍차, 커피

알레르기와 한방

대개 한의학에서 언급되는 체질은 사상체질을 의미하지만 이 사상체질과 달리 흔히 '알레르기 체질'이란 표현을 자주 쓴다. 알레르기는 우리 몸이 일상적인 외부 물질에 과민 반응을 보이는 것이다. 일반적으로 코와 피부에서 여러 가지 과민 반응을 보이는 체질을 알레르기 체질이라고 분류한다.

알레르기 체질이 아닌 사람은 집먼지 진드기나 동물 비듬, 꽃가루, 목초, 곰팡이, 음식물, 약품, 화학약품 등에 노출되었을 때 별 반응을 보이지 않는다. 그러나 알레르기 체질의 사람들은 이런 것에 노출되면 생활에서 불편한 증상을 나타낸다. 수면 장애가 생기고 병에 대한 감수성이 낮아지며 성격이 예민하게 바뀌어 성장에도 나쁜 영향을 미친다. 특히 알레르기는 치료 기간이 오래 걸리므로 장기적으로 성장에 좋지 않은 작용을 하는 문제점을 갖고 있다. 하지만 최근 체질에 의한 한방 치료가 알레르기에 많은 효과를 내고 있어 아이들 성장에도 큰 도움이 되고 있다.

알레르기 비염은 초등학교 시절에 가장 많이 발생하고 나이가 들면서 유병률이 감소한다. 일반적으로 재채기, 코막힘, 코 뒤쪽으로 콧물이 넘어가는 후비루, 가려움증, 콧물, 눈충혈 등이 일어나며 특히 계절적 변화가 있거나 어떤 자극이 되는 항원에 노출되면 바로 증상이 나타난다.

알레르기 피부염은 피부에 가려움증이 심해 잠을 자면서도 긁는 경우가 많다. 심하면 피부가 두꺼워지고 색소가 침착될 정도이다.

모공이 각화되고, 비늘버짐이 생기며, 지속적인 문지름과 긁음으로 인해 홍반이 심해져 2차 감염이 될 위험이 크다. 대개 유아기나 초기 아동기에 피부염이 시작되어 사지, 얼굴, 몸통, 목의 뒤쪽, 관절면의 주름 잡히는 곳에 많이 생긴다.

소아 알레르기를 치료하기 위해 양방의 스테로이드 제재를 오래 사용하면 뼈의 성장이 억제된다. 모든 병에서 성장기의 어린 아이에게 스테로이드 제재를 사용하면 성장의 둔화를 감수해야만 한다.

한방 치료는 양방의 스테로이드처럼 효과가 바로 나타나지는 않지만 꾸준히 체질을 개선시켜 근본적인 치료를 할 수 있다. 특히 근래에는 천연 아로마와 한약을 병행 투여하여 증상 개선과 체질 개선에·많은 도움을 얻고 있다.

그리고 원인이 되는 항원을 알아내어 회피하는 것도 한방 치료와 더불어 매우 중요하므로 알레르기 체질 아이가 있는 가정에서는 일상적으로 다음의 수칙을 지키도록 한다.

1. 실내 구석구석의 먼지(옷장, 신발장, 침구류, 의복, 카펫)를 철저히 제거한다.

2. 집안에서 애완동물의 털이나 배변을 없앤다.

3. 벽지나 장판 등 습하고 눅눅한 곳의 곰팡이를 제거하고, 음식물 찌꺼기를 실내에 오래 두지 않는다.

4. 봄철에는 꽃가루에 노출되지 않도록 주의하고, 외출 시 마스크를 쓴다.

5. 우유와 유제품, 돼지고기, 닭고기, 메밀, 꽃게, 새우, 복숭아, 밀가루, 달걀이 들어간 식품, 땅콩, 튀긴 식품, 기름으로 조리하여 몇 시간 지난 식품, 수입 콩이나 수입 옥수수로 만든 식품, 인스턴트 식품, 캔음료, 아이스크

림 등은 점진적으로 피한다(원인이 되는 음식물을 찾아내기 위해 이들 식품을 교대로 먹지 않고 지내본다).

6. 집안을 자주 환기하고 너무 건조하지 않게 한다.

7. 빨래를 할 때 너무 많은 세제의 사용을 삼가고 충분히 헹궈준다.

8. 섬유 유연제나 표백제 등 세탁 보조제를 사용하지 않는다.

9. 새로 산 옷과 침구류는 맹물로 몇 번 헹궈 말린 다음 사용한다.

10. 빨래한 세탁물은 통풍이 잘 되고, 햇빛이 잘 드는 곳에서 말린다.

11. 손톱은 늘 짧게 깎고 청결한 상태를 유지한다.

12. 목욕은 정수한 미지근한 물로 하고 때를 밀지 않는다. 저자극성 비누를 사용하고 말릴 때는 수건으로 문지르지 말고 톡톡 두드리며 말린다. 목욕 후 바로 보습제를 바르고, 피부염이 심한 부위에 아로마 오일과 로션을 발라준다.

13. 땀 흡수가 좋은 면제품 옷을 입고 아토피 예방 침구류를 사용한다.

14. 새로 산 가구, 새 벽지, 새 장판, 새 집은 냄새가 빨리 빠지도록 환기를 자주 해 준다.

15. 가습기의 청결에 유의한다. 가습효과를 위해 젖은 빨래를 널어 실내 습기를 유지할 때는 자칫 세제성분이 증발하여 더 안 좋을 수 있으므로 주의한다.

16. 아이에게 조기 교육 등으로 너무 스트레스를 주지 않는다.

17. 새 책이나 헌 책이 아이 방에 너무 많이 쌓여 있지 않도록 정리해 주고 책 위의 먼지는 진공청소기로 자주 제거한다.

18. 고무, 플라스틱, 도료, 화장품, 칠기, 금속, 장난감 등에 가급적 접촉하지 않는다.

마치는 글

몸과 마음의 올바른 성장을 위하여

이 책의 초고는 지금보다 훨씬 많은 분량이었으나 출판사와 필자의 교정교열 과정을 거치면서 너무 전문적인 내용을 하나씩 제외하다 보니까 절반 정도로 줄었다.

실제로 성장에 관한 학문적인 내용을 모조리 정리한다면 아마도 이 책의 100배가 넘게 할애되어도 모자랄 것이다. 그리고 앞으로 밝혀질 내용은 그것보다 더 많을지도 모르겠다.

우리 몸은 세세한 사실을 모르더라도 자연스럽게, 그리고 묵묵히 수많은 일을 해내고 있다. 이 책은 키의 성장이라는 키워드를 통해서 우리 몸에 숨겨진 수많은 비밀 중의 일부만을 보여주는 성장에 관한 기본 지침서이다.

우리가 무심코 지나치는 모든 일들은 우리의 건강과 관계가 있다. 심지어 중력과 자전 주기와 햇빛조차도 우리 몸에 중요하다는 것을 살펴 보았다. 그리고 이를 바르게 알고 바르게 행동하는 사람은 그렇지 않은 사람들보다 훨씬 더 건강하고 오래 살 수 있으며, 성장기의 바른 습관은 자신의 키도 키울 수 있다는 사실을 알아 보았다. 바른 습관은 육체적인 이득뿐 아니라 바른 정신 활동에도 매우 큰 도움을 준다. 안정된 정신 활동은 자신의 인생도 바르게 바꾸어 줄 것이다.

불과 100년도 안 되는 사이 변해버린 우리의 외부 환경을 따라 잡기에 본능의 적응 속도는 매우 느리다. 생물학적 진화는 몇 백만 년이 흘러야 유전자에 반영이 되는 데 비해 현재 우리 주변은 매우 빠른 속도로 바뀌고 있기 때문이다.

우리는 길어야 100년 가까운 생을 살지만 우리 몸에 누적된 세포들의 활동이나 생리적인 활동은 모두 수 십 만 배 더 긴 시절 동안 누적되어온 진화의 결과이다. 따라서 요즘 같은 시대야말로 진정한 자연주의를 되돌아 보기에 최적의 시간이라고 생각한다.

필자가 표현하는 자연주의는 당장 생식과 채식을 하고 숲속에서 살자는 이야기가 아니다. 진정한 자연주의는 우리 몸이 자연에 어떻게 반응하는지를 정확히 알아서 나쁜 영향을 줄 수 있는 인공적인 것들을 피하자는 것이다.

키에 대한 심한 콤플렉스를 실제 아이들의 머리에 주입시킨 어른들의 책임도 무겁다. 10년 전에는 전혀 없던 사회 현상들이 이제는 새로운 사회 현상으로 완전히 자리잡게 만들어버린 방송 매체들과 학생들의 키를 중시하는 문화 코드를 모두 어른들이 만들었기 때문이다. 상업적인 마케팅과 접목되어 키가 큰다는 약품의 선전들을 수없이 많이 만들어 냈고 이는 아침마다 신문에서 확인할 수 있다.

이 상황에서 가장 정확한 의학적 사실을 청소년들과 부모님들이 이해할 수 있는 언어로 표현하기 위해서 수십 번 원고를 고치고 또 고쳤지만 읽을 때마다 더 쉽고 더 재미있게 쓰지 못하는 재주가 없음만을 발견하게 된다. 그래도 나름대로 정성을 들인 책으로 어른들의 책임을 어느 정도 탕감할 수 있을 것이라 생각하니 마음이 조금은 밝아진다.

하지만 끝내 아쉬운 것은 대부분 몸의 키를 키우는 방법만 나열하고 마음의 키를 키우는 방법에 대해서는 많은 지면을 할애하지 못한 점이다. 아무리 육체가 불편하거나 힘든 상황에 있어도 이를 극복하면서 사는 훌륭한 분들이 얼마나 많은가?

우리는 자녀의 몸을 키우기 위해서는 그토록 많은 투자를 하고 노력을 하지만 아무리 키가 작아도 훌륭하게 극복하면서 어떤 콤플렉스도 없이 살 수 있도록 하는 데는 어떤 투자를 하며, 어떤 노력을 하는지 되돌아볼 필요가 있다. 육체적인 키를 키우려고 노력하는 것처럼 이제부터는 마음의 키도 키우기 위해 노력하는 대한민국의 문화 코드가 생겨났으면 좋겠다. 인간의 가장 존엄한 가치는 정신이라고 하면서 왜 정신보다 육체 자체에 더 많은 투자를 하는지 다시 되돌아봐야 하겠다.

끝으로 항상 바른 조언을 통해 나의 인생을 밝게 해 준 아내와 양가 부모님, 양가 가족들, 병원 직원들에게 이 자리를 빌어 감사의 마음을 전한다.

저 자

258

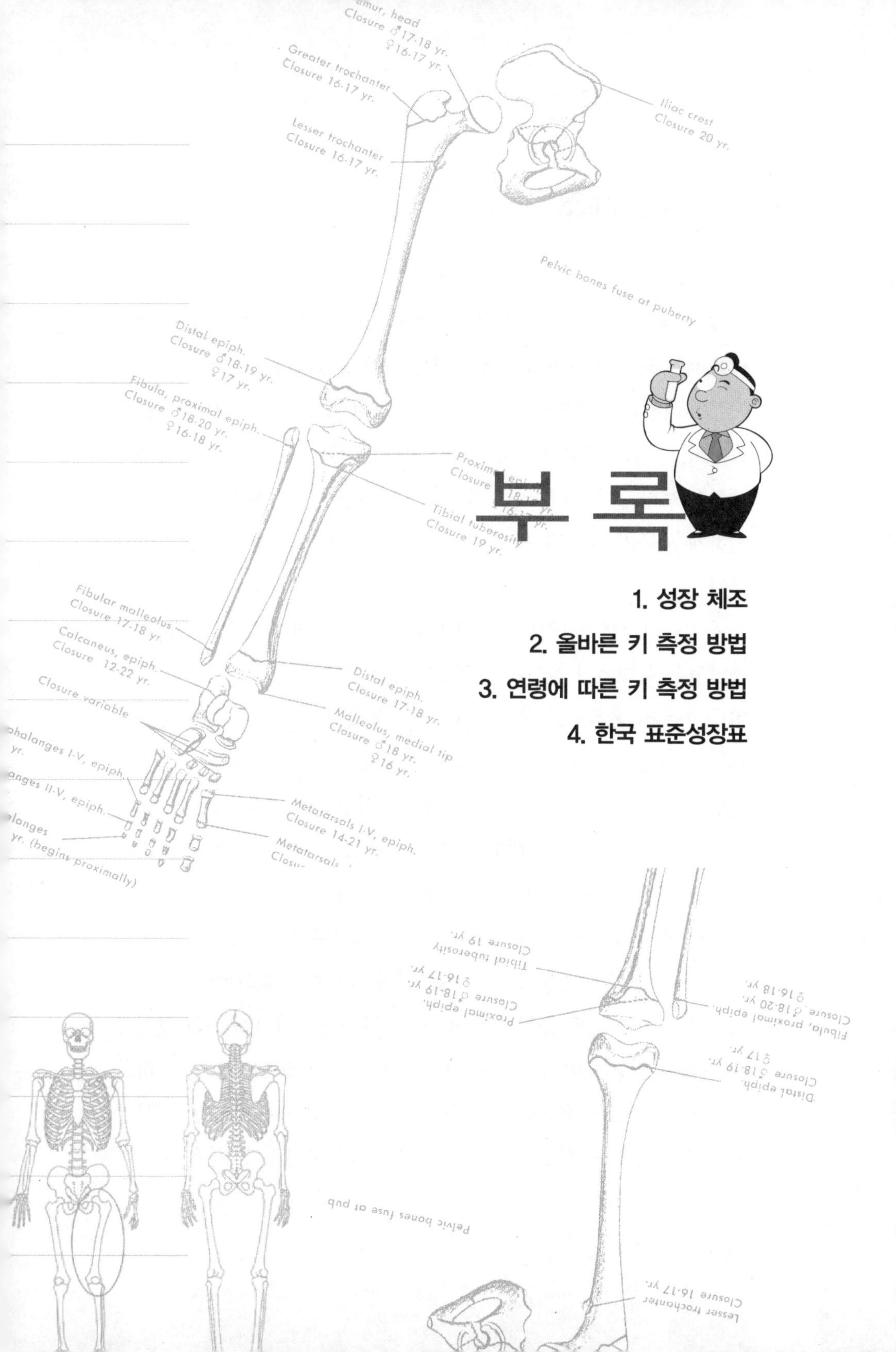

부 록

1. 성장 체조
2. 올바른 키 측정 방법
3. 연령에 따른 키 측정 방법
4. 한국 표준성장표

1. 성장 체조

무슨 운동이든 운동하기 전후에는 적절한 스트레칭으로 운동 상해를 예방하고 보다 효율적으로 하는 것이 중요하다.

스트레칭은 운동관절의 가동범위를 늘려주고, 근육의 긴장을 완화하며, 근육의 상호 운동이 원활하게 이루어지게 한다. 또 격렬한 운동을 보다 쉽게 할 수 있도록 해주고, 정신을 각성시키면서도 편안하게 해주기 때문에 꼭 운동 전후에 스트레칭을 병행하는 것이 좋다.

우리나라에서 청·장년층이라면 국민 체조를 알고 있고, 요즘 청소년들은 학교에서 실시하는 청소년 체조를 알고 있다. 체조를 준비나 마무리 운동으로 하는 것도 좋지만 일정한 시간 정지한 상태로 스트레칭을 하는 방법이 성장판 자극에 더욱 중요하다. 특히 키 성장에 가장 큰 비중을 차지하는 하지의 성장판에 바람직한 물리적 자극을 줄 수 있는 성장 체조와 보통 알고 있는 체조를 병행하는 것이 일반 체조만 하는 것보다 훨씬 효과적이다.

다음에 살펴볼 성장 체조와 성장 스트레칭은 단독으로 해도 좋지만 다른 적절한 운동과 조합하는 것이 효과가 극대화된다. 성장 체조를 포함한 모든 운동이 준비 운동, 본 운동, 정리 운동의 형식을 취해야 하고 준비 운동과 정리 운동 단계에 성장 체조를 함께 하는 것이 좋다. 본 운동은 조깅이든 농구이든 축구이든 10분 이상 충분히 즐길 만큼 하고, 20분 이상 연속해서 하지 않을 경우 중간에 휴식을 갖지 말아야 한다.

본 운동이 끝나는 시점에 줄넘기를 3~5분 정도 추가하는 것도 좋다. 이렇게 1주일에 세 번 정도 꾸준히 해야 운동 효과가 좋다. 성장 체조와 성장 스트레칭은 본 운동과 상관 없이 아침 저녁으로 따로 시행해도 된다.

시중에 성장 기구나 성장 체조로 알려진 운동들이 있는데 이런 단일 운동보다 조깅+줄넘기+본 운동+성장 체조가 조합된 운동이 훨씬 효과적이라는 사실을 명심해야 한다. 우리 몸은 특정 몇 동작을 반복하는 것보다 다양한 조합을 갖추는 것이 더 효과적이다.

국민 체조나 청소년 체조를 보면, 굉장히 동적으로 동작 전환이 빨리 이뤄진다. 따라서 관절과 근육을 풀어주어 몸의 워밍업에는 도움이 되지만 실제 성장에 큰 도움을 주지는 않는다.

성장 체조와 성장 스트레칭은 각 동작이 같지만 성장 체조가 반동을 주어 조금씩 굴러주는 동작을 한다면 성장 스트레칭은 반동이 없이 일정한 자세를 유지한다는 점이 다르다. 특히 이들은 하지에 물리적 자극을 주는 동작이 집중적으로 이뤄져 있는데 이는 하지가 가장 큰 효과를 볼 수 있는 부위이기 때문이다.

누구나 다리가 길어지길 바라지 손이 길어지길 바라진 않을 것이다. 성장 체조에서 너무 동작의 끝부분에서 반동을 주면 관절에 무리가 갈 수 있으므로 동작의 끝부분에 과도한 힘으로 반동을 주는 것은 삼가고 상쾌한 느낌과 약간 당겨지는 느낌 정도에서 반동을 주어야 한다.

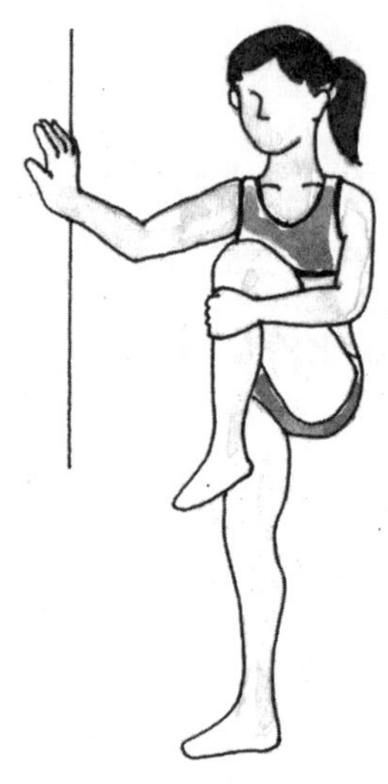

먼저 벽을 붙잡고 한쪽 발을 가슴에 닿을 정도로 올린 다음 마음 속으로 천천히 10에서 15를 셀 때까지 이 자세를 반동 없이 지속한다. 그리고 반대편도 마찬가지로 반동 없이 같은 요령으로 시행한다. 이 스트레칭을 한 다음에는 반동을 주는 성장체조 동작을 하는데 다시 반대 발을 이런 자세로 올린 뒤 10번 반동을 주어 가슴 쪽으로 잡아당긴다. 이 동작을 시행할 때는 허벅다리의 뒷부분이 신장된다는 것을 느끼도록 해야 한다. 그리고 반동을 주는 폭은 무릎이 가슴에서 10cm 정도 움직이는 정도가 좋다.

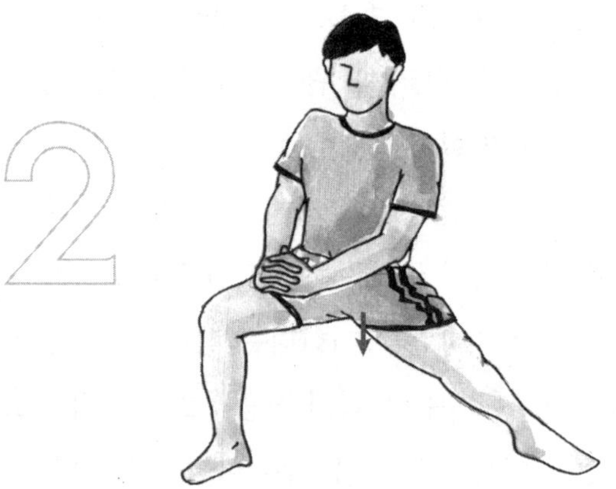

다음 동작은 양 손으로 한쪽 대퇴부를 지탱한 자세로 허리를 바로 세우고 다리를 벌린다. 한쪽 발은 100~130도 정도 구부리고 반대쪽 발은 쭉 편 상태로 10~15초 반동이 없는 연속적인 스트레칭을 실시한다. 이때 쭉 뻗은 발이 다리 안쪽이 늘어나는 느낌을 조금씩 증가시키는 기분으로 실시하면 된다. 반대쪽도 마찬가지 요령으로 실시하고, 다시 반대쪽으로 이런 자세를 취한 후 10번 정도 반동을 준다. 반동을 주면서 굽힌 다리의 무릎을 좀더 굽혀 충분히 반동을 줘도 된다.

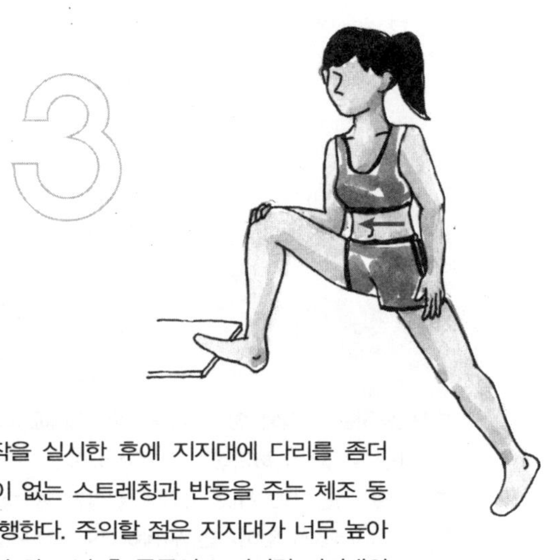

그 다음 동작은 앞의 동작을 실시한 후에 지지대에 다리를 좀더
높이 올린 상태에서 반동이 없는 스트레칭과 반동을 주는 체조 동
작을 양쪽 모두 교대로 시행한다. 주의할 점은 지지대가 너무 높아
서 동작에 무리가 생기거나 하고 난 후 통증이 느껴지면 지지대의
높이를 낮춰야 한다.

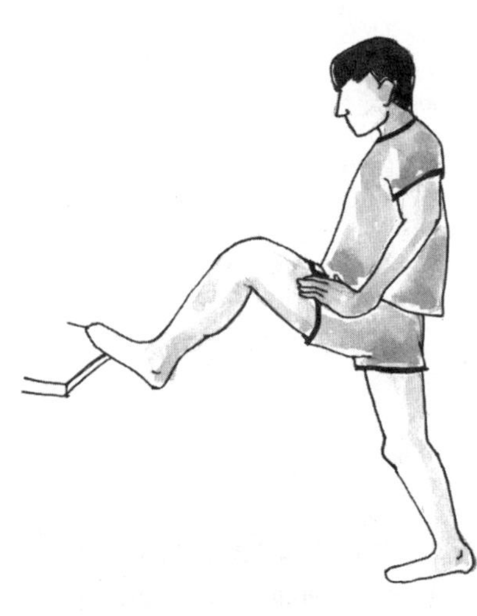

그 다음 동작은 옆 방향이 아니라 앞 방
향으로 지지대에 다리를 올려 높은 곳에
발을 딛고 스트레칭을 실시한다. 반대 편
을 실시한 후 마찬가지로 반동을 주는 체
조 동작을 10회 실시한다. 지지대가 너무
높지 않도록 주의한다. 이 동작이 충분히
숙달되면 바닥에 일자 뻗기를 실시해도
좋다. 물론 일자 뻗기가 안 되는 상황에서
억지로 하면 관절에 손상이 올 수 있으므
로 예비 동작이 충분히 가능한 이후에 일
자 뻗기를 시행해야만 한다.

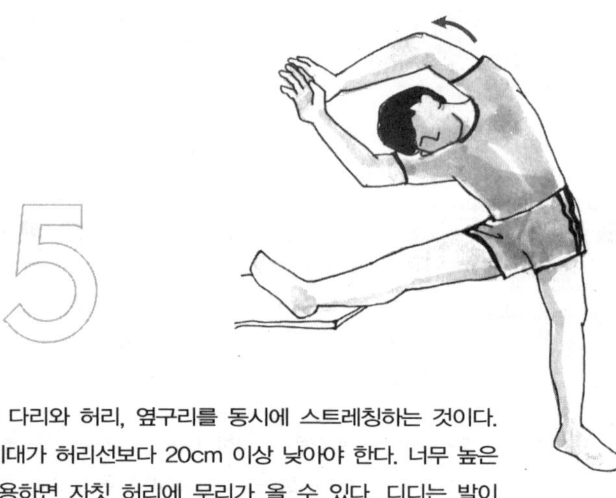

다음 동작은 다리와 허리, 옆구리를 동시에 스트레칭하는 것이다.
이 때는 지지대가 허리선보다 20cm 이상 낮아야 한다. 너무 높은
지지대를 사용하면 자칫 허리에 무리가 올 수 있다. 디디는 발이
너무 지지대에서 멀어지면 위험하므로 안전하게 실시한다는 느낌
으로 시행하는 것이 중요하다. 10~15회씩 반동이 없는 성장 스트
레칭을 교대로 하고, 10회 반동을 주는 성장 체조를 실시한다.

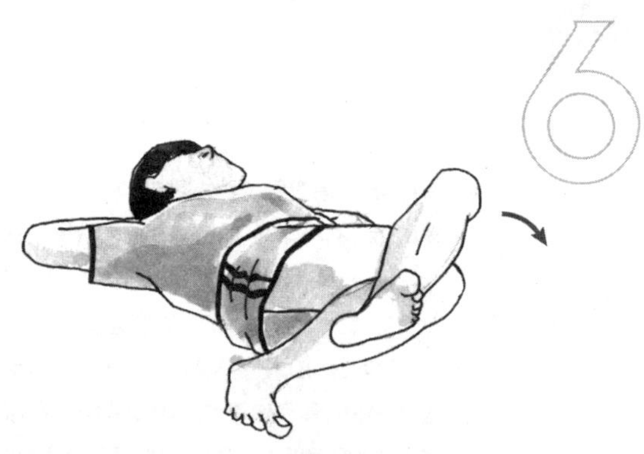

다음은 누워서 한쪽 발로 다른 쪽 굽힌 발을 누르면
서 허리와 대퇴 전면에 스트레치를 하는 방법이다.
반동 없는 동작을 먼저 시작하고 교대로 시행하며,
반동 있는 동작을 나중에 실시한다.

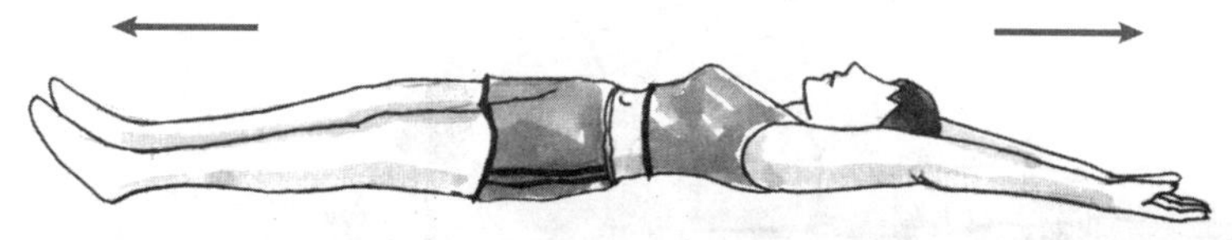

아이들의 쭉쭉이 체조로 더 잘 알려진 기지개 켜는 동작도 매우 좋은 키 크기 방법이다. 손가락은 쭉 펴서 몸과 일직선으로 위로 뻗고, 발바닥은 발가락이 아래 부분을 향하도록 한다. 찬 바닥에 누워서 하면 근육이 긴장되어 좋지 않으므로 매트를 깔거나 실내에서 실시하도록 한다. 반동을 주지 않을 때는 상태를 그대로 유지하고, 반동을 줄 때는 발가락이 일직선이 아닌 보통 상태로 되돌아 왔다가 이 자세를 취하는 방법으로 실시한다.

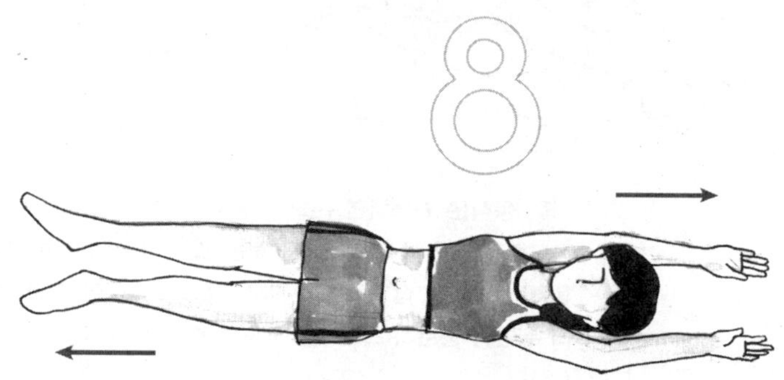

이번에는 마찬가지로 반듯이 누워 이 스트레칭을 교대로 시행하는데 왼손을 올리면서 오른 다리를 밑 쪽으로 스트레칭한다. 교대로 시행하고, 그 동작이 끝난 후에 반동을 주는 방법을 10회씩 시행한다.

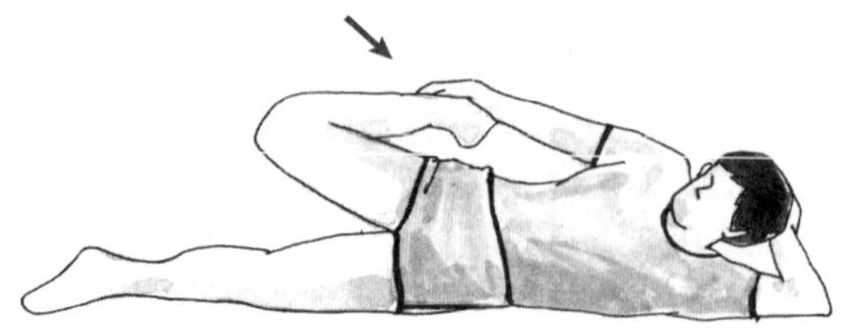

이번에는 옆으로 누워 밑 방향에 있는 손으로 고개를 편하게 보조해 주고, 위에 있는 손으로 위쪽 다리를 잡아 엉덩이 뒤 방향으로 당겨 대퇴 전면부에 스트레칭을 실시한다. 반대편으로 옆으로 누워 마찬가지 방법으로 실시한 후, 반동을 주는 성장 체조를 시행한다.

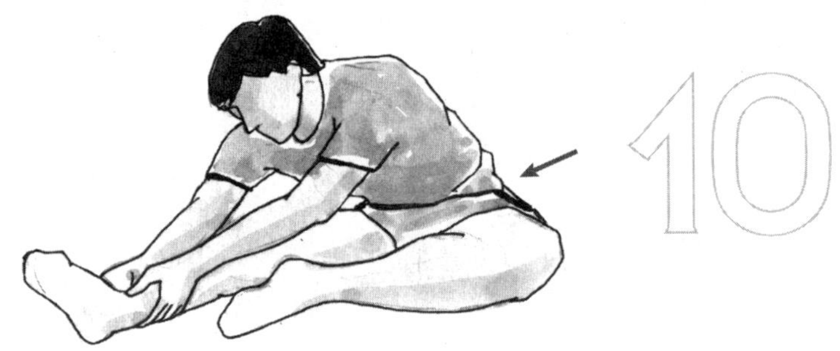

다음 동작은 가능하면 손으로 발바닥까지 잡을 수 있을 정도로 숙이면서 스트레칭을 하는 것이 좋다. 그 정도가 힘들면 발목을 잡고 상체를 다리 쪽으로 숙이면서 편 다리 뒤편이 충분히 스트레칭 되도록 숙여 준다.

이 외에도 제자리에 서서 발뒤꿈치를 들고 10초 정도 유지한 후 잠시 쉬는 방법과 1초에 한번씩 발뒤꿈치를 들었다가 내리는 방법도 함께 실시하면 도움이 된다.

2. 올바른 키 측정 방법

키는 하루 사이에도 몇 번씩 수치가 변한다. 우선 키를 재는 자세가 일정하지 않아서 그렇다. 키를 측정할 때는 여러 가지 유의할 점이 있다. 정확하고 빠르게 측정할 것, 측정점과 측정 방법을 충분히 이해할 것, 키를 측정하는 보조원이 일정한 기술을 유지할 것, 계측은 3회 실시하여 오차가 작은 중간 값을 선택할 것 등이 그것이다.

키는 사람이 직립한 빌 밑바닥에서 머리 최상부까지의 수직거리를 측정하는 것이다. 먼저 측정할 사람이 신장계에 올라 발뒤꿈치와 엉덩이 등을 신장계의 세움대에 대게 하고 바른 자세를 취하도록 한다. 측정할 때 긴장을 풀어야 하며 목, 허리, 무릎 등이 잘 펴지게 한다. 신생아와 유아는 누워서 측정하는 전용 기계를 사용하는 것이 좋다.

사람의 키는 아침과 저녁에 1cm 정도 차이가 난다. 잠을 자는 동안 허리뼈의 디스크 연골에 충분한 수분이 공급되기 때문이다. 새로 산 신발의 밑창처럼 말랑말랑한 디스크가 나이를 먹을수록 낡은 밑창과 같이 점점 더 쭈그러들어 결국 키는 줄어든다.

우리는 직립을 하기 때문에 체중이 수직으로 디스크를 누르게 되고 이 현상은 아침과 저녁의 키에 차이가 생기게 한다. 잠을 자는 동안 척추의 디스크는 우리 몸의 무게를 지탱하지 않아 약간 더 부풀어 오르지만, 아침부터 저녁까지 생활하면서 돌아다니는 만큼 디스크는 몸무게를 지탱해야 하므로 약간 쭈그러진다. 아침과 저녁의 키 차이를 감안, 키는 일정한 시간에 측정해야 한다. 키를 재기 전 날은 밤을 새면 안 된다. 대체로 오전 10시에 측정하는 것이 바람직하다.

키 측정에 가장 영향을 주는 요인의 하나가 바로 얼굴의 경사이다. 우리 머리는 완전한 원이 아니고 타원형이므로 일정한 각도로 키를 측정해야 한다. 일반적으로 키를 조금이라도 더 크게 나오도록 턱을 치켜드는 경우가 많은데 이 경우 오히려 키가 더 작게 나오기 쉽다.

턱을 밑으로 당기는 것이 키가 더 크게 측정되는 요령이다. 하지만 이런 요령으로 잰 키는 실제 키가 아니므로 'Frankfort 평면'이라 불리는, 눈초리와 귓구멍이 수평을 이루는 각도로 측정하도록 한다. 측정자는 항상 측정을 받는 사람과 같은 눈높이를 유지하면서 Frankfort 평면을 지면과 수평으로 만든 후 키를 재야 한다.

3. 연령에 따른 키 측정 방법

"우리 아이가 다른 아이들보다 키가 약간 작은 것 같아서 왔어요"라고 말하는 분들 중에 아이가 의외로 정상 키를 가진 경우가 많다. 이는 생일을 3월부터 끊는 우리나라 초등학교 입학 형식에도 원인이 있는 것 같다. 한 학년에서도 생년 월일이 빠른 아이와 늦은 아이는 정상적으로 6cm 정도의 키 차이가 있게 마련이다.

흔히 1월이나 2월 생일을 가진 아이의 어머니들은 학교에서 아이가 다른 아이들보다 작다고 느껴 실제로 아이에게 소인증이 있는 것이 아닌가 걱정하곤 한다. 이 문제를 해결하기 위해서는 의학적으로 항상 정확한 연령을 표시하고 그 기준에 의해서 성장표를 보아야 한다. 일반적으로 의학적 나이는 크게 '역연령', '신장연령', '골연령', '정신연령' 등으로 나뉜다.

역연령은 보통 우리가 말하는 만 나이로 출생 후부터 경과한 햇수와 월수를 의미한다. 다음과 같이 표시한다.

10, 3/12 (10년 3개월 되었음을 의미)
12, 11/12 (12년 11개월 되었음을 의미)

신장연령은 역연령에 비해 신장이 비정상적으로 작거나 큰 경우, 그 어린이의 신장이 몇 살짜리 정상 어린이의 50%에 해당하는가를 나타내는 연령이다. 신장이 큰 학생들은 역연령보다 신장연령이 더 높게 되고, 신장이 작은 학생들은 역연령보다 신장연령이 낮게 된다.

골연령은 뼈나이라고 불리는데 뼈가 나이에 맞게 잘 발달하는 지를 나타낸다. 일반인은 흔히 골연령을 알지 못하는데 이는 방사 선과에서 측정해야만 알 수 있기 때문이다.

| 손목 화골핵의 형성 |

이 그림은 만 2세에서 7세까지의 손목의 엑스선 사진이다. 손목 부분의 뼈들이 점점 생겨나는데, 모두 8개까지 이런 식으로 손목에 뼈가 생겨난다. 첫 번째 그림에는 손목 부분에 2개의 화골핵(밝은 뼈)과 새로 생긴 1개의 화골핵(검은 뼈)이 보인다.

다음 그림을 보면 새로 생겼던 화골핵이 많이 커져 손목 뼈가 3 개로 되어 있다. 이런 식으로 나이에 맞게 4개, 5개, 6개, 7개까지 뼈가 생겨난다. 성인의 손목 뼈는 모두 8개로, 이렇게 태어나서 점 차 차례로 생겨나는 것이다. 뼈가 새로 생겨나는 것은 나이와 일정 한 관계를 가지고 있으며 이를 골연령이라고 한다. 골연령을 통해 골격의 발달 상황이 유전적인 것인지 호르몬의 상태는 어떠한지를 간접적으로 알 수 있다.

골연령은 일정한 나이에서 화골핵의 수와 크기, 골단부의 형태

호르몬	성장에 미치는 영향	골연령	최종 키에 미치는 영향
성장호르몬 과다	증가	정상	증가
성장호르몬 결핍	감소	지연	감소
갑상선호르몬 과다	약간 증가	약간 증가	미약
갑상선호르몬 결핍	감소	지연	감소
부신피질호르몬 과다	감소	지연	감소
남성호르몬 과다	증가	증가	감소
남성호르몬 결핍	사지 증가	지연	감소
여성호르몬 과다	증가	증가	감소

와 밀도 및 선명함, 골단과 석회화 사이의 거리 또는 이 둘 사이의 융합 정도 등에 따라 결정된다. 골연령은 방사선과 전문의가 판독해야 한다.

일반적으로 골연령은 치아의 성숙도처럼 생각하면 이해하기 쉽다. 남녀, 성별, 인종, 영양, 질병 상태에 따라 차이가 나는 편이고 여자가 남자에 비해 골 성숙 과정이 빨라 2년 정도 먼저 성장이 끝나는 편이다. 골연령은 사춘기의 발현과도 관계가 깊다. 이는 남성호르몬과 여성호르몬이 사춘기를 유발하고 골연령에도 직접적으로 영향을 주기 때문이다.

일반적으로 호르몬의 이상은 골연령에 2년 이상 차이를 가져오며 호르몬이 무조건 많거나 적다고 성장에 유리한 것은 아니다. 예를 들어 여성호르몬은 직접적으로 조골세포의 활성을 증가시켜 뼈를 활발하게 만드는 작용을 보이지만 너무 일찍 많이 분비되면 성장판을 빨리 닫히게 만들어 성인의 최종 키를 작게 만드는 경향이 있다. 주변에 초등학교 시절 가장 키가 크고 성숙했던 여학생이 나중에 최종 성인 키가 다른 사람보다 작은 것은 바로 이 때문이다.

앞의 세 가지 연령과 별도로 정신연령이 있다. 심리적 정신 발달 상태를 측정하는 연령으로 여러 가지 검사방법이 이용된다. 이들 검사를 통해 발달연령이나 지능, 감성연령을 산출한다. 모든 연령은 해당하는 시기에 적절한 신체 변화를 요구하며 그보다 너무 앞서거나 늦어진다면 전문가로부터 평가를 받아볼 필요가 있다.

4. 한국 표준성장표

한국인의 표준성장곡선 그래프

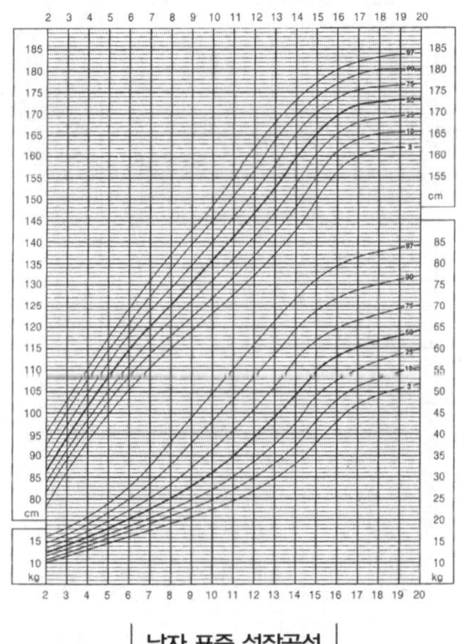

| 남자 표준 성장곡선 |

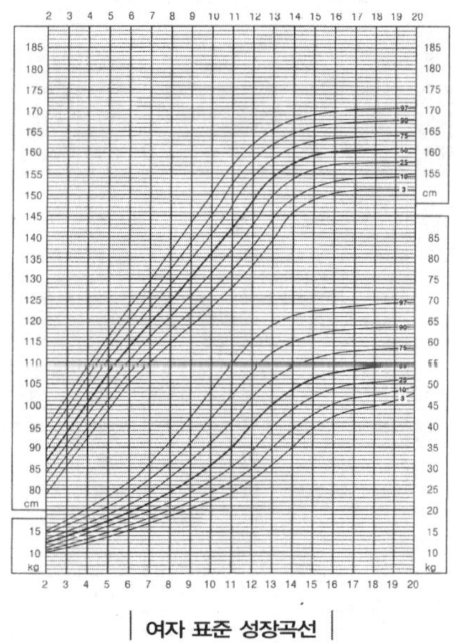

| 여자 표준 성장곡선 |

한국 표준성장표 보는 법

먼저 표(p.274~278)의 정중앙에서 자신의 나이에 해당하는 위치를 찾는다. 남자의 경우 그 해당하는 부위의 왼쪽을, 여자의 경우 오른쪽을 참조한다.

총 7 종류의 수치가 존재하는데 3, 10, 25, 50, 75, 90, 97이 바로 그것이다. 이 숫자는 그 나이의 %를 의미합니다. 즉, 50에 해당하는 숫자는 그 나이의 50%에 해당하는 '평균' 수치를 의미하며, 3에 해당하는 수치는 그 나이의 3%, 즉 100명중 3번째 사람의 수치를 의미한다.

*표에서 percentile은 백분위수(百分位數)를 의미한다.

Percentile(남자)								Percentile(여자)					
3	10	25	50	75	90	97		3	10	25	50	75	90	97
							출생시							
2.56	2.81	3.09	3.36	3.67	4.01	4.42	체중(kg)	2.49	2.71	2.99	3.26	3.56	3.89	4.39
46.0	47.7	49.1	50.8	52.4	54.0	56.0	신장(cm)	45.2	47.0	48.5	50.0	51.6	53.2	55.0
31.5	32.5	33.5	34.5	35.6	36.8	38.0	두위(cm)	31.0	32.0	33.0	34.0	35.0	36.0	37.0
30.0	31.0	32.0	33.4	34.7	35.9	37.3	흉위(cm)	29.6	30.8	32.0	33.0	34.1	35.5	37.0
							1개월							
3.40	3.80	4.13	4.59	5.00	5.33	5.68	체중(kg)	3.28	3.56	3.99	4.33	4.74	5.14	5.54
50.0	51.9	53.5	55.2	57.0	58.5	59.9	신장(cm)	49.0	51.0	52.5	54.2	55.9	57.3	59.1
34.5	35.5	36.5	37.3	38.2	39.0	40.0	두위(cm)	33.5	34.9	35.7	36.5	37.5	38.3	39.2
32.4	33.9	35.1	36.8	38.2	39.5	40.8	흉위(cm)	32.0	33.3	34.5	36.0	37.7	39.0	40.5
							2개월							
3.92	4.70	5.30	5.90	6.34	6.85	7.36	체중(kg)	3.98	4.60	5.10	5.50	5.94	6.38	6.87
52.0	55.4	57.4	59.2	61.0	62.4	64.6	신장(cm)	51.8	54.5	56.5	58.1	59.8	61.2	62.9
36.0	37.0	38.3	39.2	40.1	41.0	42.5	두위(cm)	35.5	36.7	37.5	38.5	39.4	40.2	41.5
34.8	36.7	38.0	39.8	41.3	43.0	44.8	흉위(cm)	34.0	36.0	37.2	39.0	40.2	42.0	43.5
							3개월							
5.13	5.74	6.29	6.80	7.40	7.90	8.40	체중(kg)	5.00	5.30	5.84	6.30	6.80	7.20	7.72
57.0	59.0	60.8	62.6	64.2	65.8	67.5	신장(cm)	55.8	57.5	59.5	61.3	62.8	64.1	65.7
37.5	39.0	40.0	40.6	41.8	42.3	43.3	두위(cm)	37.0	38.0	39.0	40.0	40.9	41.7	42.5
37.5	39.0	40.2	41.5	43.0	44.5	46.0	흉위(cm)	36.2	38.0	39.3	40.7	42.0	43.0	44.8
							4개월							
6.00	6.50	7.00	7.56	8.10	8.68	9.26	체중(kg)	5.60	6.04	6.51	7.10	7.60	8.14	8.72
59.6	62.0	63.6	65.3	66.9	68.2	69.9	신장(cm)	59.2	60.7	62.3	63.8	65.3	66.7	68.5
39.0	40.2	41.0	42.0	42.9	43.8	44.5	두위(cm)	38.4	39.3	40.1	41.0	41.9	42.8	43.6
38.4	40.0	41.0	42.7	44.0	45.7	47.3	흉위(cm)	38.0	39.0	40.2	41.8	43.0	44.5	46.4
							5개월							
6.40	6.80	7.38	7.90	8.50	9.20	9.60	체중(kg)	5.99	6.44	7.00	7.50	8.00	8.55	9.13
61.0	63.3	65.2	67.0	68.7	70.3	71.9	신장(cm)	60.6	62.3	64.0	65.8	67.5	69.0	70.4
40.0	40.8	41.8	42.9	43.8	45.0	46.1	두위(cm)	39.0	40.0	41.0	42.0	42.8	43.8	45.4
39.8	40.8	42.0	43.2	44.8	46.5	48.0	흉위(cm)	38.7	39.9	41.0	42.5	43.7	45.1	47.2
							6개월							
6.90	7.42	7.90	8.50	9.10	9.67	10.30	체중(kg)	6.29	6.88	7.40	8.00	8.50	9.00	9.60
63.9	66.0	67.4	69.1	70.6	72.0	73.5	신장(cm)	62.2	64.3	66.0	67.7	69.0	70.5	71.5
41.2	42.0	42.9	43.7	44.5	45.1	46.1	두위(cm)	40.0	41.0	41.8	42.5	43.4	44.2	45.0
40.2	41.5	42.7	44.0	45.4	47.0	48.4	흉위(cm)	39.1	40.3	41.8	43.0	44.3	45.8	47.5
							7개월							
7.00	7.50	8.09	8.70	9.30	10.00	11.00	체중(kg)	6.62	7.06	7.68	8.20	8.83	9.40	10.00
65.4	67.1	68.7	70.3	72.1	73.7	75.9	신장(cm)	63.7	65.6	67.2	69.0	70.8	72.6	74.6
41.5	42.3	43.0	44.0	45.0	45.8	47.0	두위(cm)	40.5	41.4	42.2	43.1	44.0	45.0	46.2
40.6	42.0	43.0	44.5	46.0	47.7	49.6	흉위(cm)	39.8	41.0	42.3	43.6	45.0	46.7	48.1

3	10	25	50	75	90	97	Percentile(남자) / Percentile(여자)	3	10	25	50	75	90	97
							8개월							
7.27	7.90	8.50	9.00	9.52	10.20	10.90	체중(kg)	6.80	7.36	7.90	8.46	9.00	9.60	10.31
67.2	68.9	70.3	71.9	73.5	75.0	77.3	신장(cm)	65.4	67.2	69.1	70.6	72.0	73.6	75.0
42.0	43.0	43.7	44.7	45.5	46.5	47.2	두위(cm)	41.0	42.0	43.0	43.8	44.7	45.6	47.0
42.0	42.8	43.9	45.1	46.5	48.0	50.0	흉위(cm)	40.5	41.5	43.0	44.0	45.4	47.0	48.2
							9개월							
7.80	8.21	8.70	9.40	10.00	10.70	11.40	체중(kg)	7.10	7.72	8.30	8.90	9.38	9.83	10.50
69.0	70.4	72.0	73.5	75.0	76.5	78.5	신장(cm)	67.2	69.0	70.6	72.2	73.8	75.1	76.2
42.5	43.4	44.2	45.0	46.0	47.0	48.3	두위(cm)	41.8	42.6	43.5	44.3	45.1	46.1	47.6
42.2	43.2	44.4	46.0	47.2	48.4	50.0	흉위(cm)	41.4	42.5	43.4	45.0	46.0	47.3	49.0
							10개월							
8.00	8.60	9.20	9.60	10.10	10.72	11.48	체중(kg)	7.42	8.15	8.75	9.28	9.80	10.20	10.90
70.3	72.0	73.3	74.5	76.0	77.4	79.0	신장(cm)	68.0	70.5	72.0	73.6	74.8	76.2	78.4
43.0	44.0	45.0	45.7	46.5	47.4	48.6	두위(cm)	42.2	43.0	43.8	44.8	45.5	46.3	47.2
42.5	44.0	45.0	46.4	47.5	49.0	50.1	흉위(cm)	42.0	43.0	44.1	45.4	46.5	47.8	49.0
							11개월							
7.42	7.75	9.00	9.80	10.60	11.39	12.00	체중(kg)	7.37	7.62	8.40	9.30	10.00	10.80	11.75
71.0	72.8	74.4	76.2	78.0	79.8	86.2	신장(cm)	69.7	71.3	73.3	75.1	77.1	79.8	85.7
43.0	44.0	45.0	46.1	47.0	48.0	49.2	두위(cm)	42.6	43.5	44.2	45.2	46.2	47.4	48.9
42.9	44.2	45.8	47.0	48.2	49.8	51.0	흉위(cm)	42.0	43.0	44.5	46.0	47.3	48.8	50.0
							12개월							
8.50	9.00	9.61	10.30	11.01	11.90	12.75	체중(kg)	8.00	8.60	9.20	9.82	10.78	11.56	12.50
72.1	74.2	75.8	77.7	79.6	81.6	84.0	신장(cm)	71.3	73.0	74.6	76.6	78.9	81.5	84.3
43.5	44.7	45.5	46.5	47.3	48.1	49.0	두위(cm)	43.0	43.7	44.5	45.5	46.5	47.6	49.0
43.2	44.9	46.0	47.2	48.9	50.0	51.5	흉위(cm)	42.8	43.8	45.0	46.5	48.0	49.5	51.4
							15개월							
8.86	9.50	10.20	11.00	11.80	12.50	13.28	체중(kg)	8.26	9.00	9.71	10.50	11.30	12.10	13.00
73.9	76.1	78.1	80.2	82.2	83.8	86.1	신장(cm)	73.0	75.3	77.2	79.0	81.2	83.0	86.1
44.0	45.2	46.1	47.0	48.0	49.0	50.0	두위(cm)	43.2	44.2	45.1	46.2	47.1	48.0	49.2
44.0	45.2	46.5	48.0	49.1	50.6	52.3	흉위(cm)	42.7	44.4	45.8	47.2	48.5	50.0	51.8
							18개월							
9.00	10.00	10.90	11.70	12.50	13.40	14.46	체중(kg)	8.75	9.74	10.39	11.20	12.00	13.00	13.95
75.6	78.2	80.5	82.7	84.6	86.7	88.9	신장(cm)	75.3	77.6	79.9	82.0	83.7	85.6	87.5
44.5	45.5	46.7	47.8	48.7	49.5	50.6	두위(cm)	44.0	45.0	46.0	46.8	47.8	48.7	50.0
44.0	45.7	47.2	48.7	50.0	51.5	53.4	흉위(cm)	44.0	45.0	46.4	47.9	49.2	51.0	52.5
							21개월							
9.80	10.50	11.30	12.14	13.00	14.32	15.40	체중(kg)	9.80	10.40	11.18	12.00	12.90	13.60	14.85
77.4	81.0	83.3	85.2	87.0	89.0	91.0	신장(cm)	78.5	80.6	82.5	84.3	86.0	88.4	90.6
44.7	46.0	47.0	48.0	49.0	50.0	50.7	두위(cm)	44.2	45.2	46.3	47.2	48.2	49.0	50.0
45.1	46.5	48.0	49.2	51.0	52.4	54.2	흉위(cm)	44.9	46.0	47.3	48.5	49.8	51.2	53.0

Percentile(남자)								Percentile(여자)						
3	10	25	50	75	90	97		3	10	25	50	75	90	97
							2년							
10.00	11.00	11.80	12.90	14.00	15.00	16.50	체중(kg)	10.00	10.60	11.45	12.50	13.50	14.50	15.30
78.6	82.0	85.2	88.0	90.4	92.9	96.2	신장(cm)	77.9	82.0	84.7	87.0	89.8	91.8	94.2
45.5	46.5	47.5	48.5	49.5	50.3	51.5	두위(cm)	44.5	45.9	46.8	47.8	48.7	49.8	51.0
45.7	47.0	48.2	49.8	51.5	53.2	55.0	흉위(cm)	44.5	46.0	47.4	49.0	50.6	52.0	54.0
							2년 6개월							
11.35	12.10	13.00	14.00	15.00	16.00	17.70	체중(kg)	10.89	11.50	12.24	13.15	14.30	15.40	16.85
85.0	87.8	89.9	92.0	94.5	97.2	99.7	신장(cm)	83.8	86.5	88.6	90.7	93.0	95.6	98.0
46.5	47.5	48.3	49.2	50.3	51.2	52.3	두위(cm)	45.5	46.5	47.3	48.3	49.3	50.2	51.6
47.0	48.4	49.7	51.0	52.5	54.0	56.0	흉위(cm)	45.8	47.3	48.3	49.6	51.3	53.0	54.5
							3년							
11.92	13.00	14.00	15.00	16.10	17.45	19.00	체중(kg)	11.00	12.02	13.00	14.00	15.05	16.50	17.95
87.9	90.4	92.8	95.7	98.6	101.2	104.0	신장(cm)	85.8	88.7	91.2	94.1	97.0	99.7	102.9
46.7	47.8	48.5	49.5	50.5	51.5	53.0	두위(cm)	45.7	46.7	47.8	48.7	49.7	50.5	51.5
47.4	48.6	50.2	51.9	53.5	55.0	57.0	흉위(cm)	46.4	47.5	49.0	50.4	52.0	53.8	55.6
							3년 6개월							
13.00	13.80	14.70	15.82	17.00	18.20	19.82	체중(kg)	12.30	13.40	14.20	15.12	16.38	17.50	19.00
92.1	94.6	97.0	99.8	102.4	105.0	108.5	신장(cm)	90.7	93.9	96.0	98.6	101.5	104.2	106.2
47.1	48.0	49.0	50.0	51.0	52.0	53.4	두위(cm)	46.5	47.5	48.2	49.0	50.0	50.6	51.8
48.0	49.4	50.7	52.2	53.8	55.4	57.8	흉위(cm)	47.2	48.3	49.8	51.1	52.7	54.4	56.5
							4년							
13.41	14.50	15.55	16.80	18.14	19.70	21.50	체중(kg)	13.00	14.00	15.00	16.20	17.61	19.10	21.10
94.7	98.0	100.9	103.7	106.4	108.9	111.7	신장(cm)	93.5	96.3	99.1	102.2	105.2	107.7	110.3
47.5	48.5	49.3	50.3	51.4	52.4	53.8	두위(cm)	46.9	47.8	48.5	49.5	50.5	51.5	52.5
48.5	50.0	51.5	53.0	55.0	56.7	59.5	흉위(cm)	48.0	49.2	50.5	52.0	54.0	55.5	57.5
							4년 6개월							
14.50	15.40	16.50	17.62	19.20	21.00	23.00	체중(kg)	14.14	14.92	15.86	17.06	18.50	19.90	22.20
99.5	101.1	103.2	106.5	109.5	112.3	115.5	신장(cm)	97.9	100.2	102.5	105.3	108.1	111.0	113.6
48.0	49.0	49.7	50.6	51.6	52.7	54.8	두위(cm)	47.0	48.0	48.8	49.8	50.8	51.9	53.8
50.0	51.0	52.2	54.0	56.0	57.7	60.5	흉위(cm)	48.0	49.7	50.9	52.5	54.5	56.5	59.0
							5년							
15.24	16.19	17.35	18.72	20.40	22.23	24.06	체중(kg)	15.06	15.88	16.80	18.14	19.70	21.34	23.28
100.0	103.7	106.6	109.6	112.8	115.9	118.1	신장(cm)	100.0	102.7	105.5	108.7	111.7	114.8	117.2
48.0	48.9	49.8	50.8	51.8	52.8	54.0	두위(cm)	47.4	48.0	49.0	50.0	51.0	51.9	53.0
50.0	51.3	53.0	54.7	56.8	59.0	61.8	흉위(cm)	49.0	50.1	51.7	53.5	55.4	57.6	60.0
							5년 6개월							
16.03	17.10	18.40	19.80	21.60	23.50	26.30	체중(kg)	15.80	16.70	18.00	19.50	21.10	23.08	25.60
104.5	106.9	110.0	113.0	116.0	118.7	121.5	신장(cm)	104.1	106.3	108.9	112.1	115.2	118.0	120.3
48.3	49.1	50.0	51.0	52.0	52.8	54.2	두위(cm)	47.5	48.5	49.3	50.2	51.1	52.1	53.5
50.5	52.0	53.8	55.7	57.6	60.0	63.0	흉위(cm)	50.0	51.0	52.7	54.4	56.4	58.6	62.7

Percentile(남자)								Percentile(여자)						
3	10	25	50	75	90	97		3	10	25	50	75	90	97
							6년							
17.00	18.00	19.30	20.97	22.90	25.40	29.06	체중(kg)	16.25	17.40	18.64	20.37	22.25	24.36	27.00
107.0	109.9	112.6	115.6	118.9	121.9	125.1	신장(cm)	105.9	108.7	111.5	114.6	117.9	120.9	123.5
48.7	49.5	50.3	51.2	52.1	53.0	54.1	두위(cm)	47.5	48.5	49.5	50.5	51.5	52.3	53.5
51.7	53.0	54.5	56.5	58.8	61.0	65.0	흉위(cm)	50.5	51.8	53.0	55.0	57.2	60.0	63.5
							6년 6개월							
17.53	18.90	20.06	21.83	24.10	27.50	31.81	체중(kg)	17.24	18.45	19.50	21.50	23.50	26.40	30.05
109.3	112.7	115.1	118.3	121.6	124.9	127.7	신장(cm)	108.7	111.9	114.3	117.4	120.7	123.6	126.4
48.7	49.6	50.4	51.4	52.3	53.0	54.0	두위(cm)	48.0	49.0	49.8	50.7	51.8	52.8	54.0
52.0	53.7	55.1	57.2	60.0	62.7	66.0	흉위(cm)	50.0	51.8	53.5	55.8	58.0	60.7	65.0
							7년							
18.96	20.20	21.80	23.80	26.70	30.62	35.40	체중(kg)	18.18	19.40	20.80	22.72	25.70	28.82	32.60
111.5	115.0	118.8	122.4	126.4	129.7	132.9	신장(cm)	110.2	113.8	117.3	121.0	124.8	128.4	132.0
49.0	50.0	50.8	51.7	52.6	53.5	54.7	두위(cm)	48.5	49.3	50.0	51.0	52.0	53.0	54.1
53.0	54.5	56.2	58.5	61.3	65.0	70.4	흉위(cm)	51.3	53.0	54.8	57.0	60.0	63.0	67.2
							8년							
20.30	21.80	23.77	26.45	30.40	35.20	40.90	체중(kg)	19.30	20.70	22.59	25.40	28.67	32.55	38.16
115.7	119.4	123.5	127.6	131.6	135.3	138.7	신장(cm)	114.2	118.2	121.7	125.9	130.3	133.9	137.5
49.4	50.2	51.0	52.0	53.0	54.0	55.0	두위(cm)	48.8	49.5	50.5	51.5	52.5	53.5	54.8
54.0	56.0	58.0	60.4	64.0	68.5	74.2	흉위(cm)	52.5	54.4	56.2	58.6	62.0	66.0	72.1
							9년							
22.24	24.04	26.15	29.76	34.30	40.10	46.60	체중(kg)	21.70	23.30	25.46	28.65	33.32	38.50	44.50
121.5	125.2	128.7	132.7	137.2	140.6	144.0	신장(cm)	120.4	124.0	128.0	132.3	136.4	140.3	144.5
49.8	50.5	51.5	52.4	53.5	54.4	55.4	두위(cm)	49.0	50.0	50.9	51.9	52.9	54.0	54.7
56.0	57.5	60.0	63.0	67.0	73.0	78.8	흉위(cm)	54.0	55.8	58.1	61.2	65.5	70.6	76.0
							10년							
24.14	26.30	28.90	32.90	38.70	45.23	52.11	체중(kg)	23.45	25.40	28.30	32.59	37.60	43.46	49.45
126.0	129.7	133.2	137.7	142.0	146.2	150.2	신장(cm)	125.4	128.7	132.8	137.7	142.3	147.0	151.3
50.0	51.0	52.0	53.0	54.0	55.0	56.0	두위(cm)	49.7	50.5	51.2	52.2	53.3	54.5	55.4
57.5	59.8	62.0	65.2	70.2	76.8	82.0	흉위(cm)	56.0	58.0	60.5	64.0	69.0	74.4	80.0
							11년							
26.08	28.90	32.20	37.00	43.76	50.54	58.20	체중(kg)	25.50	28.00	31.34	36.70	43.10	49.50	55.60
130.1	134.5	138.8	143.2	148.3	152.8	157.2	신장(cm)	130.0	134.2	138.7	144.1	149.9	154.1	157.9
50.1	51.2	52.0	53.2	54.2	55.3	56.4	두위(cm)	50.0	50.8	52.0	53.0	54.0	55.0	56.0
59.0	61.5	64.0	68.4	74.2	81.0	86.0	흉위(cm)	57.5	60.0	62.3	67.0	73.0	78.8	85.0
							12년							
28.50	31.66	35.80	41.59	48.32	56.30	63.81	체중(kg)	29.04	32.50	37.00	42.36	48.44	54.70	62.10
135.1	139.5	143.9	148.9	154.5	160.2	165.1	신장(cm)	135.3	141.2	146.6	151.7	156.0	159.5	162.8
50.5	51.5	52.5	53.5	54.5	55.8	56.9	두위(cm)	50.9	51.5	52.3	53.5	54.5	55.3	56.3
61.0	63.4	66.5	70.6	76.5	82.5	87.8	흉위(cm)	60.0	62.7	66.0	71.1	77.0	83.0	89.0

Percentile(남자)								Percentile(여자)						
3	10	25	50	75	90	97		3	10	25	50	75	90	97
							13년							
31.40	35.00	39.89	46.22	53.40	60.50	68.60	체중(kg)	32.80	36.75	41.00	46.50	52.08	58.25	64.55
139.7	144.3	149.1	155.3	161.6	166.2	170.0	신장(cm)	143.0	147.3	151.4	155.3	159.2	162.4	165.6
50.9	52.0	53.0	54.0	55.0	56.1	57.1	두위(cm)	50.9	51.8	52.6	53.7	54.6	55.5	56.5
63.0	66.0	69.0	73.5	79.0	85.5	92.0	흉위(cm)	61.5	65.0	69.5	74.8	80.0	85.5	91.5
							14년							
36.50	41.80	46.70	52.86	59.90	68.00	76.85	체중(kg)	37.64	41.06	45.00	50.00	55.10	61.35	67.90
146.7	153.0	158.6	163.6	168.0	171.5	173.6	신장(cm)	147.0	150.8	154.3	157.8	161.4	164.9	168.0
51.9	52.6	53.5	54.6	55.7	56.7	57.6	두위(cm)	50.9	52.0	52.9	54.0	55.0	55.9	56.8
65.8	69.6	72.9	77.0	82.0	87.5	94.4	흉위(cm)	62.8	66.9	71.8	77.0	82.0	87.5	94.0
							15년							
41.80	46.70	51.30	57.40	64.30	72.40	82.10	체중(kg)	40.50	43.20	47.10	51.52	56.75	62.90	69.50
153.5	159.5	164.0	168.5	172.4	175.5	178.0	신장(cm)	149.3	152.4	155.3	158.9	162.5	165.9	168.6
52.0	53.0	54.0	55.0	56.0	57.1	58.3	두위(cm)	51.6	52.5	53.3	54.0	55.1	56.3	57.4
68.0	72.0	75.6	79.8	84.9	90.2	96.8	흉위(cm)	65.0	68.4	73.0	78.0	83.2	89.0	95.0
							16년							
46.60	50.70	54.70	59.75	66.20	74.00	84.10	체중(kg)	42.30	45.40	49.20	53.40	58.40	64.50	72.16
159.2	163.6	167.5	171.2	175.1	178.7	181.1	신장(cm)	150.4	153.3	156.6	160.0	163.7	166.6	169.6
52.5	53.5	54.3	55.4	56.5	57.5	58.5	두위(cm)	52.0	52.5	53.5	54.4	55.4	56.2	57.0
71.9	75.0	78.5	82.3	86.5	91.2	97.6	흉위(cm)	65.0	69.0	74.0	78.7	84.0	89.0	93.0
							17년							
48.60	52.20	56.46	61.70	68.40	76.00	86.30	체중(kg)	43.60	46.30	49.50	54.00	58.30	64.00	70.35
161.1	165.2	168.5	172.3	176.1	179.8	182.9	신장(cm)	151.0	153.8	156.7	160.1	163.9	167.2	170.5
53.0	53.9	54.8	55.8	56.9	57.8	58.9	두위(cm)	52.0	53.0	53.7	54.5	55.5	56.4	57.3
73.1	76.5	80.0	84.0	88.3	93.2	99.5	흉위(cm)	67.0	70.0	74.9	79.2	84.0	89.0	94.0
							18년							
50.30	53.20	57.10	62.60	68.50	75.60	83.30	체중(kg)	45.00	47.30	50.00	53.50	58.05	63.40	68.90
161.2	165.3	168.8	172.5	176.4	180.0	183.4	신장(cm)	150.6	153.9	157.3	160.5	164.0	167.0	169.9
53.0	54.0	55.0	56.2	57.2	58.5	59.9	두위(cm)	52.0	53.0	53.7	54.6	55.5	56.5	57.6
74.0	77.5	80.7	85.0	89.5	94.0	99.0	흉위(cm)	67.5	71.5	76.0	80.0	84.0	88.0	92.5
							19년							
51.00	55.60	60.18	64.95	70.98	78.15	84.84	체중(kg)	47.00	48.00	50.50	54.00	58.00	62.60	69.50
162.4	166.0	169.7	173.3	177.0	180.1	184.0	신장(cm)	150.3	153.8	157.0	160.0	163.3	166.3	169.7
53.7	54.9	55.8	57.0	58.0	59.0	60.0	두위(cm)	52.0	53.0	54.0	54.8	55.7	56.9	58.0
77.1	80.5	84.0	87.5	92.0	95.9	100.4	흉위(cm)	71.0	74.5	78.0	81.3	85.0	89.0	93.5
							20년							
53.20	57.00	61.00	65.30	70.80	78.00	85.80	체중(kg)	48.90	50.00	52.00	54.49	58.40	63.50	68.20
162.0	166.0	170.0	173.1	177.0	180.6	184.8	신장(cm)	151.5	154.4	157.0	160.0	163.5	166.8	170.4
54.0	55.0	56.0	57.0	57.9	59.0	60.0	두위(cm)	52.4	53.0	54.0	55.0	56.0	57.0	58.0
78.0	81.0	84.0	87.5	91.8	96.9	102.0	흉위(cm)	71.0	74.5	78.1	81.8	85.0	88.8	93.0

CHUNG MYUNG

성장 · 비만 · 추나 · 스태미나 전문 클리닉, 청명한의원!

청명한의원에서는 농약과 중금속 검사를 마친 옴니 허브의
규격품 한약재와 100% 정수된 물로 약을 다려드립니다.

www.cmclinic.com

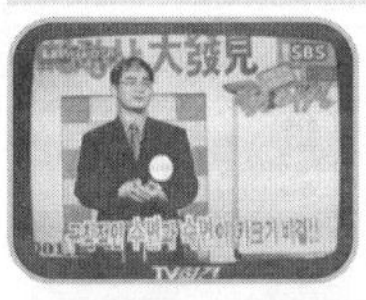

성장 클리닉

키를 크게 해주는 운동, 음식, 약물요법 등 성장과 관련된 다양한 치료요법으로 '숏다리 콤플렉스'에 벗어날 수 있는 지름길을 안내해준다.

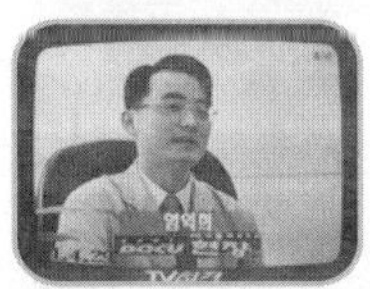

비만 클리닉

첨단 지방분해기를 이용한 치료요법은 간편하면서도 뛰어난 효과를 보여준다. 국내 최초로 개발한 '다이어트 한방 아로마' 요법도 병행 실시하고 있다.

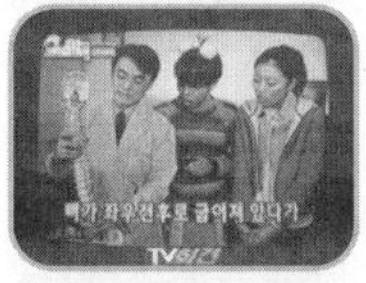

추나 클리닉

전통 수기봉요법으로 치료하므로 부드럽고 위험이 적다. 수기봉요법은 봉(棒)을 이용한 요법으로 통증 개선에 탁월한 효과가 있다.

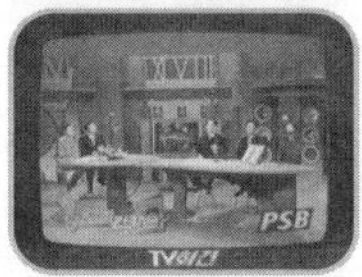

스태미나 클리닉

순수 운동요법을 통해 생의 활력을 되찾게 해준다. 국내 유일의 시술법으로 운동요법이기 때문에 부작용이 없으며 지속적인 효과를 기대할 수 있다.

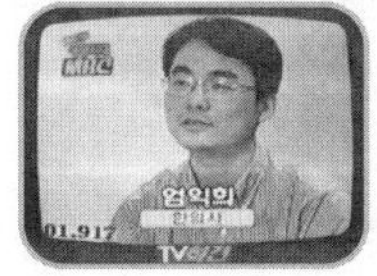

골프 클리닉

손목, 팔꿈치, 어깨, 옆구리, 허리, 무릎, 발목, 발바닥 등 골프를 치면서 발생할 수 있는 여러 가지 통증과 부작용을 치료해주는 독특한 클리닉이다.

→ 진료 시간

평소 진료시간	사전 예약시 진료시간
평 일 10:00~19:00	월, 목요일 8:00까지
토요일 · 공휴일 10:00~16:00	토 요 일 17:00까지
일요일 휴 진	일 요 일 휴 진

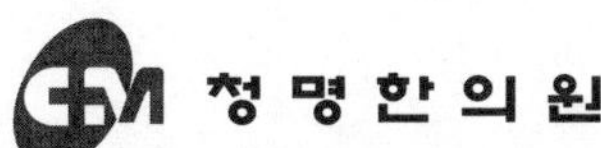

서울 강남구 대치동 922 도일상가 2층
전화 : (02)555-8118   이메일 : help@cmclinic.com
홈페이지 : www.cmclinic.com

밥상을 다시 차리자

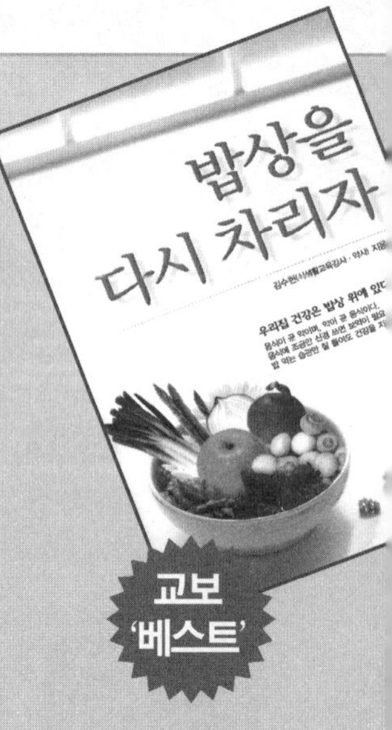

바른 식생활은 인생을 바꾸고 세상을 바꾼다!

음식이 곧 약이며, 약이 곧 음식이다. 음식에 조금만 신경 쓰면 보약이 필요 없고 밥 먹는 습관만 잘 들여도 건강을 지킬 수 있다. 유해색소 첨가식품, 유전자 변형식품, 환경호르몬은 무엇인가? 건강을 위협하는 환경 및 잘못된 식습관을 고치는 방법 등 제대로 된 식탁, 건강한 식탁 차리는 법을 알려 주는 식생활 개선 지침서!

김수현 지음 | 신국판 | 376쪽 | 값10,000원

총명하고 튼튼한 자녀 만들기

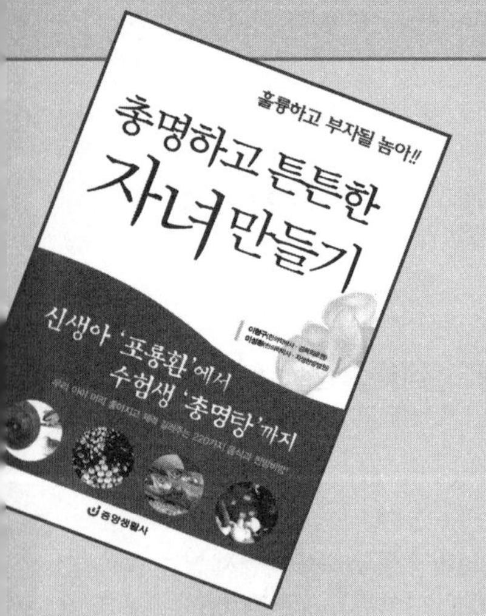

**우리 아이 머리 좋아지고
체력 길러주는 220가지 음식과 한방 비방!**

자녀의 성장과정에 따른 섭생과 음식, 보약의 처방을 통해 똑똑하고 건강하게 키우는 비결을 상세하게 다루고 있다. 기억력이 좋아지고 두뇌를 맑게 해 준다는 '총명탕', 마음을 안정시키고 건망증을 치료하는 '장원환', 집중력 향상에 도움이 되는 '주자독서환', 기억력이 떨어진 고3병 자녀를 위한 '작약감초탕' 등 갓난아이부터 고3까지 아이들에게 해 줄 수 있는 한방 처방과 이에 못지않게 중요한 음식을 다양하게 소개하고 있다.

이형구 · 이성환 지음 | 신국판 | 372쪽 | 값12,000원

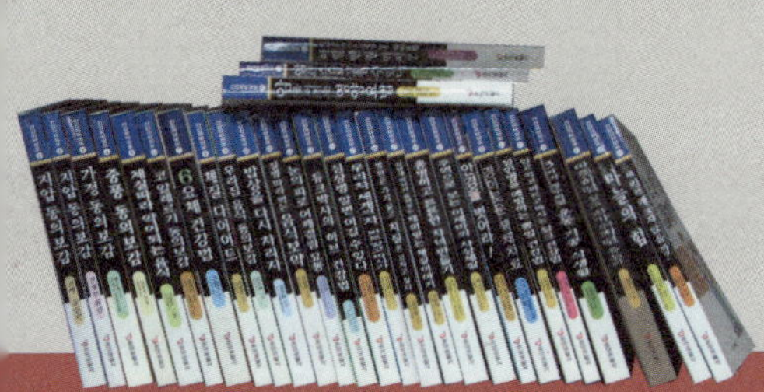

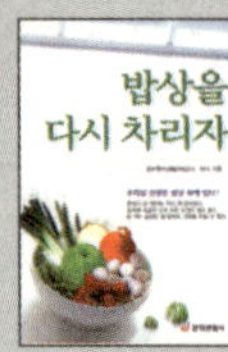

❿ 밥상을 다시 차리자

SBS 다큐멘터리 〈잘 먹고 잘 사는 법〉에
소개된 잘못된 식습관과 식생활
개선법 및 자연식 건강법!

김수현 지음 | 신국판 | 376쪽 | 10,000원

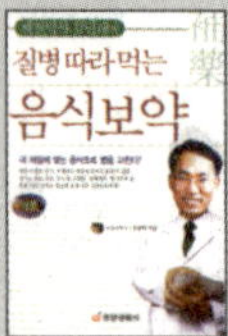

⓫ 질병 따라 먹는 음식보약

체질박사가 감기는 물론 고혈압, 동맥경화, 양기
부족 등 흔한 질병 위주로 체질에
맞게 내린 건강음식 처방!

김달래 지음 | 신국판 | 336쪽 | 10,000원

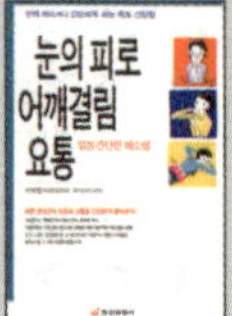

⓬ 눈의 피로 · 어깨결림 · 요통 엄청 간단한 해소법

직장인들이 가장 많이 호소하는 증상에 따라
효과적인 해소법 소개! 누구나 쉽게 자기
취향이나 생활 스타일에 맞춰서 할 수 있다.

이제성 감수 | 신국판 | 216쪽 | 8,500원

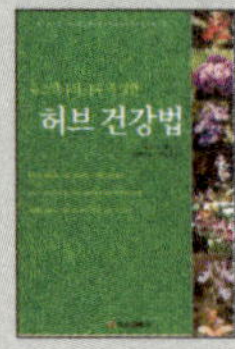

⓭ 듀크 박사의 아주 특별한 허브 건강법

고혈압, 치매, 에이즈, 뇌혈관 질환, 간염,
간경변, 퇴행성 관절염, 심부전증, 협심증 등의
질병에서 당신을 구출할 허브 이야기!

제임스 A. 듀크 지음 | 신국판 | 316쪽 | 10,000원

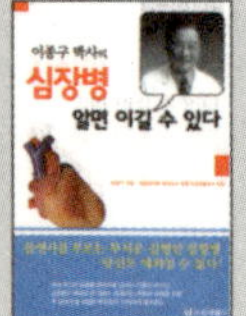

⓮ 심장병 알면 이길 수 있다

돌연사를 부르는 무서운 질병인 심장병.
국내 최고의 심장병 권위자로 꼽히는
이종구 박사의 심장병 예방과 치료법!

이종구 지음 | 신국판 | 264쪽 | 9,000원

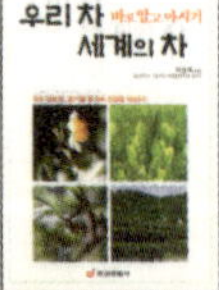

⓯ 우리 차 세계의 차 바로 알고 마시기

차의 유래와 종류에서 차의 제조,
차의 효능, 차 마시는 방법, 차를 다양하게
즐기는 방법, 세계의 차종류와 현대인을
위한 건강차까지 차에 대한 모든 상식 소개.

최성희 지음 | 신국판 | 308쪽 | 10,000원

⓰ 병원은 가기 싫고 치질은 고치고 싶다

말 못할 고통, 치질. 이번엔 끝장내자!
치질의 원인과 증상, 치질 완전 정복
비결을 치질 박사에게 들어본다.

김광철 지음 | 변형 크라운판 | 308쪽 | 12,000원

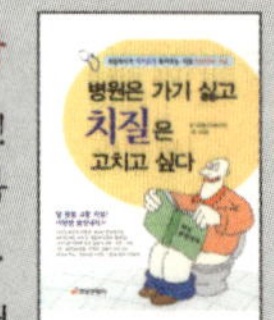

⓱ 김달래 박사가 들려주는 재미있는 체질이야기

이제마의 사상의학을 토대로 체질과
먹거리, 건강, 성공, 인생과의
궁합을 재미있게 소개하고 있다.

김달래 지음 | 신국판 | 284쪽 | 9,800원

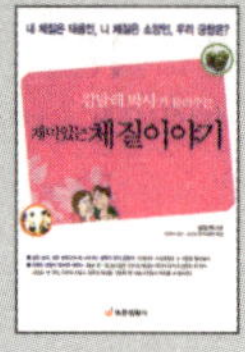

⓲ 총명하고 튼튼한 자녀 만들기

영 · 유아기, 성장기, 청소년기, 수험생 등
성장과정에 따른 섭생법과 좋은 음식,
보약의 처방을 통해 튼튼하고
똑똑하게 자녀 키우는 비결 소개.

이형구 · 이성환 지음 | 신국판 | 372쪽 | 12,000원

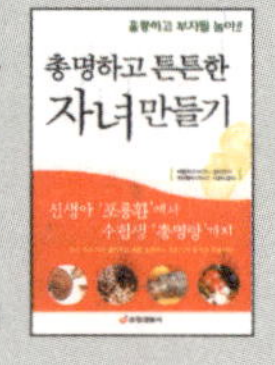

⓳ 주역으로 보는 이제마의 사상체질

이제마의 사상체질 이론을
주역 원리를 통해 해석,
발전시킨 28체질론에 대한 내용 소개.

백승헌 지음 | 신국판 | 368쪽 | 12,000원

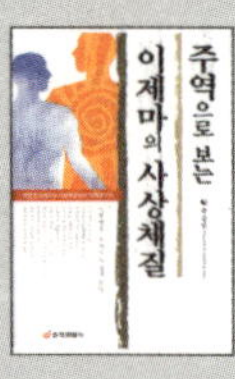

⓴ 안경을 벗어라!

세계적인 시력 훈련 전문가 카플란 박사의
즐기면서 하는 눈 건강 프로그램 안내서.
단계별 시력 강화 운동법 소개.

로버트 마이클 카플란 지음 | 신국판 | 208쪽 | 9,000원

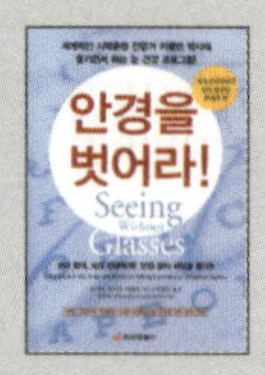

㉑ 경이로운 색채치료

색채치료란 무엇인가를 알기 쉽게 설명.
색채−생체의 반응을 평가하는
방법과 색채 절편을 붙여 각종 통증과
질병을 치료하는 임상 실례를 제시.

카시마 하루키 지음 | 신국판 | 336쪽 | 18,000원

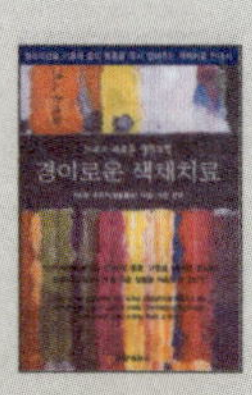

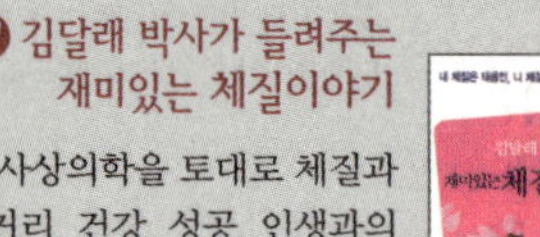

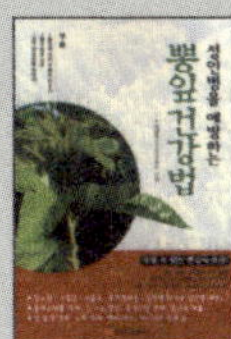

㉒ 인병을 예방하는 뽕잎 건강법

과학적인 연구 결과를 토대로 당뇨병, 고혈압,
뇌졸중, 동맥경화증, 심장병 등 5대 성인병을
예방하는 천연 기능성 식품 뽕잎의 효능 소개.

이완주 지음 | 신국판 | 208쪽 | 12,000원

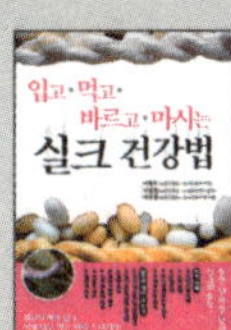

㉓ 입고 먹고 바르고 마시는 실크 건강법

실크의 기원, 특성, 효능과 함께 최신
연구동향 및 건강식품, 기능성 소재로의 활용
예를 다양한 일러스트와 원색화보로 소개.

이용우 · 이광길 · 여주홍 지음 | 신국판 | 164쪽 | 12,000원

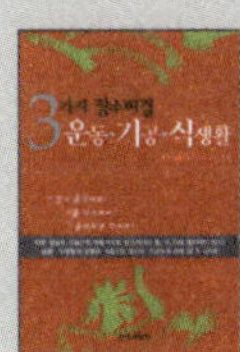

㉔ 3가지 장수비결 운동 · 기공 · 식생활

운동 부족, 무분별한 먹거리로 몸이 망가져가는
현대인들에게 운동과 기공, 식생활의
균형으로 건강하게 오래 살 수 있는 길 제시.

강익균 지음 | 신국판 | 400쪽 | 12,000원

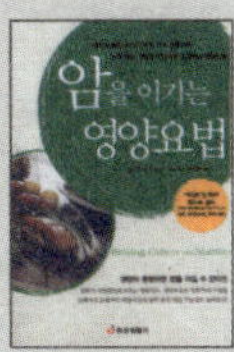

㉕ 암을 이기는 영양요법

패트릭 퀼린 박사가 수백 명의 암환자와
함께했던 경험을 바탕으로 소개하는 영양
요법. 암환자의 수명 연장, 치유 가능성 제시.

패트릭 퀼린 지음 | 신국판 | 372쪽 | 12,000원

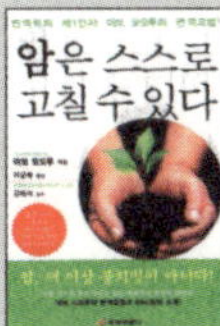

㉖ 암은 스스로 고칠 수 있다

암은 불치병이라는 잘못된 상식을 가지고
있는 사람들과 암으로 절망하는 사람들을
위하여 암 발생의 메커니즘과 치유 방법 소개.

아보 도오루 지음 | 신국판 | 200쪽 | 9,000원

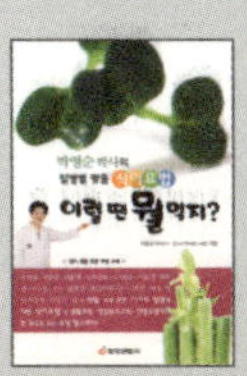

㉗ 박영순 박사의 질병별 맞춤 식이요법
이럴 땐 뭘 먹지?

식이요법 및 생활요법, 영양보조요법,
한방요법까지 한 권으로 보는
토털 건강관리 지침서.

박영순 지음 | 신국판 | 392쪽 | 12,000원

㉘ 마늘의 힘

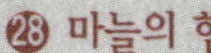
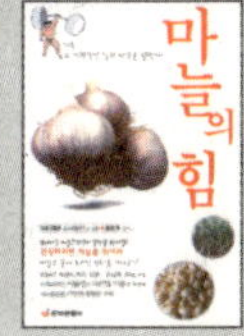

이 책은 마늘의 성분과 효과, 질병 · 증상별
효능, 효과적인 이용법, 미용 등 외용에서의
활용법은 물론 다양한 체험담이 들어 있다.

정금주 감수 | 신국판 | 224쪽 | 10,000원

㉙ 따뜻하면 살고 차가워지면 죽는다

100세 이상 장수 노인들을 직접 찾아다니고,
강원도 정선의 전기도 없는 산속에서
맑은 정신으로 터득한 건강의 지혜를
'기림신빙' 김종수 신생이 일터준다.

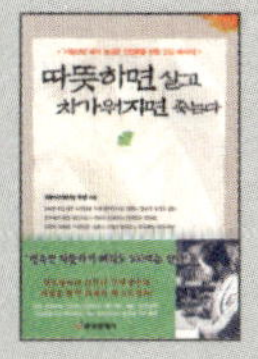

김종수 지음 | 신국판 | 440쪽 | 12,800원

㉚ 내 키는 왜 크지 않을까?

키에 대한 28가지 궁금증, 성장판의 비밀,
키를 크게 해주는 운동과 음식, 약물요법 등
키 크기와 관련된 정보를 총망라해 키 콤플렉
스를 극복할 수 있는 방법을 제시한다.

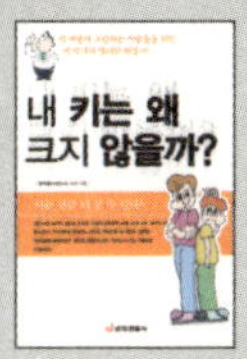

엄익희 지음 | 신국판 | 280쪽 | 10,000원

㉛ 치매 나도 고칠 수 있다

치매의 모든 것을 알기 쉽게 설명하여
나이 들어가는 사람에게는 확실한 예방법을,
환자 가족이나 간병인들에게는 효과적으로
대처할 수 있는 알찬 방법을 알려준다.

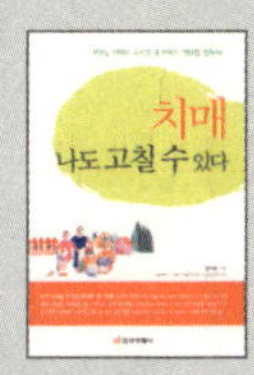

양기화 지음 | 신국판 | 380쪽 | 12,000원

㉜ 동충하초의 힘

불로장생, 강장강정의 명약으로 알려진
동충하초의 효과적인 이용법과 요리법, 그리고
동충하초로 병을 고친 다양한 체험사례 수록.

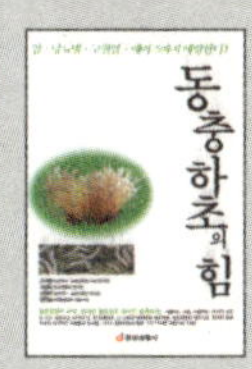

조세연 외 지음 | 신국판 | 232쪽 | 12,000원

㉝ 전통차 허브차 한잔에 담긴 건강 마시기

동서양의 대용차와 그것들이 나타내는 효능을
정리했다. 집에서 간단히 만들어 마실 수 있는
추출 · 제조법도 소개하고 있어 건강을 생각하는
사람들의 유익한 안내서가 될 것이다.

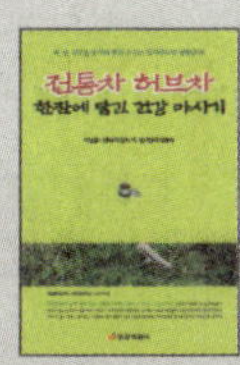

최성희 지음 | 신국판 | 184쪽 | 10,000원

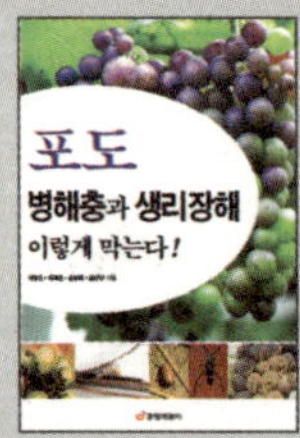

❶ 포도 병해충과 생리장해 이렇게 막는다!

풍부한 사진과 쉽게 풀어 쓴 글을 통해
포도의 병해와 해충 및 생리장해를 이해하고
문제를 해결하는 지식을 얻을 수 있다.

차병진 외 지음 | 4·6배판(올컬러) | 142쪽 | 12,000원

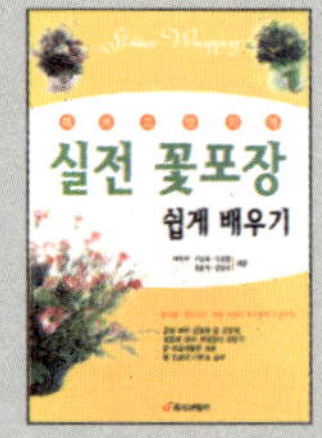

❷ 실전 꽃포장 쉽게 배우기

국내외에서 활용되고 있는 다양한 기법,
다양한 형태의 꽃 포장을 원색사진 및
그림과 함께 알기 쉽게 소개한다.

허북구 외 지음 | 4·6배판(올컬러) | 168쪽 | 15,000원

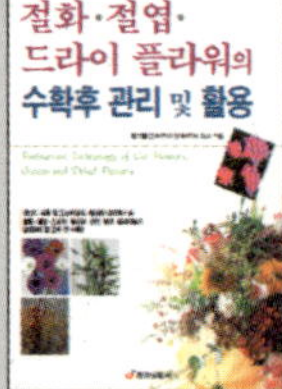

❸ 절화·절엽·드라이 플라워의 수확 후 관리 및 활용

생산자, 유통 및 도소매업자, 플라워 디자이너 등
절화·절엽·드라이 플라워 관련 분야 종사자들이
알아둬야 할 모든 것 수록.

손기철 지음 | 4·6배판(올컬러) | 272쪽 | 15,000원

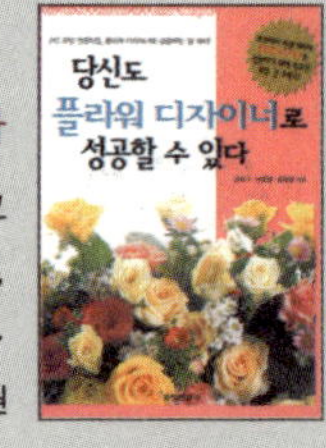

❹ 당신도 플라워 디자이너로 성공할 수 있다

전문화 시대인 21C에 유망 전문직업으로 각광받고
있는 플라워 디자이너가 되는 길, 분야 및 전망,
플라워 디자이너로 성공하기 위해 필요한 모든 것 수록.

허북구·박윤점·윤재길 지음 | 4·6배판(올컬러) | 256쪽 | 15,000원

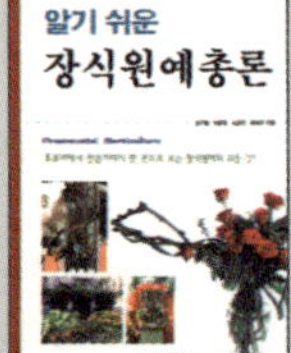

❺ 알기 쉬운 장식원예총론

갈수록 수요가 급증하고 있는 장식원예의 모든 것을 원예와
화훼 분야의 전문가들이 알기 쉽게 꾸민 완벽 가이드.

손기철 외 지음 | 4·6배판 | 268쪽 | 12,000원

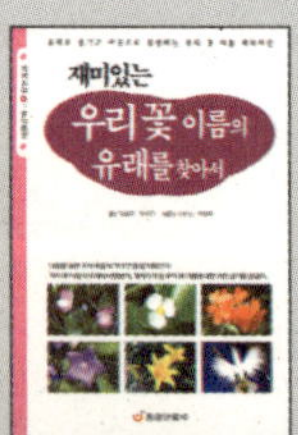

재미있는 우리 꽃 이름의 유래를 찾아서

다양한 우리 야생화를 이름의 유래를 통해 감상할 수 있는 원색도감.
우리 꽃 이름의 유래와 어원분석,
개화시기 등 우리 꽃 이름에 대한 모든 상식을 담았다.

허북구·박석근 지음 | 변형 신국판 | 232쪽 | 15,000원